PocketGuide

KRAFT-TRAINING

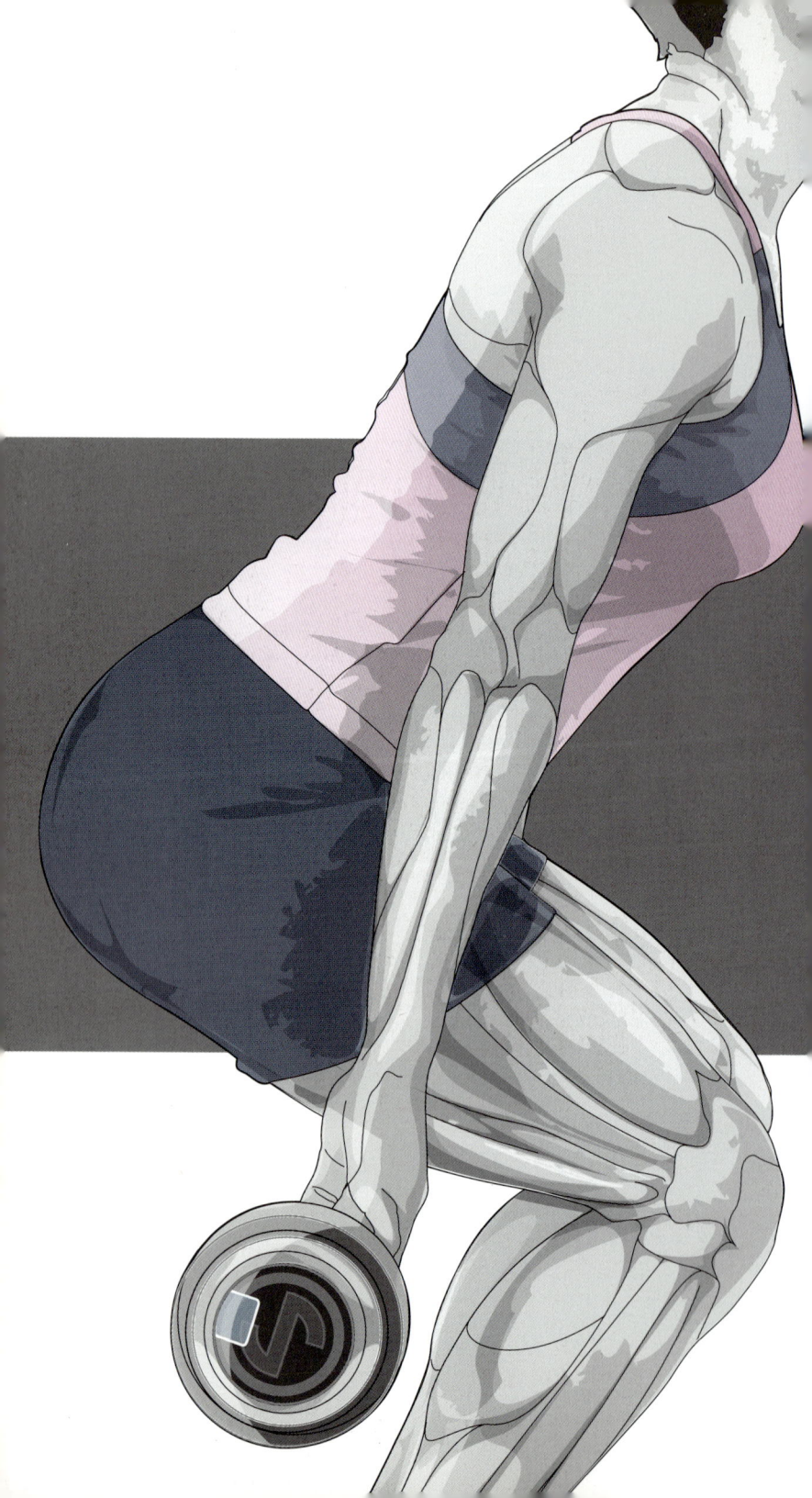

PocketGuide

KRAFT-TRAINING

Die besten Übungen für Fitness und Gesundheit

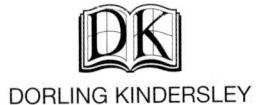

DORLING KINDERSLEY

DORLING KINDERSLEY
London, New York, Melbourne, München und Delhi

Lektorat Bob Bridle
Bildredaktion Sharon Spencer
Cheflektorat Stephanie Farrow
Chefbildlektorat Lee Griffiths
Herstellung Tony Phipps, Louise Minihane
Umschlaggestaltung Nigel Wright

DK DELHI
Bildredaktion Mashita Murgai, Rajnish Kashyap
Projektleitung Saloni Talwar
Gestaltung Pooja Pipil, Akanksha Gupta,
Diya Kapur
Projektbetreuung Neha Gupta
Redaktion Karishma Walia, Garima Sharma
DTP-Manager Balwant Singh
DTP-Design Harish Aggarwal, Shanker Prasad,
Anita Yadav, Vishal Bhatia
Cheflektorat Aparna Sharma

Für die deutsche Ausgabe:
Programmleitung Monika Schlitzer
Projektbetreuung Andrea Göppner
Herstellungsleitung Dorothee Whittaker
Herstellung Mareike Hutsky

Bibliografische Information Der Deutschen Bibliothek
Die Deutsche Bibliothek verzeichnet diese Publikation
in der Deutschen Nationalbibliografie;
detaillierte bibliografische Daten sind im Internet
über http://dnb.ddb.de abrufbar.

Titel der englischen Originalausgabe:
Strength Training Skills

© Dorling Kindersley Limited, London, 2011
Ein Unternehmen der Penguin-Gruppe

© der deutschsprachigen Ausgabe by
Dorling Kindersley Verlag GmbH, München, 2012
Alle deutschsprachigen Rechte vorbehalten

Übersetzung Christiane Burkhardt
Redaktion Anke Wellner-Kempf,
Marko Schweizer
Satz Beate Fellner

ISBN 978-3-8310-2215-1

Printed and bound in China by
L. Rex Printing Company Ltd.

Besuchen Sie uns im Internet
www.dorlingkindersley.de

Inhalt

Einleitung

Krafttraining wird bei Männern und Frauen jedes Alters immer beliebter. Wer Krafttraining betreibt, tut seiner Gesundheit gleich in mehrfacher Hinsicht Gutes – man kräftigt seine Muskeln, sorgt für stabilere Knochen und stärkt außerdem sein Selbstbewusstsein. Doch für welche der vielen, zum Teil widersprüchlichen Trainingsmethoden soll man sich entscheiden?

Dieser fundierte, leicht verständliche und ausführlich illustrierte Ratgeber wurde von Krafttrainingsexperten verfasst, die auf über 30 Jahre Trainingserfahrung zurückblicken können. Mit seiner Hilfe erfahren Sie, wie Sie das Beste aus Ihrem Training herausholen können – und zwar unabhängig davon, ob Sie Kraft aufbauen, Muskeln modellieren oder andere Fitnessziele erreichen wollen.

Das erste Kapitel, Grundlagen, erläutert die Trainingsprinzipien und erklärt Ihnen, wie Sie Ihre Ziele erreichen können. Dabei spielt es keine Rolle, ob Sie schon regelmäßig ins Fitnessstudio gehen oder ein Neuling auf diesem Gebiet sind.

Der Hauptteil des Buches beschreibt mehr als 70 Übungen, mit denen der ganze Körper systematisch trainiert wird. Die wichtigen Themen Aufwärmen und Abkühlen werden in eigenen Kapiteln behandelt. Jede Übung wird von anatomischen Miniaturschaubildern begleitet. Diesen können Sie entnehmen, welche Muskeln bei der jeweiligen Übung beansprucht werden. Schritt-für-Schritt-Illustrationen erklären

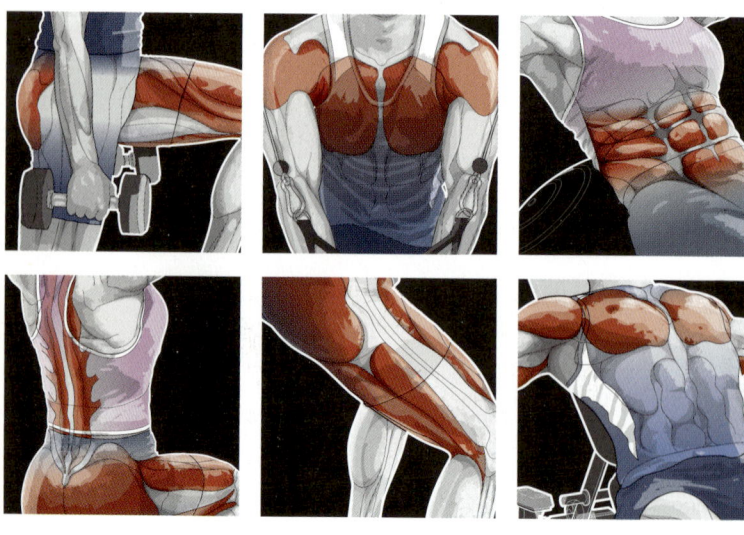

den gesamten Bewegungsablauf. So lernen Sie, die einzelnen Übungen optimal auszuführen. Zusätzlich erhalten Sie Hinweise auf Übungsvarianten und Tipps zur Vermeidung häufiger Fehler.

Ein fünfteiliger roter Balken zeigt bei jeder Übung ihre Schwierigkeit an – von 1 (einfach) bis 5 (schwer) – in Bezug auf Technik und Kraft. Für die meisten Anfänger sind Übungen mit einem Schwierigkeitsgrad von 1 bis 3 geeignet. Sie sollten jedoch mehr Muskulatur aufbauen bzw. Ihre Technik verbessern, bevor Sie Übungen der Kategorie 4 bis 5 ausprobieren.

Falls Sie wissen, wie eine bestimmte Übung aussieht, aber ihren Namen nicht kennen, hilft Ihnen der Übungsüberblick auf den Seiten 8–11 weiter.

Der Schlussteil enthält erprobte Trainingsprogramme und Pläne für Ihre konkreten Bedürfnisse, ferner Tipps, welche Übungen für welche Sportarten am besten geeignet sind. So können Sie sich Ihren ganz persönlichen Trainingsplan zusammenstellen.

Der *DK PocketGuide Krafttraining* eignet sich für alle, die etwas für ihre Muskeln tun wollen!

ACHTUNG

Jeder Sport birgt Verletzungsgefahren. Bitte lesen Sie sich zuerst den Sicherheitshinweis auf S. 176 durch, bevor Sie mit den Übungen und Trainingsprogrammen in diesem Buch beginnen.

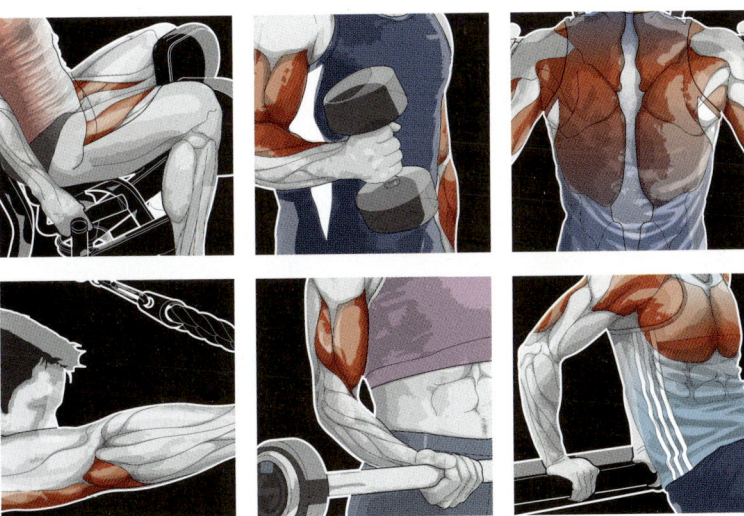

Die Übungen
im Überblick

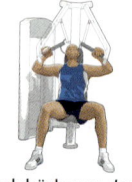

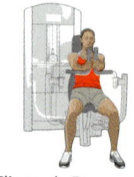

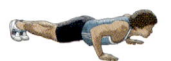

Liegestütze
S. 52

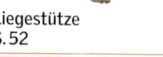

**Liegestütze auf
Ständern** S. 53

**Bankdrücken an der
Maschine** S. 54

**Fliegende Bewegung
an der Maschine** S. 55

BRUST

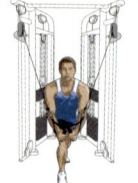

Kabelzug-Crossover
S. 56–57

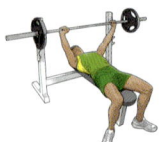

**Bankdrücken mit
Langhantel** S. 58

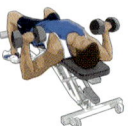

**Bankdrücken mit
Kurzhanteln** S. 59

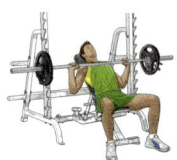

**Schrägbankdrücken
mit Langhantel** S. 60

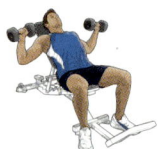

**Schrägbankdrücken
mit Kurzhanteln** S. 61

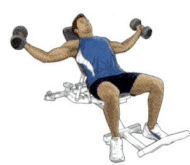

Fliegende Bewegung
S. 62–63

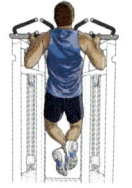

Klimmzug
S. 64–65

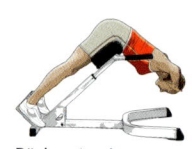

Rückenstrecken
S. 66

RÜCKEN

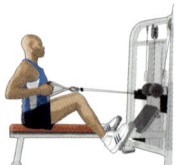

**Rudern im Sitzen am
Kabelzug** S. 67

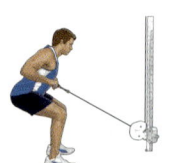

**Rudern im Stehen am
Kabelzug** S. 68

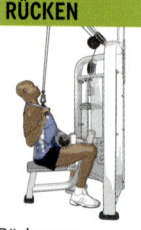

Rückenzug
S. 69

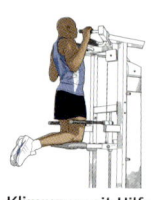

**Klimmzug mit Hilfe-
stellung** S. 70

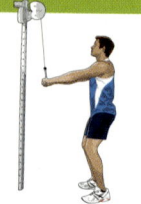

**Rückenzug mit ge-
streckten Armen** S. 71

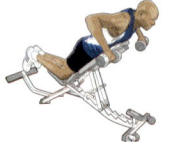

Rudern in Bauchlage
S. 72

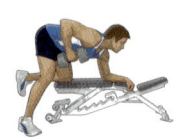

Rudern mit einem Arm
S. 73

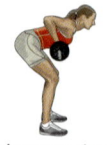

Rudern vorgebeugt
S. 74–75

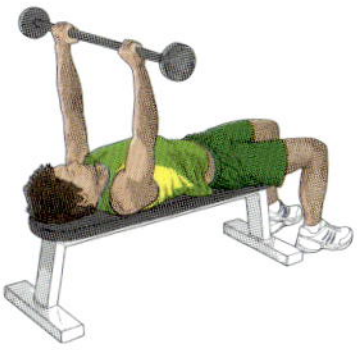

Überzug mit Lang-
hantel S. 76–77

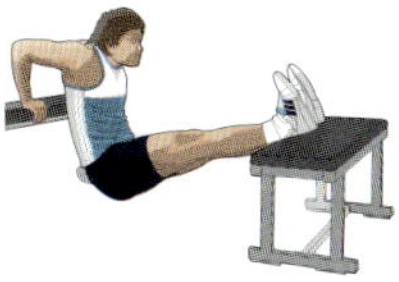

Bankdip
S. 78

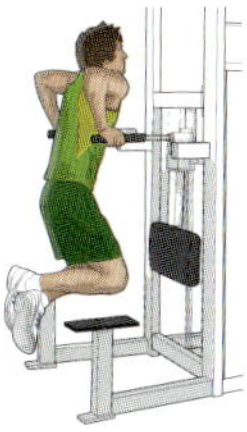

Barrendip
S. 79

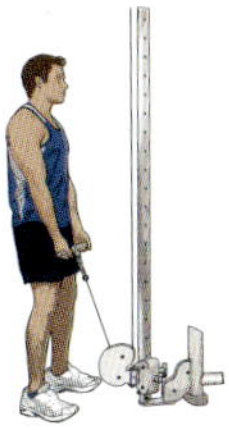

Armbeuge am
Kabelzug S. 80

ARME

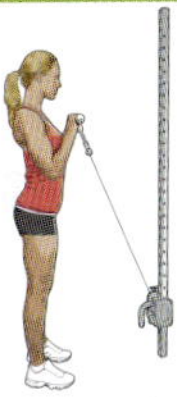

Armbeuge im Ober-
griff am Kabelzug S. 81

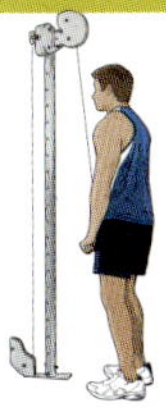

Trizepsdrücken
S. 82

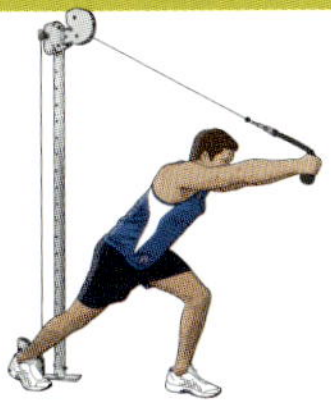

Trizepsstrecken über
Kopf S. 83

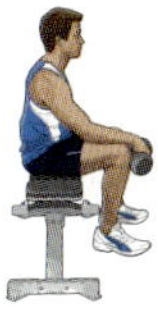

Handgelenkstrecken
S. 84

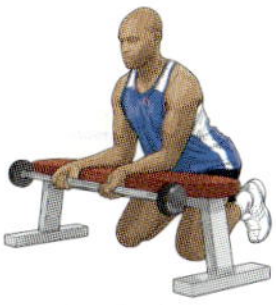

Handgelenkbeugen
S. 85

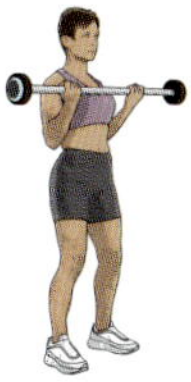

Armbeuge mit
Langhantel S. 86

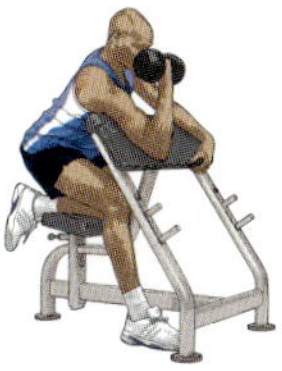

Armbeuge am
Bizeps-Curlpult S. 87

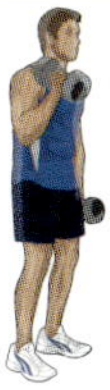

Hammergriff-
Armbeuge S. 88

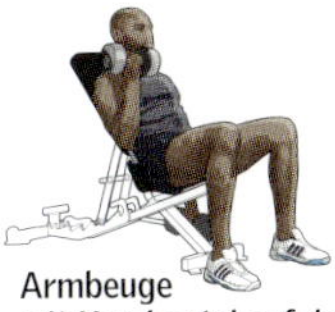

Armbeuge
mit Kurzhantel auf der
Schrägbank S. 89

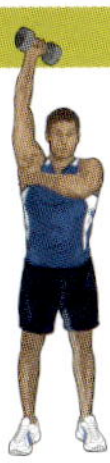

Trizepsstrecken mit
Kurzhantel S. 90

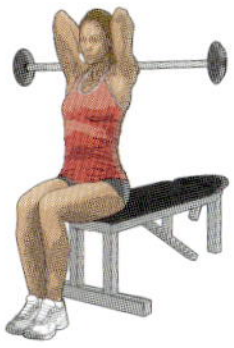

Trizepsstrecken mit
Langhantel S. 91

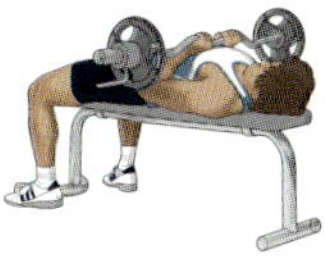

Bankdrücken mit engen
Griffen S. 92–93

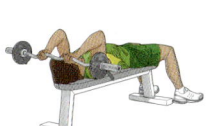

Trizepsstrecken im
Liegen S. 94

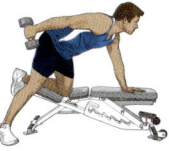

Trizeps-Kickback
S. 95

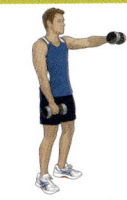

Frontheben mit
Kurzhanteln S. 96

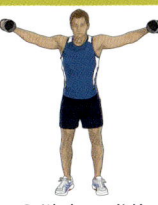

Seitheben mit Kurz-
hanteln S. 97

SCHULTERN

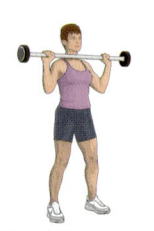

Frontdrücken
S. 98

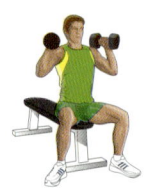

Schulterpressen mit
Kurzhanteln S. 99

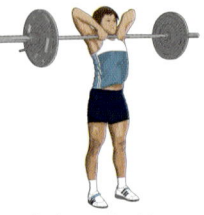

Rudern aufrecht
S. 100–101

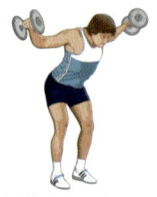

Seitheben nach
hinten S. 102–103

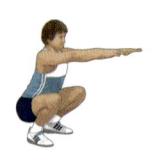

Kniebeuge
S. 104

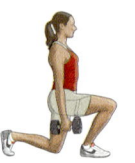

Ausfallschritt nach
vorn S. 105

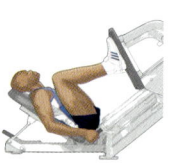

Beinpressen (45°)
S. 106

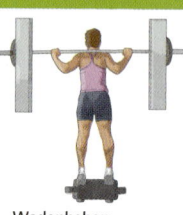

Wadenheben
S. 107

BEINE

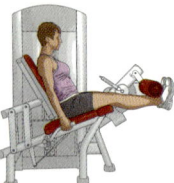

Beinstrecken an der
Maschine S. 108

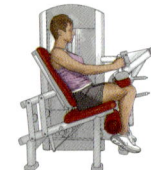

Beinbeugen an der
Maschine S. 109

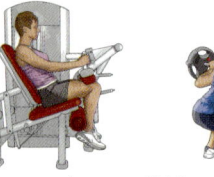

Kniebeuge mit Lang-
hantel S. 110

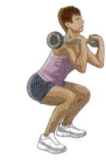

Frontkniebeuge
S. 111

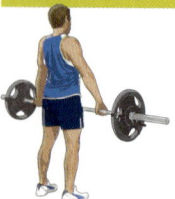

Kreuzheben mit Lang-
hantel S. 112–113

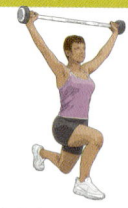

Ausfallschritt mit
Langhantel S. 114

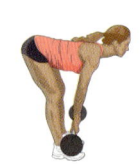

Kreuzheben mit ge-
streckten Beinen S. 115

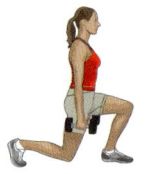

Einbeinige Kniebeuge
mit Kurzhanteln S. 116

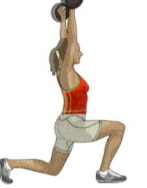

Einbeinige Kniebeuge
mit Langhantel S. 117

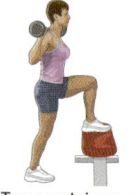

Treppensteigen mit
Langhantel S. 118–119

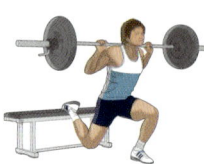

Bulgarische Kniebeuge
S. 120

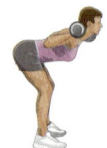

Rumpfbeuge mit
Langhantel S. 121

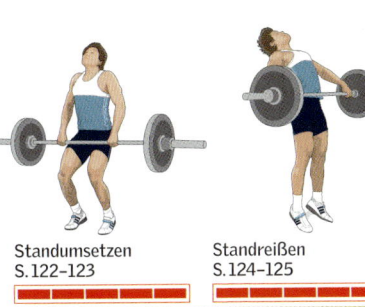

Standumsetzen
S. 122–123

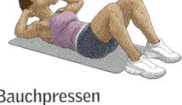

Standreißen
S. 124–125

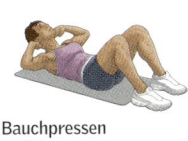

Bauchpressen
S. 126

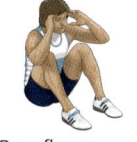

Rumpfbeuge
S. 127

RUMPF- UND BAUCHMUSKELN

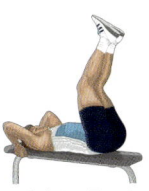

Verkehrtes Bauch-
pressen S. 128

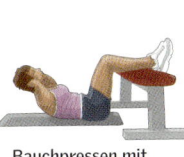

Bauchpressen mit
erhöhten Beinen S. 129

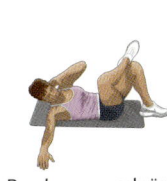

Bauchpressen schräg
S. 130

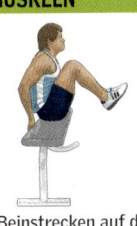

Beinstrecken auf der
Bank S. 131

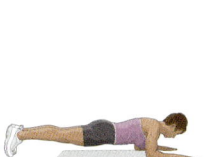

Unterarmstütz
vorwärts S. 132

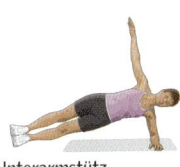

Unterarmstütz
seitwärts S. 133

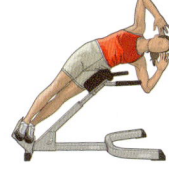

Seitbeuge auf der römi-
schen Liege S. 134

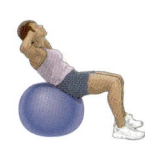

Bauchpressen mit
Ball S. 135

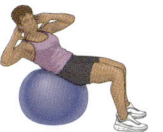
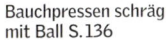

Bauchpressen schräg
mit Ball S. 136

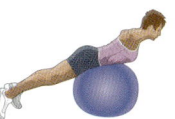

Rückenstrecken mit
Ball S. 137

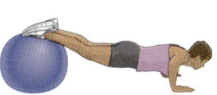

Liegestütze mit Ball
S. 138

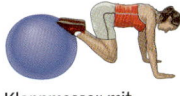

Klappmesser mit
Ball S. 139

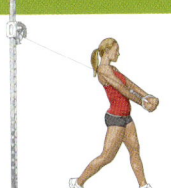

Holzhacken
S. 140–141

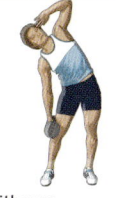

Seitbeuge
S. 142

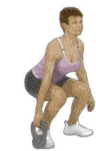

Einarmiges Kreuz-
heben S. 143

Anatomieschaubild

MUSKELN VORDERSEITE

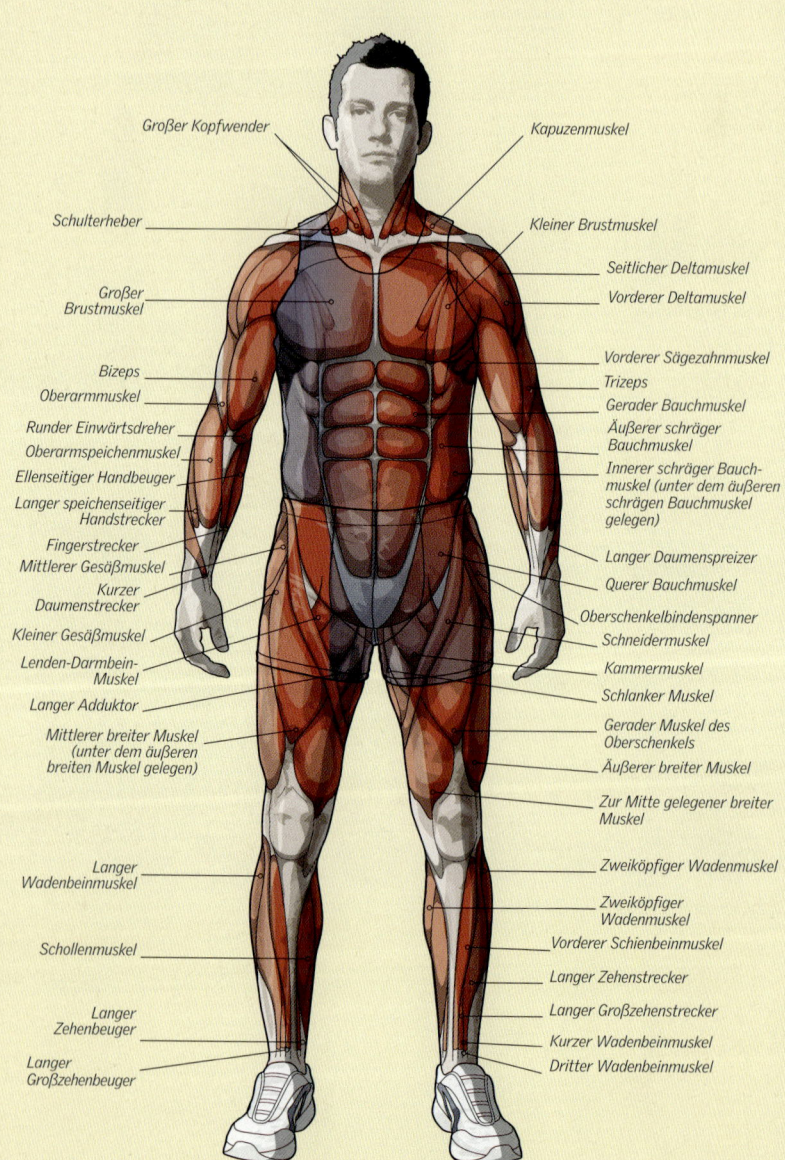

Großer Kopfwender

Kapuzenmuskel

Schulterheber

Kleiner Brustmuskel

Seitlicher Deltamuskel

Vorderer Deltamuskel

Großer Brustmuskel

Vorderer Sägezahnmuskel

Bizeps

Trizeps

Oberarmmuskel

Gerader Bauchmuskel

Runder Einwärtsdreher

Äußerer schräger Bauchmuskel

Oberarmspeichenmuskel

Ellenseitiger Handbeuger

Innerer schräger Bauch-muskel (unter dem äußeren schrägen Bauchmuskel gelegen)

Langer speichenseitiger Handstrecker

Fingerstrecker

Langer Daumenspreizer

Mittlerer Gesäßmuskel

Querer Bauchmuskel

Kurzer Daumenstrecker

Oberschenkelbindenspanner

Kleiner Gesäßmuskel

Schneidermuskel

Lenden-Darmbein-Muskel

Kammermuskel

Langer Adduktor

Schlanker Muskel

Mittlerer breiter Muskel (unter dem äußeren breiten Muskel gelegen)

Gerader Muskel des Oberschenkels

Äußerer breiter Muskel

Zur Mitte gelegener breiter Muskel

Langer Wadenbeinmuskel

Zweiköpfiger Wadenmuskel

Zweiköpfiger Wadenmuskel

Schollenmuskel

Vorderer Schienbeinmuskel

Langer Zehenstrecker

Langer Zehenbeuger

Langer Großzehenstrecker

Kurzer Wadenbeinmuskel

Langer Großzehenbeuger

Dritter Wadenbeinmuskel

MUSKELN RÜCKSEITE

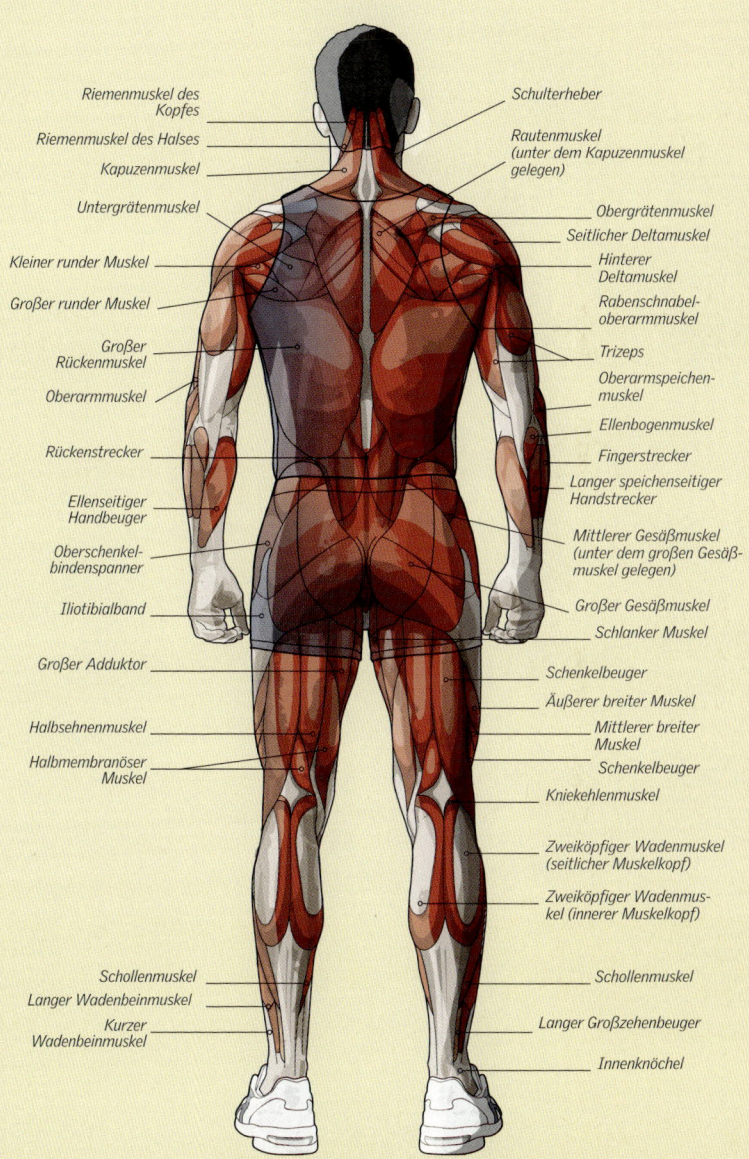

Riemenmuskel des Kopfes

Riemenmuskel des Halses

Kapuzenmuskel

Untergrätenmuskel

Kleiner runder Muskel

Großer runder Muskel

Großer Rückenmuskel

Oberarmmuskel

Rückenstrecker

Ellenseitiger Handbeuger

Oberschenkel-bindenspanner

Iliotibialband

Großer Adduktor

Halbsehnenmuskel

Halbmembranöser Muskel

Schollenmuskel

Langer Wadenbeinmuskel

Kurzer Wadenbeinmuskel

Schulterheber

Rautenmuskel (unter dem Kapuzenmuskel gelegen)

Obergrätenmuskel

Seitlicher Deltamuskel

Hinterer Deltamuskel

Rabenschnabel-oberarmmuskel

Trizeps

Oberarmspeichen-muskel

Ellenbogenmuskel

Fingerstrecker

Langer speichenseitiger Handstrecker

Mittlerer Gesäßmuskel (unter dem großen Gesäß-muskel gelegen)

Großer Gesäßmuskel

Schlanker Muskel

Schenkelbeuger

Äußerer breiter Muskel

Mittlerer breiter Muskel

Schenkelbeuger

Kniekehlenmuskel

Zweiköpfiger Wadenmuskel (seitlicher Muskelkopf)

Zweiköpfiger Wadenmus-kel (innerer Muskelkopf)

Schollenmuskel

Langer Großzehenbeuger

Innenknöchel

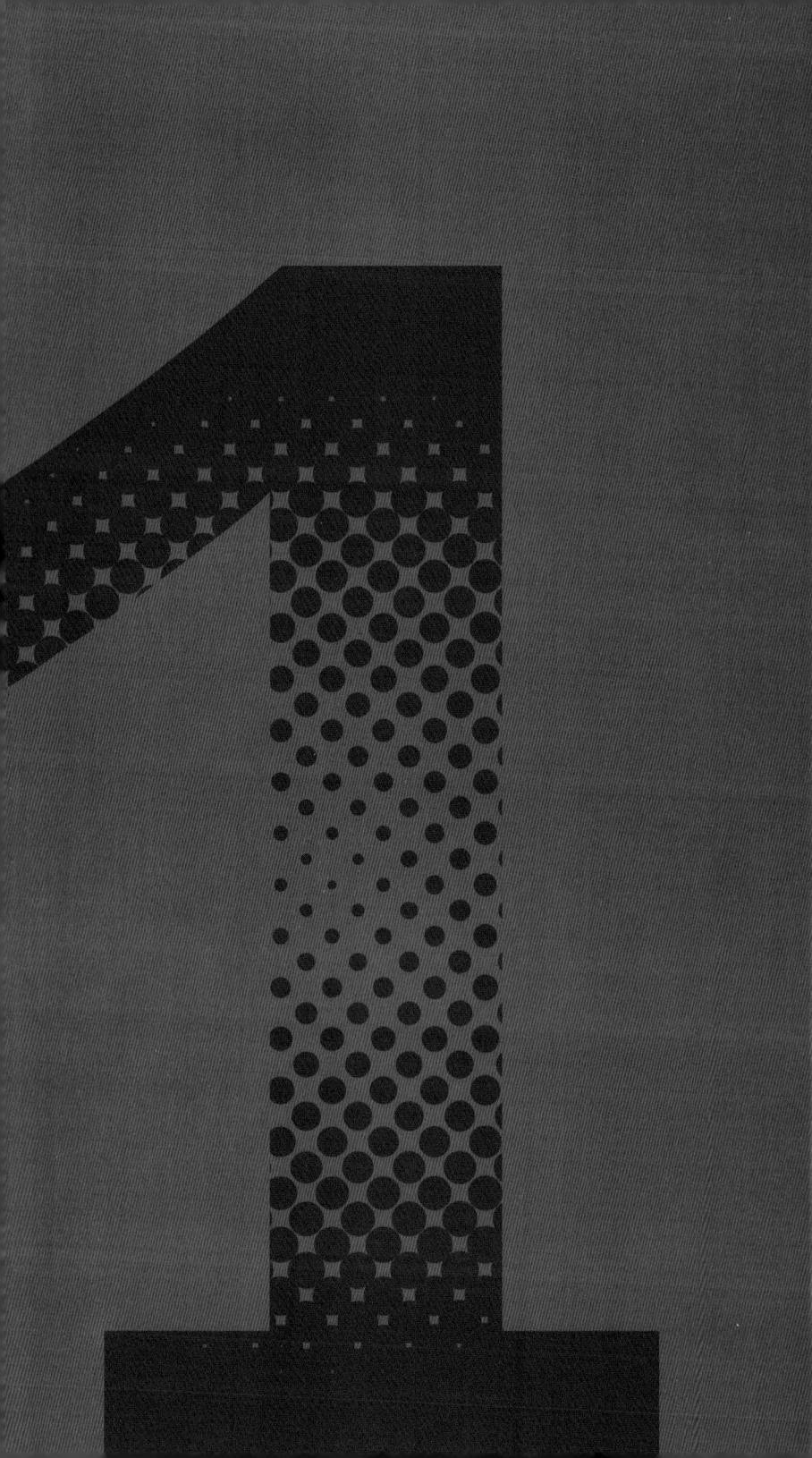

Grundlagen

Was sind Ihre Ziele?

Manche von Ihnen haben vielleicht nach diesem Buch gegriffen, weil sie kräftiger, selbstbewusster oder einfach fitter werden möchten. Andere haben sich möglicherweise vorgenommen, ihre Verletzungsanfälligkeit zu verringern oder ihre Haltung zu verbessern. Vielleicht soll auch das äußere Erscheinungsbild auf Vordermann gebracht und der Körper muskulöser, modellierter wirken. Oder aber die Leistungen in einer bestimmten Sportart sollen gesteigert werden. Und so manch einer ist sicher auch vom Kraftsport an sich, von Gewichtheben und Kraftdreikampf, fasziniert.

Bodybuilding und Krafttraining

Im Gegensatz zum Krafttraining soll beim Bodybuilding hauptsächlich Muskelmasse aufgebaut und der Körperfettanteil reduziert werden – mit anderen Worten: Der Körper wird modelliert. Das ist ein eher kosmetisches Ziel, bei dem Muskel- und Kraftzuwachs bloße Nebeneffekte sind.

Andererseits hat das Bodybuilding viele dazu gebracht, ihre Muskulatur und damit auch ihre Fitness zu trainieren. Die Sportart führt tatsächlich zu spektakulären Ergebnissen, vor allem im Profisport. Doch nicht jedermann begeistert sich für riesige Bizepsberge und knallharte Waschbrettbäuche. Manch einer findet einen derartigen Anblick wenig ansprechend und möchte lieber etwas für seine Gesundheit tun und fit für die Herausforderungen des Alltags sein.

Trainieren für den Alltag

Vielleicht gehören auch Sie zu denen, die Krafttraining betreiben wollen, um besser auszusehen, etwas muskulöser zu werden und Fett abzubauen. Vielleicht wünschen Sie sich, den Anforderungen des Alltags besser gewachsen zu sein, und dies möglichst bis ins hohe Alter. Widerstandstraining kann Ihnen helfen, jedes dieser Ziele zu erreichen.

Trainieren für den Sport

Sportler müssen zusätzlich Muskel- und Krafttraining betreiben, um ihre sportlichen Leistungen zu steigern. Eine Konzentration auf Gewichtheben und Bodybuilding ist besonders für jene Sportarten vorteilhaft, die von einer Zunahme von Körpergewicht und Muskelmasse profitieren. Mehr über gezieltes Training für bestimmte Sportarten erfahren Sie auf S. 22–23.

WAS IST KRAFTTRAINING?

Der Begriff Krafttraining wird häufig synonym mit Widerstandstraining oder Gewichtstraining verwendet, doch sollte man Folgendes unterscheiden:

Widerstandstraining ist eine Trainingsform, bei der sich die Muskeln gegen einen äußeren Widerstand zusammenziehen. Gewichte sind ein mögliches Hilfsmittel neben Gummibändern, dem eigenen Körpergewicht, Seilzügen, Hydraulik, Wasser, einem Partner oder auch einer vibrierenden Plattform.

Krafttraining ist jede Form von Widerstandstraining, das die Muskelkraft erhöht.

Gewichtstraining ist jede Form von Widerstandstraining, bei der Gewichte für den nötigen Widerstand sorgen und Kraft aufbauen.

Kraftsport

Andere betreiben Krafttraining, weil sie Gewichtheben oder Kraftdreikampf ausüben wollen. In beiden Kraftsportarten versucht man, einmalig ein möglichst schweres Gewicht zu heben und dabei bis an die Grenzen des physisch Möglichen zu gehen.

Gewichtheben

Beim Gewichtheben unterscheidet man Reißen einerseits sowie Umsetzen und Stoßen andererseits. Für beide Techniken ist ein sehr großer Krafteinsatz in sehr kurzer Zeit typisch. Beim Reißen wird ein möglichst schweres Gewicht möglichst schnell in einer einzigen Bewegung über den Kopf gehoben. Beim Stoßen ist die Bewegung zweigeteilt.

Kraftdreikampf

Der Kraftdreikampf, auch Powerlifting genannt, vereint Kniebeugen, Bankdrücken und Kreuzheben. Der Kraftdreikampf erfordert eine vergleichsweise geringe Abdruckgeschwindigkeit, dafür aber sehr viel Kraft, da man die extrem schweren Gewichte nur ganz langsam bewegen kann. Profikraftdreikämpfer gehören zu den stärksten Schwerathleten der Welt.

ES GIBT KEIN STANDARDREZEPT

Wer mit einem Trainingsprogramm beginnt, sollte sich über seine Ziele im Klaren sein und sich realistisch einschätzen können. Wenn zwei Menschen ein und dasselbe Programm absolvieren, werden sich ihre Ergebnisse deutlich voneinander unterscheiden. Das hängt von folgenden Faktoren ab:

Chronologisches Alter	Das Lebensalter in Jahren.
Biologisches Alter	Das Alter im Verhältnis zur körperlichen Reife. Das spielt besonders bei Kindern und Jugendlichen eine Rolle.
Trainingsalter	Das Alter im Verhältnis zu den Jahren, in denen bereits mit Gewichten trainiert oder Sport getrieben wird.
Emotionale Reife	Die Fähigkeit, sich während des Trainings zu konzentrieren, aber auch Rückschläge wegzustecken.
Geschlecht	Männer und Frauen reagieren körperlich und emotional unterschiedlich auf Krafttraining.
Körperliche Voraussetzungen	Diese betreffen Veranlagung (s. unten) und Trainingshistorie (Können und Fitness).
Veranlagung	Ob man von Natur aus kräftig ist oder schnell Knochendichte und Muskelmasse aufbaut und wie schnell sich die Muskelfasern zusammenziehen (s. S. 19), ist genetisch bedingt, ebenso wie bestimmte Charaktereigenschaften.
Lebensstil	Das Ausmaß, in dem das Training in den Alltag integriert werden kann.

Wenn das Trainingsprogramm wirklich effektiv sein soll, müssen Sie Ihre Ziele stets fest im Blick behalten. Nur dann werden Sie langfristig zufriedenstellende Erfolge erzielen.

Ihr Trainingsplan

Profisportler entwickeln mit ihrem Coach komplexe Trainingspro-gramme, die über Monate oder sogar Jahre befolgt werden. Dabei wechseln Intensität und Belastungsmuster, damit der Athlet genau zum richtigen Zeitpunkt Spitzenleistungen bringen kann. Aber selbst wenn Sie nur zum Spaß Sport treiben, kann ein Trainingsplan nicht schaden. Ihr Körper wird nur dann optimal auf das Training anspre-chen, wenn Sie ihn immer schrittweise mit richtigem Volumen, Inten-sität und Häufigkeit überlasten. Planen Sie zwischen den Trainingsein-heiten genügend Erholungsphasen ein.

»ÜBERLASTEN SIE IHREN KÖRPER IMMER SCHRITT-WEISE MIT RICHTIGEM VOLUMEN, INTENSITÄT UND HÄUFIGKEIT.«

TERMINOLOGIE

Im Krafttraining herrscht eine ganz eigene Terminologie. Machen Sie sich mit ein paar Grundbegriffen vertraut, bevor Sie beginnen, Ihr Trainingsprogramm zu planen:

Gewicht/Masse	Das zu hebende Gewicht
Wiederholung (Wh.)	Jedes Mal, wenn ein Gewicht gehoben wird, zählt als Wiederholung.
Satz	Eine Gruppe von Wiederholungen. Man kann beispielsweise drei Sätze à zehn Wiederholungen absolvieren.
1RM (»Repetition maximum«)	Maximale Wiederholung, also das maximale Gewicht, das man bei einer einmaligen Wiederholung heben kann.
%1RM	Der Prozentsatz Ihrer 1RM, den ein Gewicht repräsentiert: Wenn Ihre 1RM 100 kg beträgt – Sie also einmalig maximal 100 kg heben können –, entsprechen 80 kg 80 % von 1RM.
Pause zwischen den Sätzen/Intervall	Die Sekunden oder Minuten, in denen Sie sich zwischen zwei Sätzen erholen
Pause zwischen den Workouts/Intervall	Die Stunden oder Tage, in denen Sie sich zwischen zwei Work-outs (Trainingseinheiten) erholen
Belastungsdichte	Das Verhältnis des aktiven Trainings während eines Satzes zur Pause zwischen den Sätzen: Wenn ein Satz 20 Sekunden dau-ert und man anschließend eine Pause von drei Minuten einlegt, beträgt die Belastungsdichte 1:9. Je niedriger der %1RM, desto kürzer ist die Pause zwischen den Sätzen.

Trainingsintensität und Volumen

F | WIE HOCH SOLLTE MEINE TRAININGSINTENSITÄT SEIN?

A | Je höher das zu hebende Gewicht, desto höher die Trainingsintensität. Die Intensität wird meist als Prozentsatz Ihrer 1 RM (s. Kasten links) ausgedrückt. Man nimmt an, dass eine Intensität von über 70–80 % der 1 RM nötig ist, um Kraft aufzubauen.

In vielen Programmen ist von % 1 RM die Rede (s. Kasten links), aber es fallen auch Begriffe wie 3 RM und 10 RM. Unter 3 RM versteht man das maximale Gewicht, das man drei Mal heben kann. Bei 10 RM ist es das maximale Gewicht, das man zehn Mal heben kann, bis die Muskeln erschöpft sind: Das sind oft nützlichere Angaben als die 1 RM.

Um Ihre 1 RM für eine bestimmte Übung zu ermitteln, wärmen Sie sich zunächst auf und heben dann ein gut zu bewältigendes Gewicht. Nach einer mehrminütigen Pause erhöhen Sie das Gewicht und versuchen es erneut. Das tun Sie so lange, bis Sie das Maximalgewicht ermittelt haben, das Sie noch heben können. Das ist Ihre 1 RM. Achten Sie darauf, sich zu dem maximalen Gewicht vorzuarbeiten, ohne die Muskeln bereits auf dem Weg dorthin zu erschöpfen.

F | WIE WIRKT SICH DAS TRAININGS-VOLUMEN AUF MEIN TRAINING AUS?

A | Das Trainingsvolumen ist das Gesamtgewicht, das Sie bei einem Workout heben – also das Gewicht, multipliziert mit der Anzahl der absolvierten Wiederholungen und Sätze. Die Trainingsintensität verläuft nicht parallel zum Trainingsvolumen. Im Gegenteil: Oft ist das Trainingsvolumen umso geringer, je mehr man die Intensität erhöht, und umgekehrt. Am besten lernt man die Bewegungsabläufe bei einem hohen Trainingsvolumen mit vielen Wiederholungen und Sätzen. Aber wenn Sie sich nicht an anspruchsvollere Gewichte heranwagen, werden Sie kaum Muskeln und Kraft entwickeln. Trainieren Sie dagegen zu lange zu intensiv, kann das gesundheitsschädlich sein.

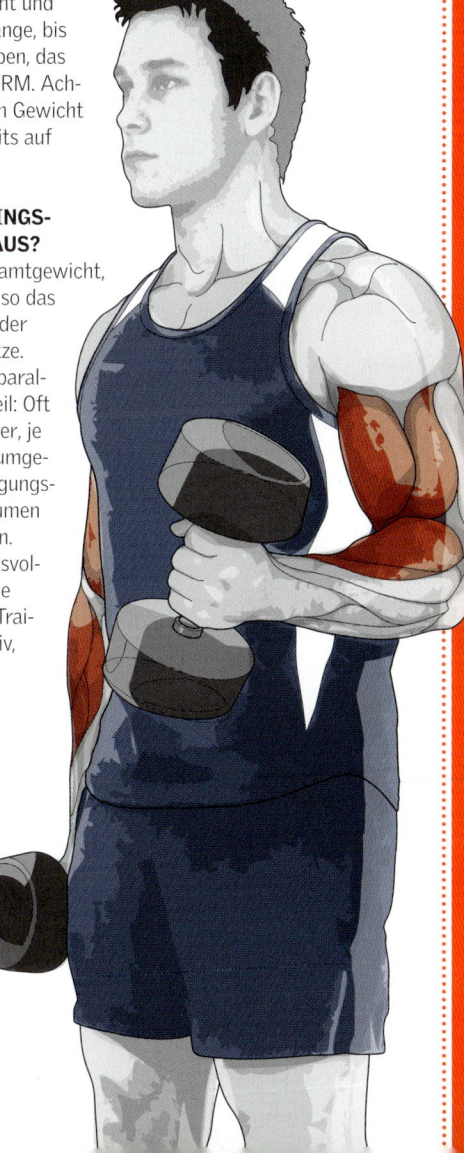

» AM BESTEN LERNT MAN DIE **BEWEGUNGS-ABLÄUFE** BEI EINEM HOHEN **TRAININGS-VOLUMEN** MIT VIELEN **WIEDER-HOLUNGEN** UND **SÄTZEN. «**

Grundlegende Planungsprinzipien

Die folgenden fünf Tipps sollten Sie bei der Zusammenstellung Ihres Programms berücksichtigen:

1. EFFEKTIVE ÜBUNGEN WÄHLEN

Der Hauptbestandteil Ihres Workouts sollte aus Multigelenk- und Kombinationsübungen bestehen. Kniebeugen, Kreuzheben, Bankdrücken, Klimmzüge, Rudern vorgebeugt und Schulterpressen im Stehen trainieren die meisten Muskeln und stimulieren eine Hormonreaktion, die für das Muskelwachstum unverzichtbar ist. Vermeiden Sie es, drei, vier oder fünf unterschiedliche Übungen für ein und dieselbe Körperpartie auszuführen – da werden die Muskeln schlapp, statt zu wachsen.

2. MEHR ERHOLUNG ALS TRAINING

Machen Sie das Fitnessstudio nicht zu Ihrem Wohnzimmer. Wenn Sie die auf der gegenüberliegenden Seite genannten wichtigsten Übungen mehrmals pro Woche absolvieren, werden Sie tolle Ergebnisse erzielen. Das zahlt sich mehr aus, als vier- bis siebenmal pro Woche verschiedene Übungen für ein und dieselbe Körperpartie zu absolvieren. Denken Sie daran, dass die Muskeln nur in Erholungsphasen wachsen – die Zeit im Fitnessstudio regt sie nur dazu an!

5. GEWICHT LANGSAM ERHÖHEN

Nur wenn Sie die Muskeln Schritt für Schritt überlasten, entwickeln Sie Kraft. Doch selbst wenn Sie bei hoher Intensität trainieren, können Sie das Gewicht nicht bei jedem Workout erhöhen. Das kleinste Gewicht wiegt in den meisten Fitnessstudios 1,25 kg. Bei einer Langhantel müssen Sie also mindestens um 2,5 kg aufstocken. Wenn Sie beim Bankdrücken mit 75 kg zehn Wiederholungen schaffen, sind zusätzliche 2,5 kg bereits eine Steigerung um drei Prozent. Würden Sie das bei zweimal wöchentlich Training ein Jahr lang so steigern, müssten Sie anschließend zehnmal 335 kg drücken können – und gehörten damit zu den stärksten Menschen der Welt! Kleinere Fortschritte sind sinnvoller. Investieren Sie in mehrere kleine Gewichte. Für eine normale Langhantel gibt es 0,5-kg-Gewichte – diese sind aber auch für Olympia-Langhanteln erhältlich. Selbst wenn Sie das Gewicht nach und nach nur um 0,5–1 kg pro Woche erhöhen, werden Sie nach einem Jahr zwischen 26 und 52 kg mehr stemmen können. Und das ist enorm!

Wenn Sie keine kleinen Gewichte finden, gibt es noch eine andere Technik: Angenommen, Sie schaffen mit 16-kg-Hanteln zehn Wiederholungen beim Schulterpressen und wollen auf 18 kg erhöhen. Das wären gleich 4 kg, also 12,5 Prozent mehr! Damit werden Sie kaum auf Anhieb zehn Wiederholungen schaffen. Erhöhen Sie das Gewicht lieber langsam (s. Kasten). Wenn sich Ihr Körper schneller an die wöchentliche Gewichtserhöhung anpasst, erhöhen Sie das Wochenpensum einfach um zwei Wiederholungen statt nur um eine.

3. NICHT ZU VIELE SÄTZE

Für die Durchschnittsfrau oder den Durchschnittsmann sind zu viele Sätze pro Körperpartie kontraproduktiv. Hat das Training das Muskelwachstum angeregt, gilt es die Langhantel wegzulegen. Absolvieren Sie ein paar Sätze zum Aufwärmen, gefolgt von zwei oder höchstens drei Trainingssätzen.

4. PERIODISCHES TRAINING

Wechseln Sie Trainingsperioden, die die Muskeln erschöpfen, und solche, in denen man die Übungen bequem schafft, miteinander ab. Der Erschöpfungszustand ist dann erreicht, wenn Sie mit dem Gewicht, das Sie gerade heben, keine weiteren Wiederholungen schaffen. Ein solches Training bis zur Erschöpfung soll die Muskelmasse vergrößern, ist aber weniger optimal, wenn man Kraft gewinnen will. Beim Krafttraining sollte man nicht bis an den Punkt gehen, wo die Bewegungen zittrig und unregelmäßig werden.

DIE WICHTIGSTEN ÜBUNGEN	
Brust und Trizeps	Bankdrücken
Rücken und Bizeps	Klimmzüge, Rudern vorgebeugt
Beine und unterer Rücken	Kniebeugen, Kreuzheben
Schultern	Schulterpressen im Stehen
Bizeps	Armbeugen im Stehen
Trizeps	Bankdrücken im engen Griff

ÜBUNGEN, WIEDERHOLUNGEN UND SÄTZE	
Brust und Trizeps	Bankdrücken: 2–3 Sätze à 10 Wh.
Rücken und Bizeps	Rudern vorgebeugt: 2–3 Sätze à 10 Wh.
Beine und unterer Rücken	Kniebeuge mit Langhantel hinter dem Kopf: 2–3 Sätze à 10 Wh.
Schultern	Schulterpressen im Stehen: 2–3 Sätze à 10 Wh.
Bizeps	Armbeugen im Stehen: 2–3 Sätze à 10 Wh.
Trizeps	Bankdrücken im engen Griff: 2–3 Sätze à 10 Wh.

Sportspezifisches Training

Heute wird fast allen Sportlern irgendeine Form von Krafttraining empfohlen, um ihre Leistung zu steigern. Aber ein Rugbyspieler braucht natürlich andere Übungen als ein Schwimmer, und ein Radfahrer profitiert nicht von einem Programm, das für Baseballspieler entwickelt wurde. Um effektiv zu sein, muss das Krafttraining genau an die Erfordernisse der verschiedenen Sportarten angepasst sein.

》UM EFFEKTIV ZU SEIN, MUSS DAS KRAFT-TRAINING GENAU AN DIE ERFORDER-NISSE DER VERSCHIEDENEN SPORT-ARTEN ANGEPASST SEIN. 《

KRAFTTRAINING FÖRDERT	
... folgende Eigenschaften, die Athleten bei der Ausübung ihres Sports nützen:	
Schnellkraft	Sprinter oder Tennisspieler benötigen hauptsächlich Schnellkraft und weniger reine, langsame Kraftausdauer.
Muskelausdauer	Sportler wie Ruderer und Radfahrer müssen über einen langen Zeitraum hinweg durchhalten können. Das ist bei solchen Sportarten wichtiger, als kurzfristig enorme Kräfte mobilisieren zu können.
Maximalkraft	Ein Gewichtheber muss unglaubliche Kraft aufbringen, um auch nur eine Wiederholung zu bewältigen. Hier führt nur reine Kraft zum Erfolg. Dasselbe gilt für Rugbyspieler, die sich kraftvoll gegen die Gegenmannschaft wehren müssen.
	Unterschätzen Sie nicht die Bedeutung der Schnellkraft für die Leistung. Leistung (P) ist die angewendete Kraft (F), multipliziert mit der Geschwindigkeit (v), mit der sie angewendet wird: $P = F \times v$. Wird nur wenig Kraft aufgewendet, ist die Leistung niedrig, und zwar unabhängig davon, wie schnell man ist. Daher trainieren Gewichtheber, die ihre Leistung verbessern wollen, immer auch ihre Schnellkraft.
	Die Maximalkraft spielt auch für die Muskelausdauer eine große Rolle. Je schwerer das Gewicht, das Sie bei einer einmaligen Wiederholung heben können, desto geringer die Herausforderung durch eine beliebige Kraft. Wenn Ihre 1 RM beim Bankdrücken bei 300 kg liegt, können Sie mit 100 kg deutlich mehr Wiederholungen bewältigen als jemand mit 1 RM von 120 kg.
Hypertrophie	Dies bezeichnet eine extrem muskulöse Figur, wie sie z. B. Football- oder Rugbyspieler besitzen, um beim aggressiven Körperkontakt im Spiel Widerstand leisten zu können. Für andere Sportler kann zu viel Muskelmasse eher hinderlich sein.

Bewegungsabläufe, nicht Muskeln trainieren

Vielleicht haben Sie im Fitnessstudio schon Aussagen gehört wie: »Montags sind Brust und Bizeps an der Reihe, mittwochs Rücken und Trizeps und freitags die Beine.« Beim Bodybuilding oder bei gezieltem Muskeltraining mag das sinnvoll sein, aber nicht zur Verbesserung sportlicher Leistungen – weil die Bewegungen andere sind.

Ihr Training sollte dafür sorgen, dass Ihre sporttypischen Bewegungen effektiver, effizienter und kräftiger werden. Wenn Sie einfach nur isoliert die für eine bestimmte Bewegung erforderlichen Muskeln kräftigen, wird der gesamte Bewegungsablauf noch lange nicht kräftiger. Wer kraftvollere Kniebeugen machen will, muss kraftvoll Kniebeugen trainieren – aber wer kraftvollere Drehungen ausführen will, muss sich kraftvoll drehen.

Die Entwicklung der Koordination (innerhalb und zwischen den einzelnen Muskeln), das Erlernen von Techniken und die Anpassung des Nervensystems an die trainierten Bewegungsabläufe spielen eine wichtige Rolle beim Kräftigungsprozess. Aus diesem Grund müssen Sie ganze Bewegungen trainieren und nicht nur einzelne Muskeln.

Häufige Bewegungsabläufe beim Sport

Jede Sportart hat zwar ihre eigenen, typischen Bewegungsabläufe, es gibt aber auch viele sportartenübergreifende Gemeinsamkeiten. Die meisten Mannschaftssportarten erfordern Streckungsbewegungen in Hüften, Knien und Knöcheln (z. B. beim Springen oder beim Beschleunigen auf einer geraden Strecke), ebenso kraftvolle Bewegungen mit nur einem Bein (z. B. beim Rennen, bei Richtungswechseln usw.), einen kräftigen, stabilen Rumpf, Rumpfdrehungen usw. Insofern lassen sich die verschiedenen Sportarten in bestimmte allgemeine Bewegungen wie Drehungen, Streckungen, Ziehen und Drücken aufgliedern, die trainiert werden müssen.

Funktionstraining

Jeder, der zum Wohle von Gesundheit, Fitness oder zur Unterstützung anderer Sportarten trainiert, weiß, welchen Boom gerade das sogenannte Funktionstraining erlebt. Dieses Training soll den Körper befähigen, selektive Bewegungen, die bei bestimmten Sportarten oder im alltäglichen Leben vorkommen, besser auszuführen. Auch für Profisportler ist Funktionstraining aktuell bei Wettkampfvorbereitungen der allerneueste Trend.

Man könnte einwenden, dass Bodybuilding etwas völlig anderes ist als Sportlertraining, da Ersteres nicht funktional, Letzteres funktional ist, aber das ist zu kurz gegriffen. Die meisten Bodybuilder praktizieren zwar Übungen, die einen Muskel isolieren, was im normalen Sport nie vorkommt. Kniebeugen und Rudern vorgebeugt hingegen passen gut zur »Bewegungen-statt-Muskeln«-Theorie. Funktionstraining im Sinne von Krafttraining bedeutet, dass man genau überlegt, ob eine bestimmte Übung in puncto Bewegungsrate, Bewegungsfrequenz und Bewegungsrichtung überhaupt für die bevorzugte Sportart geeignet ist. Das kann bedeuten, dass man sein Übungsprogramm anschließend hinterfragt.

Bauchpressen gehörten beispielsweise jahrelang zum Trainingsprogramm jedes Sportlers. Jeder weiß, wie sehr die Schwerkraft den Oberkörper beim Aufrichten belastet. Erfolgt dieselbe Bewegung aber im Stehen, erfordert das Beugen von Hüfte und Wirbelsäule keinerlei Anstrengung mehr. Wenn Sie also nicht gerade eine Sportart betreiben, die hauptsächlich im Liegen praktiziert wird, wie Ringen, Jiu-Jitsu und Gymnastik, ist die Bauchpresse für Sie nur bedingt nützlich.

Aufwärmen

Viele Trainingsprogramme vernachlässigen das Aufwärmen und Abkühlen. Wenn die Zeit knapp ist, scheint es verlockend, auf das Aufwärmen zu verzichten, doch das ist gefährlich. Das Aufwärmen bereitet den Körper auf das intensive Training vor, verringert das Verletzungsrisiko und maximiert das Potenzial, sich zu verbessern.

Aufwärmregeln

Das Aufwärmen muss nicht mehr als 20 Minuten dauern. Beginnen Sie mit zehn Minuten Seilspringen, Joggen oder Training am Crosstrainer. Schließen Sie daran weitere zehn Minuten Beweglichkeitsübungen an (s. Seite gegenüber). Regelmäßiges Aufwärmen steigert die Leistung.

VORTEILE DES AUFWÄRMENS
Höherer Puls als Vorbereitung auf das Workout
Verbesserte Durchblutung des Gewebes, wodurch der Stoffwechsel angeregt wird
Erhöhte Kontraktions- und Erschlaffungsgeschwindigkeit der aufgewärmten Muskeln
Abbau der Muskelsteifheit vor dem Training
Bessere Sauerstoffverwertung durch aufgewärmte Muskeln
Genauere und fließendere Bewegungen der aufgewärmten Muskeln
Höhere Temperatur, wodurch die Nervenreizleitung und der Muskelstoffwechsel unterstützt werden
Aufwärmübungen aktivieren die sogenannten motorischen Einheiten. Eine motorische Einheit besteht aus einer Nervenfaser und den sie umgebenden Muskelfasern. Das Aufwärmen erhöht die Anzahl der beteiligten motorischen Einheiten und die Geschwindigkeit, mit der sie sich zusammenziehen.
Verbesserte Konzentration auf das Training oder den Wettkampf

》DAS AUFWÄRMEN BEREITET DEN KÖRPER AUF DAS TRAINING VOR UND SENKT DAS VERLETZUNGSRISIKO.《

Übungen für mehr Beweglichkeit

Solche Übungen, die auch als dynamische Dehnübungen oder Bewegungsvorbereitung bezeichnet werden, bestehen aus kontrollierten Bewegungen, bei denen der gesamte Bewegungsradius ausgeschöpft wird (s. S. 36–49).

Sie sind die ideale Workout-Vorbereitung, weil sie die Muskelsteifheit und damit die Verletzungsgefahr verringern. Wenn Sie schon etwas trainierter und beweglicher sind, können Sie ein Körperteil auch kontrolliert schwingen, um seinen Bewegungsradius zu erhöhen. Dieser Schwung kann nach

und nach bis zu einem gewissen Grad vergrößert werden, sollte aber nicht zu extrem ausfallen.

Statische Dehnübungen (s. S. 146–153) sind zum Aufwärmen ungeeignet. Dabei werden Haltungen eingenommen, die bestimmte Muskeln gezielt unter Spannung setzen. Wer vor dem Workout statische Dehnübungen macht, kann später weniger Kraft aufbauen. Außerdem tragen sie nicht dazu bei, das Verletzungsrisiko zu senken.

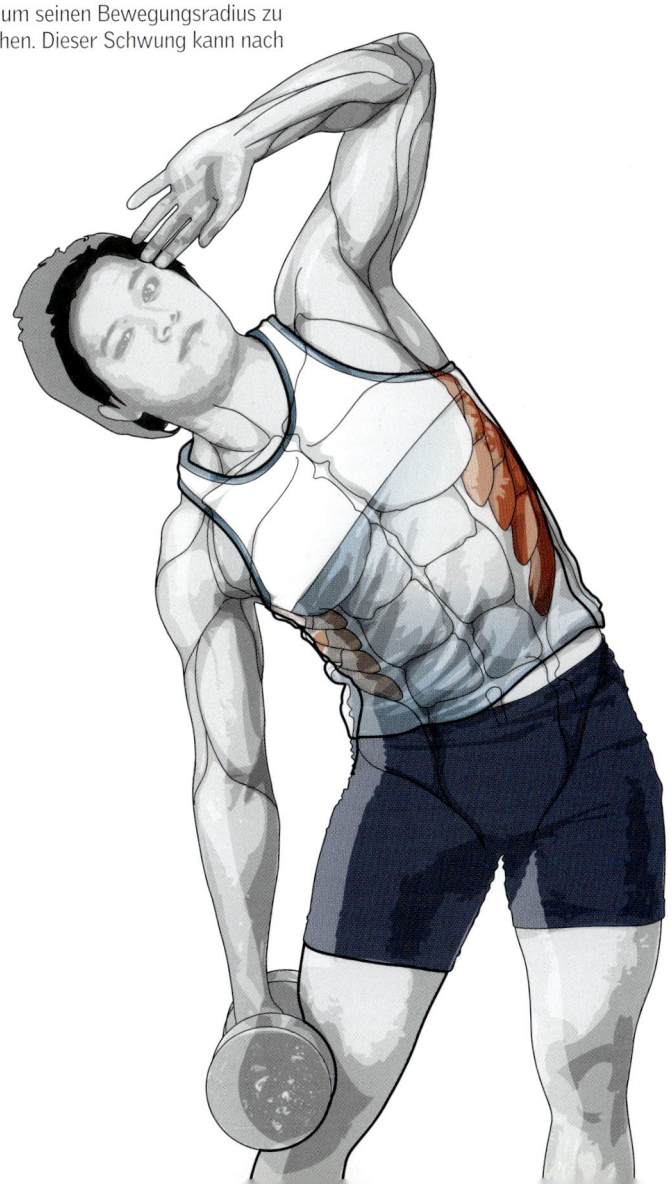

Abkühlen

Wenn Sie mit dem Workout fertig sind, sollten Sie Ihren Körper kontrolliert in den Zustand vor dem Training zurückbringen. Während des Workouts steht Ihr Körper unter Stress: Muskeln werden verletzt und Abfallprodukte produziert. Wer sich richtig abkühlt, unterstützt seinen Körper dabei, sich zu reparieren.

Abkühlen und andere Entspannungstechniken

Das Abkühlen muss nicht lange dauern: Beginnen Sie mit 5–10-minütigem langsamen Joggen oder Laufen, um die Körpertemperatur zu senken und die Abfallprodukte aus den trainierten Muskeln zu schleusen. Daran schließen Sie 5–10 Minuten statische Dehnübungen an. Das hilft Ihren Muskelfasern, sich zu entspannen und wieder an ihren alltäglichen Bewegungsradius zu gewöhnen. Bei den statischen Dehnübungen (s. S. 146-153) strecken Sie den oder die Zielmuskeln, gehen so weit in die Dehnung, wie es sich noch angenehm anfühlt, und halten diese Position etwa zehn Sekunden lang.

Statische Dehnübungen nach dem Training sind nicht unumstritten. Manche fordern intensive Dehnübungen, sie sollen die Beweglichkeit des Muskels und seinen Bewegungsradius erhöhen. Intensive Dehnübungen funktionieren genauso wie statische Dehnübungen: Man bleibt etwa zehn Sekunden in der statischen Dehnung und dehnt dann noch 1–2 cm weiter. Diese Position wird 20–30 Sekunden gehalten.

Andere argumentieren, Dehnübungen nach dem Training würden die Muskeln noch stärker beschädigen und den Regenerationsprozess verlangsamen. Stellen wir uns den Muskel wie eine Strumpfhose vor:

Nach dem intensiven Training hat der Muskel lauter winzige Risse bekommen und ähnelt einer Strumpfhose mit Laufmaschen. Dehnt man diesen Muskel, ist das, als würde man die Strumpfhose dehnen – man würde die Laufmaschen vergrößern. Am besten geht man den goldenen Mittelweg und dehnt stark angespannte Muskeln sehr vorsichtig. Orientieren Sie sich nicht an anderen – manche Menschen sind sehr beweglich, und Sie riskieren Verletzungen, wenn Sie sie nachahmen.

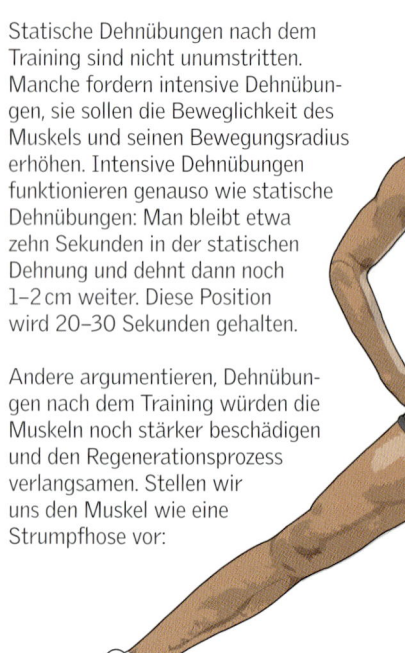
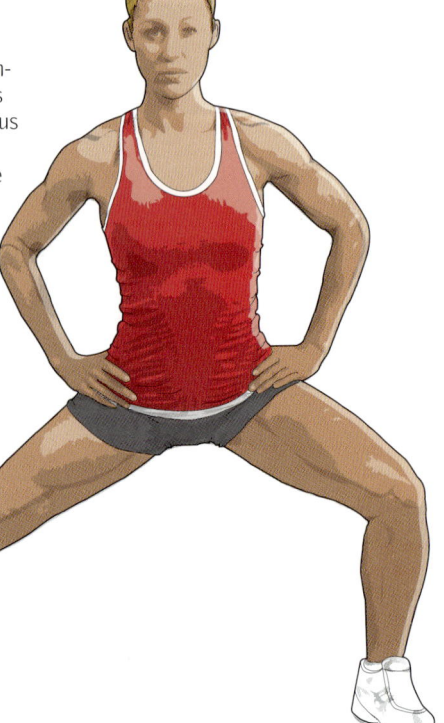

»BEI DEHNUNGSÜBUNGEN ZUM ABWÄRMEN **STRECKEN SIE DIE ZIELMUSKULATUR** LANGSAM SO WEIT WIE MÖGLICH IN DIE DEHNUNG.«

VORTEILE DES ABKÜHLENS

Der Puls kehrt zum Ruhepuls zurück.

Der Adrenalinspiegel sinkt.

Muskelkater, der nach dem Training bis zu drei Tage anhalten kann, wird abgemildert.

Abfallprodukte im Blut wie Milchsäure werden schneller abgebaut.

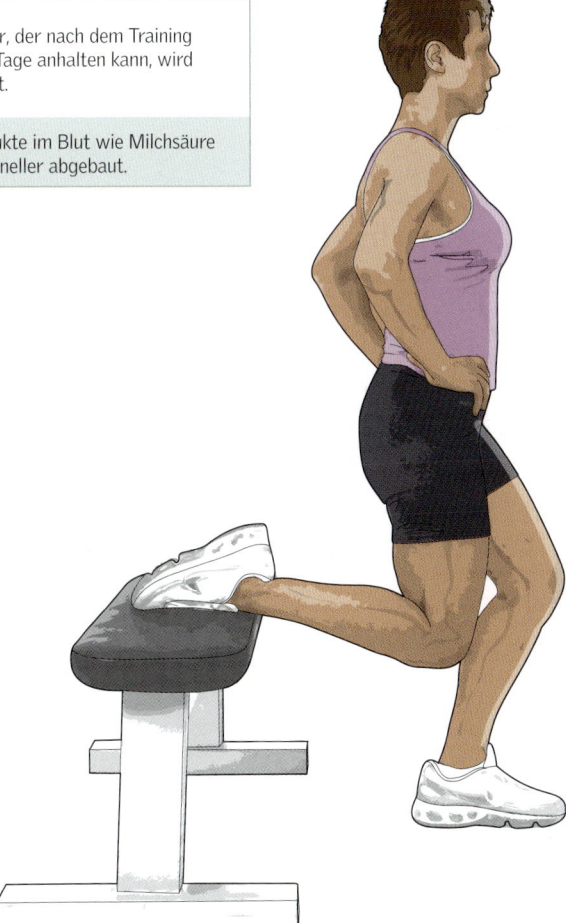

Die richtige Ernährung

Eine gesunde Ernährung und eine ausreichende Flüssigkeitsaufnahme sind genauso wichtig für Ihr Training wie die richtige Übungsintensität und -frequenz. Ein auf das Krafttraining abgestimmtes Ernährungsprogramm soll die Entstehung und die Erhaltung schlanker Muskelfasern fördern und für genügend Kraft und Ausdauer sorgen, damit der Alltag, das Training und Wettkämpfe bewältigt werden können. Der menschliche Körper ist eine komplexe Maschine, und die Forschung hat gezeigt, wie wichtig die Ernährung ist, wenn man gesund bleiben, fit werden oder zu- bzw. abnehmen will.

Anteile der wichtigsten Nährstoffe

Es gibt keine allgemeingültige Ernährungsformel. Welche Nährstoffe in welchen Mengen zugeführt werden sollen, hängt von individuellen Faktoren und dem jeweiligen Lebensstil ab. Folgende Zahlen geben aber einen ungefähren Anhaltspunkt:

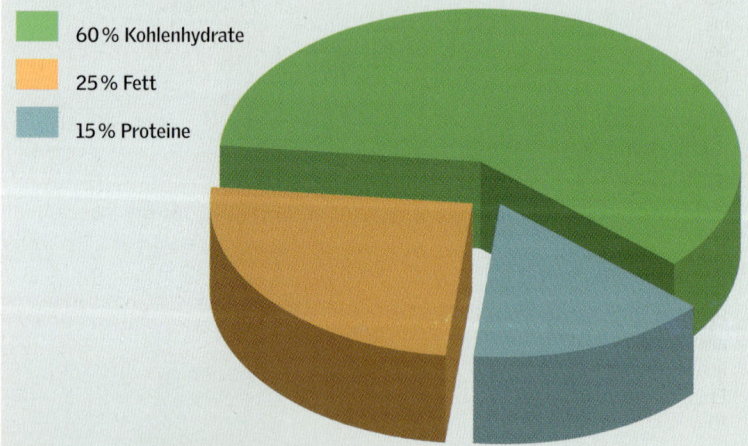

- 60 % Kohlenhydrate
- 25 % Fett
- 15 % Proteine

Kohlenhydrate

Kohlenhydrate sind unsere Hauptenergiequelle. Ernährungswissenschaftler unterschieden früher zwischen einfachen Kohlenhydraten, wie sie in Zucker, Keksen, Obst und Fruchtsäften vorkommen, und komplexen Kohlenhydraten, wie sie in Brot, Nudeln, Kartoffeln, Reis und Vollkornprodukten enthalten sind. Es hieß, man solle mehr komplexe und weniger einfache Kohlenhydrate essen, weil komplexe Kohlenhydrate langsamer vom Körper aufgenommen werden und der Blutzuckerspiegel

weniger stark schwankt.Doch wie sich herausstellte, sind die Kohlenhydratzufuhr und ihre Auswirkungen auf den Blutzuckerspiegel etwas komplexer. Heute spricht man eher von Nahrungsmitteln mit einem hohen oder niedrigen glykämischen Index (GI). Der GI besagt, wie stark sich ein bestimmtes Kohlenhydrat auf den Blutzuckerspiegel auswirkt. Nahrungsmittel mit einem niedrigen GI geben ihre Energie langsamer an den Körper ab und verhindern damit, dass der Körper von Zucker überschwemmt wird.

Kalorien und Körpergewicht

Für das Zu- oder Abnehmen gibt es ganz einfache Regeln: Wer mehr Kalorien zu sich nimmt, als er verbraucht, nimmt zu. Und wer weniger Kalorien zu sich nimmt, als er für die Aufrechterhaltung der Körperfunktionen braucht, nimmt ab.

Manche Nahrungsmittel sind besonders kalorienreich und verfügen damit über eine hohe Energiedichte (s. rechts). Andere enthalten viele Ballast-, Mineralstoffe oder Vitamine und haben wenige oder gar keine Kalorien. Trotzdem sind sie ein wichtiger Bestandteil der Ernährung.

ENERGIEDICHTE	
Kohlenhydrate	4 Kalorien pro Gramm
Proteine	4 Kalorien pro Gramm
Fett	9 Kalorien pro Gramm
Wasser, Vitamine, Mineralstoffe	keine Kalorien

Fett

Fett ist eine gute Energiequelle und ein wichtiger Nährstoff. Es befähigt den Körper, Vitamine aufzunehmen, und spielt eine wichtige Rolle bei Wachstum, Entwicklung und Gesundheit. Fett verleiht der Nahrung Geschmack und sorgt dafür, dass wir uns satt fühlen.

Die meisten Nahrungsmittel enthalten verschiedene Fette. Ungesättigte Fette, wie sie in fettem Fisch, in einigen Gemüsesorten und Pflanzenölen vorkommen, sind gesünder als gesättigte Fette aus Fleisch und tierischen Produkten wie Butter und Speck. Vor allem gesättigte Fette sollte man nur in geringen Mengen essen, weil sie die Entstehung von Herzerkrankungen fördern.

Proteine

Als Bausteine des menschlichen Körpers sind Proteine für das Wachstum und die Reparatur von Muskeln und anderem Gewebe unerlässlich. Proteine bestehen aus sogenannten Aminosäuren. Nahrungsmittel wie Fisch, Fleisch und Eier versorgen den Körper mit essenziellen Aminosäuren. Obst, Gemüse und Nüsse enthalten ebenfalls Proteine, doch diese reichen in der Regel nicht aus, um den Sportler während des Trainings mit genügend Aminosäuren zu versorgen. Vegetarier und Veganer sollten deshalb eine Ernährungsberatung machen, bevor sie ein anspruchsvolles Trainingsprogramm beginnen.

Vitamine

Man unterscheidet fettlösliche und wasserlösliche Vitamine. Sie sind biologisch aktive Bestandteile chemischer Prozesse, die die Körperfunktionen gewährleisten. Vitamine werden nur in geringen Mengen benötigt und müssen regelmäßig zugeführt werden.

Mineralstoffe

Mineralien wie Kalzium und Magnesium sind an vielen biochemischen Prozessen beteiligt, die uns am Leben erhalten und das Wachstum fördern. Ein Mineralstoffmangel ist bei ausgewogener Ernährung selten.

Wasser

Wasser ist wichtig für die Gesundheit. Der menschliche Körper besteht größtenteils aus Wasser, und es ist das Medium, in dem sich die meisten chemischen Prozesse abspielen. Austrocknung ist lebensgefährlich, im Extremfall kann sie zum Tod führen.

Ihr Energiebedarf

Ihr Grundenergiebedarf ist die Energiemenge, die Sie für die Aufrechterhaltung der Körperfunktionen benötigen. Dazu zählen beispielsweise die Atmung und der Kreislauf im Ruhezustand. Mit eingerechnet wird die Energie, die für die Muskelarbeit im Alltag aufgebracht werden muss. Wie viel das ist, hängt von Ihrem Beruf ab. Wer körperlich arbeitet, braucht mehr Energie als jemand, der den ganzen Tag am Schreibtisch sitzt. Anhand der Tabelle unten können Sie Ihren persönlichen Energiebedarf annäherungsweise ermitteln.

Wenn Ihre Kalorienzufuhr Ihren täglichen Energiebedarf (einschließlich Training) übersteigt, nehmen Sie zu. Wenn Sie weniger Kalorien zu sich nehmen, als Ihr täglicher Energiebedarf (einschließlich Training) vorsieht, nehmen Sie ab.

ERMITTELN SIE IHREN ENERGIEBEDARF

Nehmen Sie die Formel, die Ihrer Altersgruppe entspricht, und setzen Sie Ihr Körpergewicht ein. Dann multiplizieren Sie das Ergebnis mit dem Faktor, der Ihrem Lebensstil entspricht, sei er nun sitzend, mäßig aktiv oder sehr aktiv. Den so ermittelten Energiebedarf benötigen Sie, um Ihr aktuelles Körpergewicht aufrechtzuerhalten.

GESCHLECHT	ALTER	GEWICHT	KALORIEN
Männlich	10–17 Jahre	17,5 × kg Körpergewicht	+ 651
	18–29 Jahre	15,3 × kg Körpergewicht	+ 679
	30–59 Jahre	11,6 × kg Körpergewicht	+ 879
Weiblich	10–17 Jahre	12,2 × kg Körpergewicht	+ 746
	18–29 Jahre	14,7 × kg Körpergewicht	+ 496
	30–59 Jahre	8,7 × kg Körpergewicht	+ 829
Sitzender Lebensstil		multiplizieren mit 1,5	
Mäßig aktiv		multiplizieren mit 1,6	
Sehr aktiv		multiplizieren mit 1,7	

» WER TRAINIERT, **OHNE AUF SEINE ERNÄHRUNG ZU ACHTEN, MACHT KAUM FORT-SCHRITTE** ODER RUINIERT GAR SEINE GESUNDHEIT. «

DER RICHTIGE KÖRPERFETTANTEIL

DURCHSCHNITT

Bei Männern sollte der Körperfettanteil weniger als 18 % betragen, bei Frauen maximal 23 %. Ein gewisser Körperfettanteil ist wichtig für die Gesundheit. Unterschreitet der Körperfettanteil 5 %, wird das Immunsystem beeinträchtigt, und man wird anfällig für Krankheiten und Infektionen.

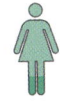

Weniger als 23 % Fett   Weniger als 18 % Fett

SPORTLER

Aktive Sportler, vor allem Profisportler, haben einen deutlich geringeren Körperfettanteil. Bei Männern beträgt er 8–10 %, bei Frauen 10–12 %. Ein hoher Körperfettanteil ist bei Sportlern ungünstig, vor allem bei Sportarten, bei denen man in eine bestimmte Gewichtsklasse kommen muss.

 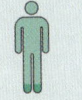

10–12 % Fett   8–10 % Fett

RISIKOGRUPPE

Wenn der Körperfettanteil über dem Durchschnitt liegt, ist das nicht gleich gesundheitsgefährdend. Dazu kommt es erst bei 35 % (Männer) bzw. 40 % Fett (Frauen). Solche Werte gehen mit einem beträchtlichen Übergewicht einher und sind schädlich für die Gesundheit. Aber auch ein zu geringer Körperfettanteil birgt Risiken, denn Fett ist ein wichtiger Energiespeicher für aerobe Aktivitäten.

 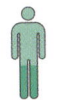

40 % Fett   35 % Fett

F | KANN ICH ABNEHMEN UND MUSKELMASSE AUFBAUEN?

A | Die meisten Krafttrainingsprogramme sehen eine Reduktion des Körperfettanteils (= Gewichtsverlust) einerseits sowie den Aufbau von Muskelmasse (= Gewichtszunahme) andererseits vor. Einzeln werden weder ein Gewichttraining noch eine Diät zum Erfolg führen, beides in Kombination jedoch schon. Wer trainiert, ohne auf seine Ernährung zu achten, wird nur geringe bis gar keine Fortschritte machen, ja kann sogar seine Gesundheit ruinieren.

F | WIE KANN ICH MEHR MUSKELMASSE AUFBAUEN?

A | Zum Muskelaufbau ist es wenig sinnvoll, Unmengen von Proteinen zu sich zu nehmen, weil Ihr Körper höchstens 25 bis 35 g Protein auf einmal aufnehmen kann.

Ernähren Sie sich lieber ausgewogen, nehmen Sie über den Tag verteilt mehrere kleine Mahlzeiten zu sich (etwa alle drei bis vier Stunden) und nutzen Sie gute Proteinquellen wie Vollkornprodukte, Bohnen, Hülsenfrüchte, mageres Fleisch, Fisch, Eier und fettarme Milchprodukte. Das liefert Ihnen genügend Protein.

F | WIE KONTROLLIERE ICH FETT?

A | Der Körper produziert Fett, wenn Sie mehr Kalorien zuführen, als für die Aufrechterhaltung der Organfunktionen und den aktuellen Aktivitätslevel benötigt werden.

Der Körper mag keine Veränderungen. Er ist auf die sogenannte Homöostase oder Erhaltung des Gleichgewichts programmiert. Je drastischere Veränderungen man seinem Körper aufzwingt, desto mehr wehrt er sich dagegen. Wenn man in kurzer Zeit viel abnehmen will, drosselt der Körper den Grundumsatz, also die Energie, die er in Ruhestellung verbraucht.

Das schmälert die sportlichen Leistungen und erschwert langfristig das Abnehmen. Es ist belegt, dass man bei einem Gewichtsverlust von mehr als einem Kilo pro Woche mehr mageres Muskelgewebe verliert als Fett. Es wird also nutzloses Fett auf Kosten von Muskelmasse gebunkert. Nehmen Sie also nicht mehr als ein Kilo pro Woche ab, um gesund zu bleiben und intensiv trainieren zu können.

Ernährungsfragen

F | KANN ICH GEZIELT FETT AN BESTIMMTEN KÖRPERPARTIEN ABNEHMEN?

A | Nein, ein solches Abnehmen an Problemzonen ist nicht möglich. Wenn Sie eine bestimmte Körperpartie trainieren, wird das Muskelgewebe unter dem Fett fester, und die Partie wirkt modellierter. Das Fett in diesem Bereich verschwindet trotzdem nicht. Wenn Sie sich entsprechend ernähren und ausreichend trainieren, werden die Fettdepots generell angegriffen. Wer also 300 Rumpfbeugen am Tag macht, sich aber fettreich ernährt, bekommt zwar kräftigere Bauchmuskeln, doch die sind unter einer Fettschicht verborgen.

F | WIRD AUS MUSKELN FETT, WENN DAS TRAINING AUFHÖRT?

A | Muskeln verwandeln sich nicht in Fett, und auch umgekehrt kann noch so viel Sport Fett nicht in Muskeln umwandeln. Beide sind vollkommen unterschiedliche Gewebetypen. Wenn Sie mit einem intensiven Training aufhören, aber so viel essen wie während des Trainings, nehmen Sie mehr Kalorien zu sich, als Sie verbrennen. Insofern werden Sie zwangsläufig Fett ansetzen. Und wenn Sie außerdem aufhören, gesund zu essen, und Junkfood in sich hineinstopfen, werden die Fettpolster noch dicker.

F | WAS SIND BALLASTSTOFFE?

A | Ballaststoffe sind die essbaren Pflanzenteile, die der menschliche Magen nicht verdauen kann. Jeder Erwachsene sollte täglich im Schnitt 18 g Ballaststoffe zu sich nehmen, um Verstopfung und Darmerkrankungen vorzubeugen. Außerdem senkt eine ausreichende Ballaststoffzufuhr den Cholesterin- und Blutzuckerspiegel. Ballaststoffe sind vor allem in Obst, Gemüse, Bohnen und Vollkorngetreide enthalten.

F | WAS IST DER GLYKÄMISCHE INDEX?

A | Nahrungsmittel mit einem niedrigen glykämischen Index (GI) sind solche, die ihre Energie langsam abgeben. Sie gelten als ausgezeichnete Energiespender für den Sport – aber auch für den Alltag –, weil sie den Blutzuckerspiegel langsam erhöhen. Lebensmittel mit einem hohen glykämischen Index lassen den Blutzuckerspiegel abrupt ansteigen, aber danach auch schlagartig wieder abfallen. Die Folge sind Apathie und Müdigkeit – beides ist nicht wünschenswert, wenn man trainieren will. Nach dem Sport füllt man seine Energiespeicher am besten wieder auf, indem man kleine Mengen Nahrung mit einem hohen glykämischen Index sowie etwas Protein zu sich nimmt. Im nachfolgenden Kasten finden Sie den GI verschiedener Nahrungsmittel.

GI-WERTE

Der GI von Nahrungsmitteln bewegt sich auf einer Skala von 0 bis 100, 100 ist reiner Zucker. Hier ein paar Beispiele:

Energie-Drink	95 GI
Cornflakes	80 GI
Weißbrot	78 GI
Spaghetti	61 GI
Eiscreme	61 GI
Orangensaft	52 GI
Vollkornbrot	51 GI
Vollkornspaghetti	32 GI
Vollkornflocken	30 GI

Ein GI von 55 oder darunter gilt als niedrig, alles über 70 als hoch.

F | WIE VIELE MAHLZEITEN SOLL ICH ZU MIR NEHMEN?

A | Zum Frühstück essen Sie Nahrungsmittel mit einem niedrigen GI. Dann nehmen Sie alle drei Stunden etwas zu sich. Lassen Sie möglichst keine Mahlzeiten aus, entscheiden Sie sich lieber für kalorienärmere Varianten wie Obst und magere Proteinquellen. Wer auf Mahlzeiten verzichtet und hungrig wird, aktiviert das Notprogramm des Körpers, der sofort beginnt, Fett zu speichern.

F | WAS IST GLYKOGEN?

A | Glykogen ist eine der wichtigsten Energiequellen. Es ist die Form, in der der Körper langfristig Kohlenhydrate speichert. Der überwiegende Teil steckt in den Muskeln und der Leber.

F | IST FETT GLEICH FETT?

A | Nein. Fette, die z.B. in fettem Fisch vorkommen (Omega-3-Fettsäuren), sind wichtig für eine gesunde Ernährung. Gesättigte Fette, die z.B. in Vollmilch oder gegrillter Hähnchenkruste enthalten sind, sollte man möglichst meiden.

F | SIND VITAMINE UND MINERALSTOFFE WICHTIG FÜR DEN KÖRPER?

A | Ja. Ein Mineralstoffmangel kann ernsthafte Probleme verursachen. Wer viel schwitzt, neigt zu Muskelkrämpfen. Mineralstoffmangel in Verbindung mit Austrocknung kann zu Herzproblemen und schließlich zum Tod führen. Vitamine sind für die chemischen Prozesse, die in einem gesunden Körper ablaufen, unverzichtbar. Manche sind fettlöslich, sodass sie mit Fett verzehrt werden sollten.

F | WAS IST DER UNTERSCHIED ZWISCHEN »ESSENZIELLEN FETTEN« UND »SPEICHERFETTEN«

A | Es handelt sich hierbei um zwei Arten von Körperfett. Essenzielle Fette werden für die normalen Körperfunktionen benötigt, vor allem für das Hormon- und das Immunsystem. Sie sind in Herz, Lunge, Milz, Nieren und anderen Organen vorhanden. Frauen besitzen mehr essenzielle Fette als Männer, weil sie sie während der Schwangerschaft und für andere hormonabhängige Funktionen benötigen. Speicherfett ist das Fett, das man verbraucht oder ansetzt. Es wird vom Körper vor allem an Hüften, Oberschenkeln und Bauch gespeichert – sozusagen als Notreserve für schlechte Zeiten.

F | SOLL ICH NACH DEM WORKOUT ETWAS BESTIMMTES ESSEN?

A | Wenn Sie nur zum Freizeitvergnügen trainieren, ist eine gesunde, ausgewogene Ernährung völlig ausreichend, auch bei intensiven Übungen. Trainieren Sie jedoch intensiv mit schweren Gewichten, sollten Sie innerhalb der ersten halben Stunde danach etwa 50 g Nahrungsmittel mit einem hohen GI zu sich nehmen, um die Glykogenspeicher wieder aufzufüllen. Kombinieren Sie sie mit Proteinen, damit das in Mitleidenschaft gezogene Gewebe repariert werden kann.

»MUSKEL VERWANDELT SICH NICHT IN FETT, UND KEIN TRAINING KANN FETT IN MUSKEL VERWANDELN.«

Aufwärmen

Nacken beugen und strecken

Diese einfache Bewegung kann stehend oder sitzend ausgeführt werden, lockert einen steifen Nacken und kann unterstützend wirken für alle Sportarten, bei denen Kopfbewegungen eine Rolle spielen – weil man z. B. einem Ball oder einem anderen schnellen Objekt mit den Augen folgt.

》DIESE ÜBUNG VERHINDERT EINEN STEIFEN NACKEN UND HAT VORTEILE FÜR MANCHE SPORTARTEN.《

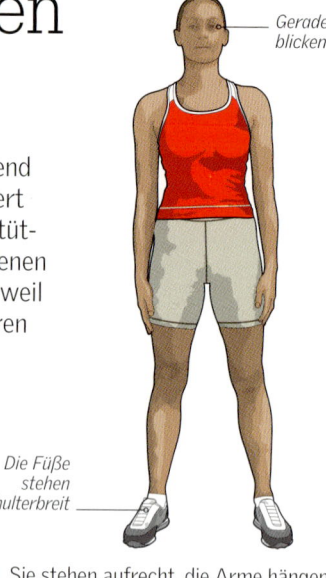

Geradeaus blicken

Die Füße stehen schulterbreit

1 Sie stehen aufrecht, die Arme hängen seitlich herab. Damit Sie die Schultern nicht hochziehen, können Sie die Hände verschränken. Geradeaus blicken und die Wirbelsäule aufrecht halten.

Nacken drehen

Diese einfache Übung kann bei einer schmerzenden Nackenpartie Linderung verschaffen. Sie verbessert die Beweglichkeit und beugt Altersteifheit vor. Sie sollten den Nacken mindestens um 70 Grad zu jeder Seite drehen können, ohne dass Sie ein Zerren spüren.

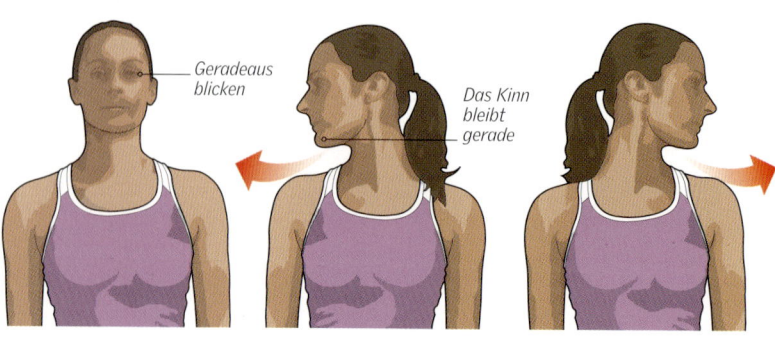

Geradeaus blicken

Das Kinn bleibt gerade

1 Den Kopf aufrecht halten und geradeaus blicken, die Wirbelsäule aufrichten. Der Oberkörper ist entspannt, und die Arme hängen locker zu beiden Seiten herab.

2 Den Kopf langsam horizontal zur Seite wenden und über die rechte Schulter sehen. Den Hals möglichst weit drehen und mehrere Sekunden halten.

3 In die Ausgangsposition zurückkehren und den Kopf dann über die linke Schulter drehen. Anschließend wieder zur Mitte zurückkehren.

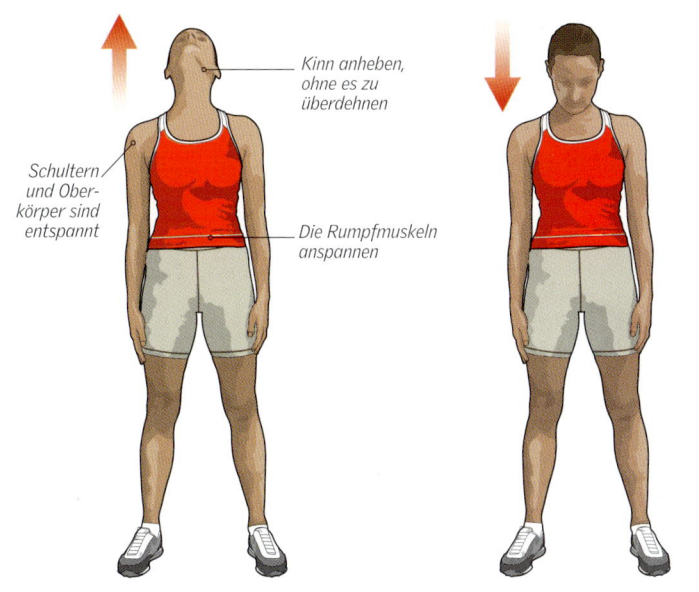

Kinn anheben, ohne es zu überdehnen

Schultern und Oberkörper sind entspannt

Die Rumpfmuskeln anspannen

2 Den Nacken beugen, indem Sie langsam das Kinn heben und zur Decke sehen. Mehrere Sekunden lang halten. Die Streckung nicht forcieren, sie muss sich angenehm anfühlen.

3 Den Nacken strecken, indem Sie das Kinn sanft auf die Brust sinken lassen. Kopf in Position 1 zurückbringen und die Übung langsam mehrmals wiederholen.

Nacken dehnen

Asymmetrische Verspannungen in Nacken und Schulterbereich können Muskel- und sogar Kopfschmerzen verursachen. Verursacht werden sie häufig durch eine sitzende Tätigkeit oder eine ungünstige Schlafhaltung. Diese Übung lockert den oberen Rücken und den Nacken.

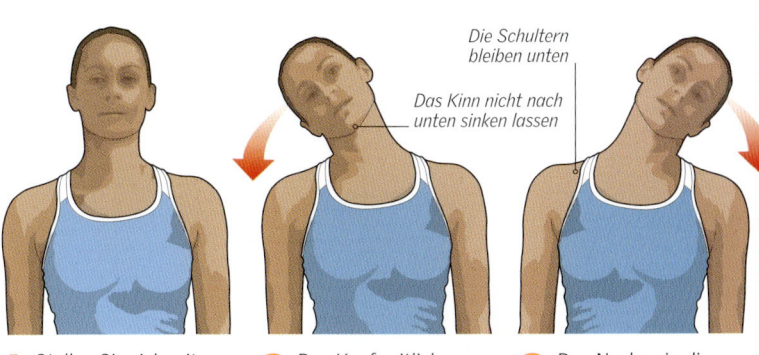

Die Schultern bleiben unten

Das Kinn nicht nach unten sinken lassen

1 Stellen Sie sich mit entspanntem Körper aufrecht hin, die Schultern sind entspannt, der Blick ist nach vorn gerichtet.

2 Den Kopf seitlich so neigen, dass sich das rechte Ohr der rechten Schulter nähert. Die noch bequeme Position mehrere Sekunden lang halten.

3 Den Nacken in die entgegengesetzte Richtung dehnen, kurz halten und in die Ausgangsposition zurückkehren.

Armkreisen

Beim Krafttraining werden Arme und Schultern stark belastet, man sollte sie zuvor also gründlich aufwärmen. Fördern Sie deren Durchblutung, indem Sie in einer weichen, kontinuierlichen Bewegung mit den Armen kreisen.

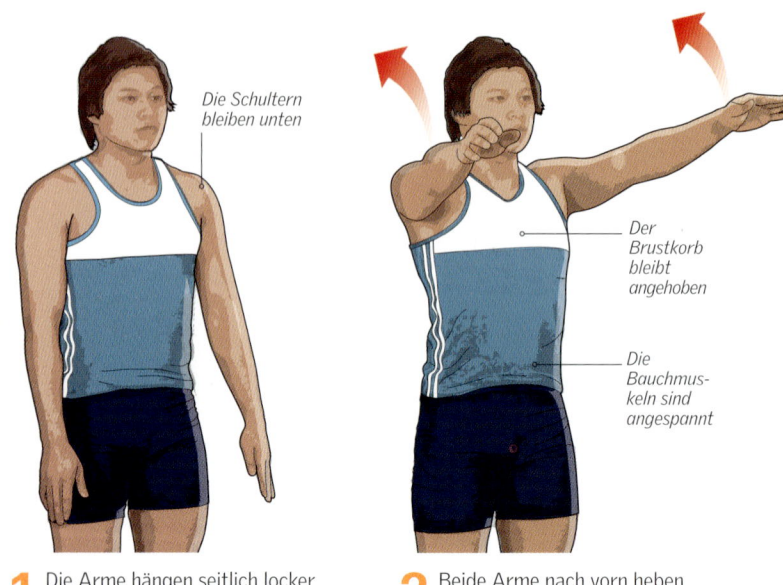

Die Schultern bleiben unten

Der Brustkorb bleibt angehoben

Die Bauchmuskeln sind angespannt

1 Die Arme hängen seitlich locker herab. Die Schultern sind unten und entspannt. Nach vorn blicken und die Wirbelsäule aufrichten.

2 Beide Arme nach vorn heben und in einem großen Kreis nach hinten drehen. Ruhig atmen und nicht ins Hohlkreuz fallen.

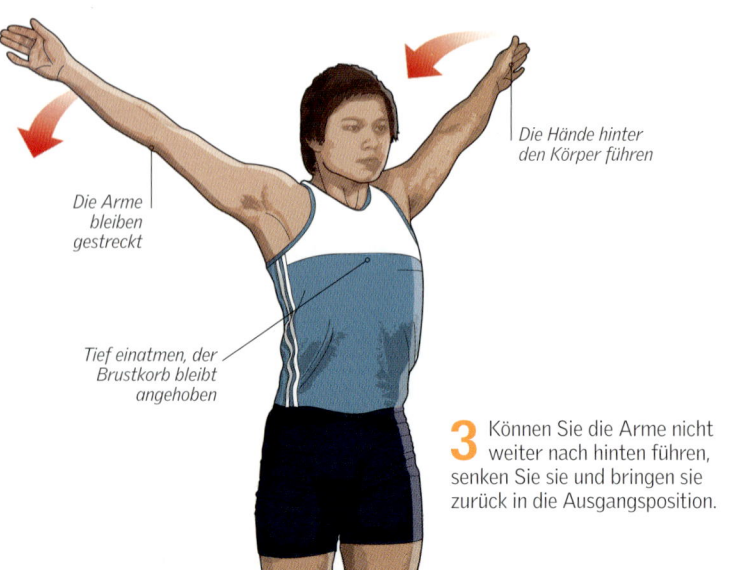

Die Hände hinter den Körper führen

Die Arme bleiben gestreckt

Tief einatmen, der Brustkorb bleibt angehoben

3 Können Sie die Arme nicht weiter nach hinten führen, senken Sie sie und bringen sie zurück in die Ausgangsposition.

Schulterkreisen

Die Stabilität der Schultergelenke stammt von den sie umgebenden Muskeln und Bändern und weniger vom Skelett. Diese Übung lockert die Schultergelenke und wärmt den Kapuzenmuskel vor dem Widerstandstraining auf.

》DIESE ÜBUNG LOCKERT DIE SCHULTERGELENKE UND WÄRMT DEN KAPUZENMUSKEL VOR DEM WIDERSTANDS-TRAINING AUF. 《

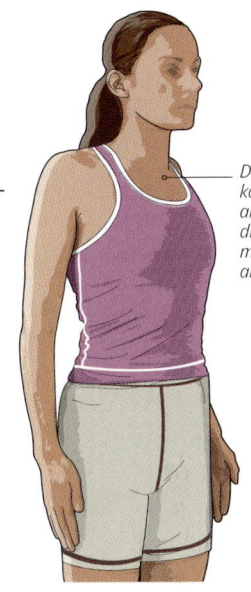

Der Brustkorb bleibt angehoben, die Bauchmuskeln sind angespannt

1 Die Arme hängen seitlich locker herab, die Schultern sind entspannt. Der Kopf wird aufrecht gehalten, die Wirbelsäule ist gerade.

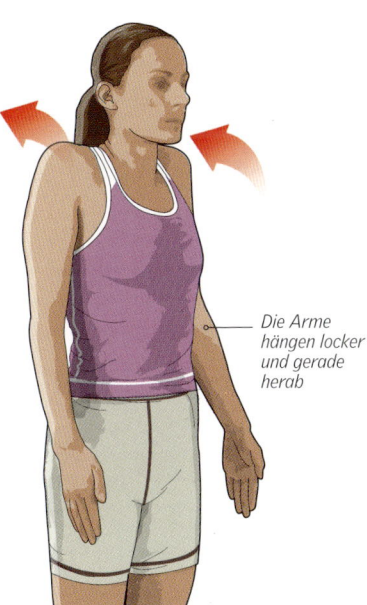

Die Arme hängen locker und gerade herab

2 Die Schultern nach vorn und innen bringen und dann langsam nach oben Richtung Ohren ziehen.

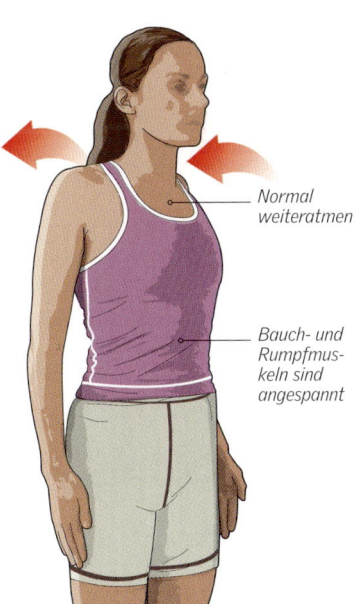

Normal weiteratmen

Bauch- und Rumpfmuskeln sind angespannt

3 Mit den Schultern nach hinten kreisen, dann in die Ausgangsposition zurückkehren. Während der ganzen Übung geradeaus blicken.

Handgelenkkreisen

Ein guter Griff ist für viele Übungen des Oberkörpers unerlässlich. Diese Übung sorgt für bewegliche Handgelenke und bereitet sie auf das Training vor. Außerdem beugt sie Verletzungen wie dem Karpaltunnelsyndrom vor, das bei Schreibtischtätigkeiten häufig auftritt.

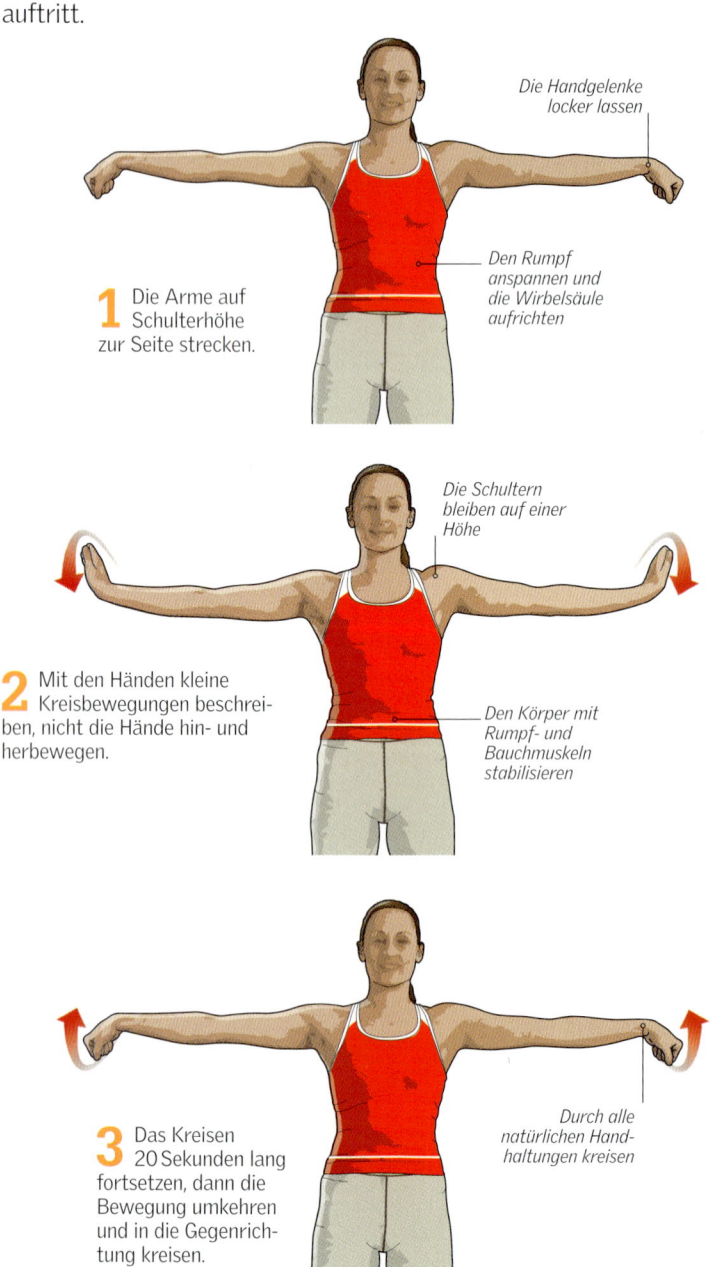

Die Handgelenke locker lassen

1 Die Arme auf Schulterhöhe zur Seite strecken.

Den Rumpf anspannen und die Wirbelsäule aufrichten

Die Schultern bleiben auf einer Höhe

2 Mit den Händen kleine Kreisbewegungen beschreiben, nicht die Hände hin- und herbewegen.

Den Körper mit Rumpf- und Bauchmuskeln stabilisieren

3 Das Kreisen 20 Sekunden lang fortsetzen, dann die Bewegung umkehren und in die Gegenrichtung kreisen.

Durch alle natürlichen Handhaltungen kreisen

Hüftkreisen

Die Rumpfmuskeln werden beim Krafttraining besonders beansprucht. Bei dieser Übung kreisen Sie mit den Hüften, als würden Sie mit einem Hula-Hoop-Reifen trainieren. Das mobilisiert die Rumpfmuskeln.

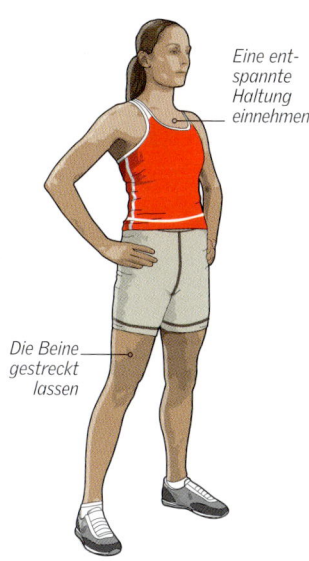

Eine entspannte Haltung einnehmen

Die Beine gestreckt lassen

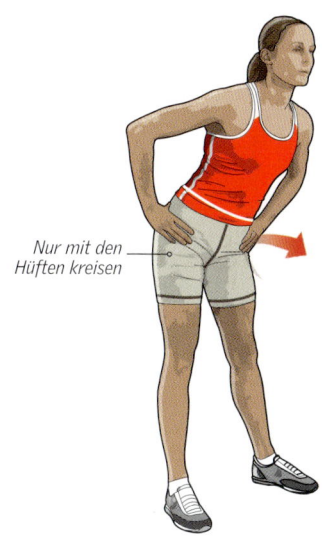

Nur mit den Hüften kreisen

1 Aufrecht stehen, die Hände in die Hüften stemmen und die Beine strecken. Die Füße stehen etwas weiter als schulterbreit.

2 Langsam im Uhrzeigersinn mit den Hüften kreisen, dabei nicht ins Hohlkreuz fallen.

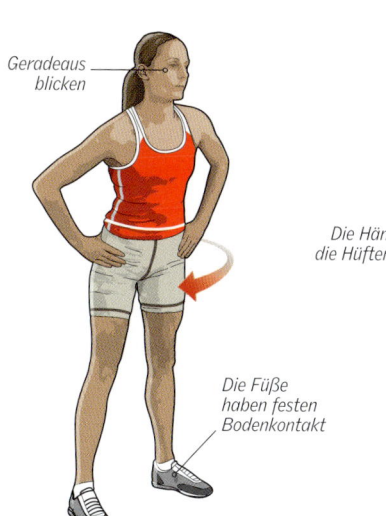

Geradeaus blicken

Die Füße haben festen Bodenkontakt

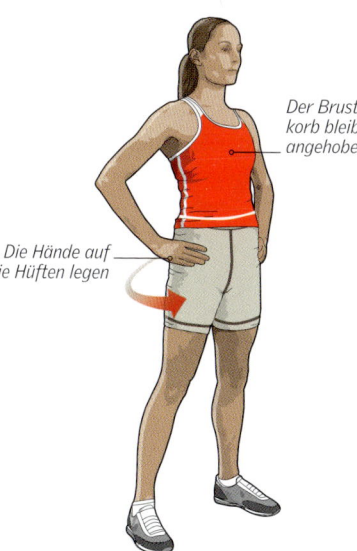

Der Brustkorb bleibt angehoben

Die Hände auf die Hüften legen

3 In einer weichen Bewegung kontinuierlich weiterkreisen, nicht ruckartig bewegen.

4 Nach 10–15 Wh. in die Ausgangsposition zurückkehren und gegen den Uhrzeigersinn kreisen.

Rumpfdrehen

Diese Übung ergänzt das Hüftkreisen (s. S. 41), indem es die Rumpfmuskeln beweglicher macht, während die Hüften gerade bleiben.

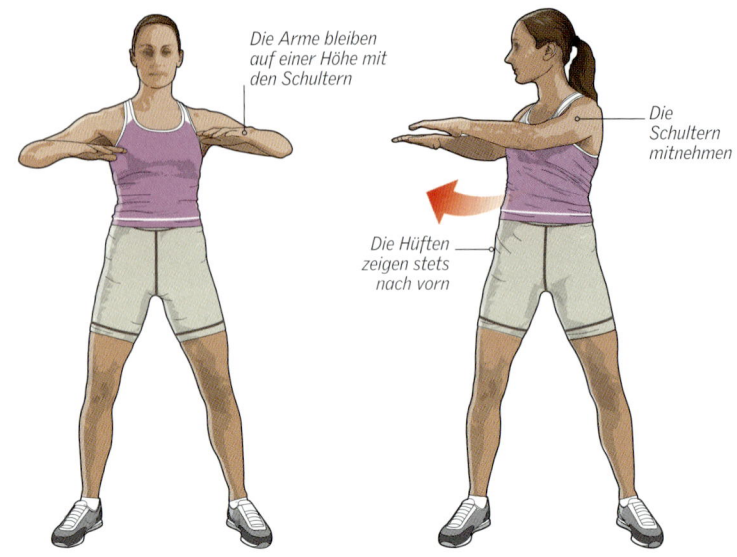

Die Arme bleiben auf einer Höhe mit den Schultern

Die Schultern mitnehmen

Die Hüften zeigen stets nach vorn

1 Aufrecht stehen, die Füße sind schulterbreit auseinander, die Ellenbogen werden seitlich angehoben.

2 Den Oberkörper langsam nach rechts drehen. Ellenbogen und Unterarme bleiben auf einer Höhe.

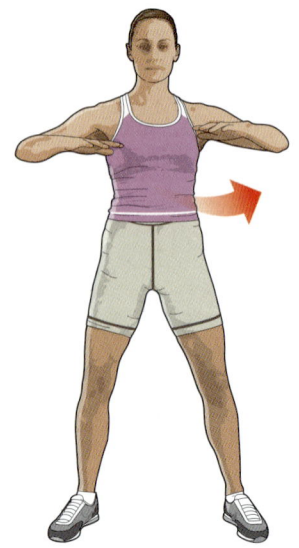

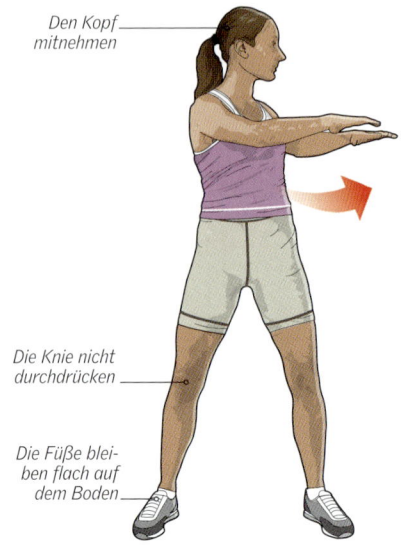

Den Kopf mitnehmen

Die Knie nicht durchdrücken

Die Füße bleiben flach auf dem Boden

3 In die Ausgangsposition zurückkehren. Die Bewegung ist fließend, nicht ruckartig.

4 Den Körper nach links drehen, die Ellenbogen bleiben oben. In die Ausgangsposition zurückkehren.

Rumpfbeugen

Nach Hüftkreisen (s. S. 41) und Rumpfdrehen (s. links) mobilisieren Sie Ihren Oberkörper durch seitliche Rumpfbeugen. So werden die Rumpfmuskeln in alle Richtungen aktiviert.

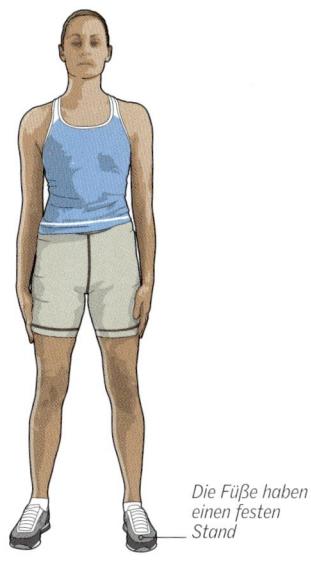

Die Füße haben einen festen Stand

1 Aufrecht stehen, die Arme liegen seitlich am Körper, die Schultern sind entspannt.

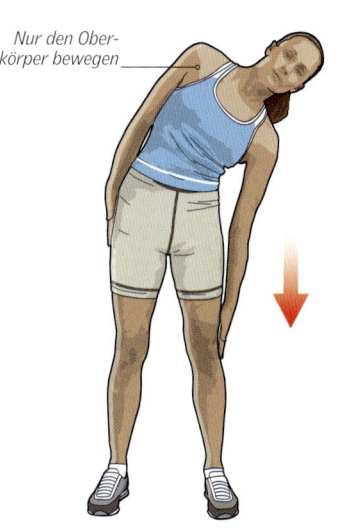

Nur den Oberkörper bewegen

2 Den Oberkörper zur Seite beugen und die linke Hand möglichst weit am linken Bein hinabschieben. Nicht nach vorn oder hinten ausweichen.

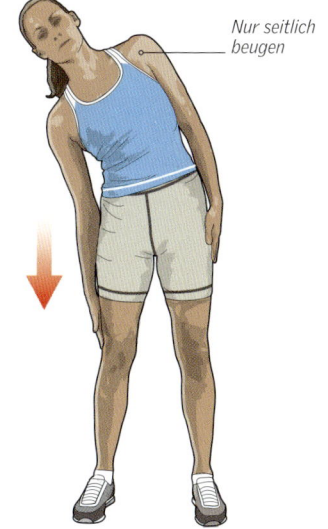

Nur seitlich beugen

3 Die Übung zur rechten Seite wiederholen und anschließend in die Ausgangsposition zurückkehren.

》MOBILISIEREN SIE IHREN OBERKÖRPER DURCH SEITLICHE RUMPFBEUGEN. SO WERDEN DIE RUMPFMUSKELN IN ALLE RICHTUNGEN AKTIVIERT.《

Beinheben

Diese Übung verbessert die Beweglichkeit von Hüften und Schenkeln. Man kann sie auf der Stelle oder im Gehen ausführen. Wichtig ist ein gleichmäßiges Tempo. Das Bein wird kontrolliert angehoben und nicht mit Schwung nach oben gebracht.

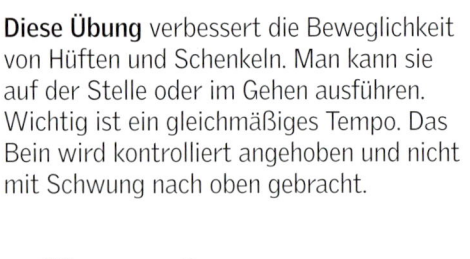

Die Handfläche zeigt nach unten

>> DIESE ÜBUNG VERBESSERT DIE **BEWEGLICHKEIT** VON **HÜFTEN** UND **SCHENKELN.** <<

1 Stehen Sie aufrecht. Ein Bein etwas nach hinten versetzen und den Fuß auf die Zehenspitzen stellen. Den linken Arm horizontal vor den Körper strecken.

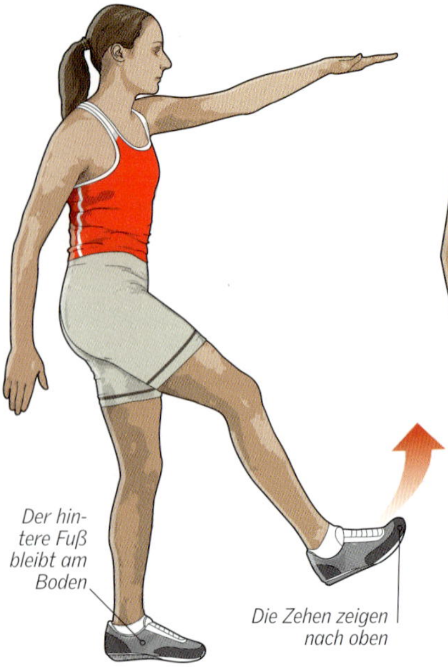

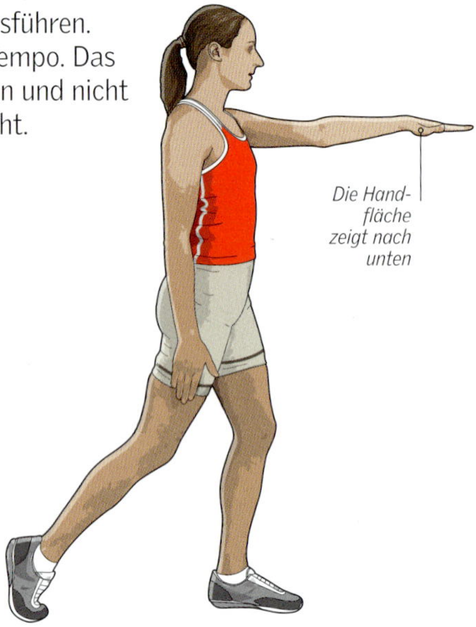

Der hintere Fuß bleibt am Boden

Die Zehen zeigen nach oben

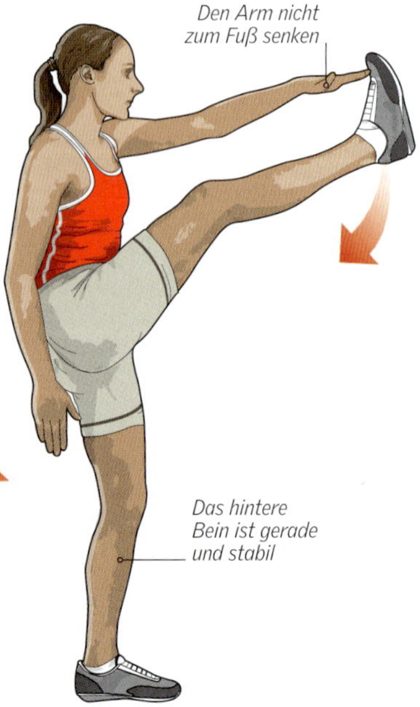

Den Arm nicht zum Fuß senken

Das hintere Bein ist gerade und stabil

2 Sicher auf dem linken Bein stehen, das rechte Bein gestreckt anheben.

3 Mit dem rechten Fuß möglichst die linke Hand berühren. Das Bein absetzen, kurz pausieren und die Übung mit dem anderen Bein wiederholen.

Abwärtsgerichteter Hund

Diese anspruchsvolle Übung dehnt und kräftigt Waden, Schenkel und unteren Rücken. Gut trainierte Menschen können ihre Körpermitte fast exakt anwinkeln. Praktizieren Sie diese Übung regelmäßig.

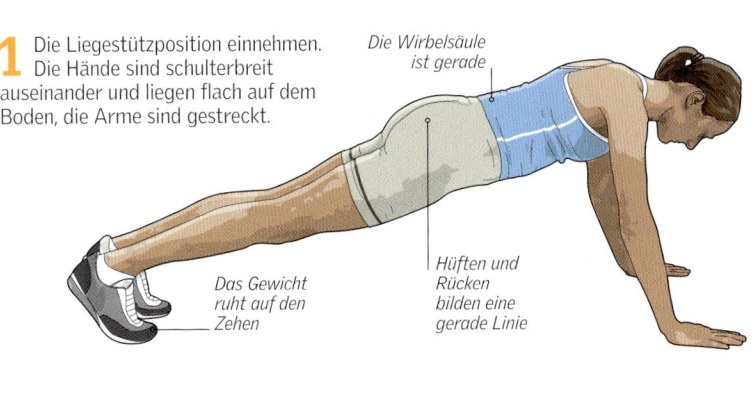

1 Die Liegestützposition einnehmen. Die Hände sind schulterbreit auseinander und liegen flach auf dem Boden, die Arme sind gestreckt.

Die Wirbelsäule ist gerade

Das Gewicht ruht auf den Zehen

Hüften und Rücken bilden eine gerade Linie

Körper in der Hüfte anwinkeln

2 Mit den Händen in eine Position vor dem Kopf »gehen«. Die Beine bleiben gestreckt. Dann langsam mit den Füßen in Richtung Hände gehen.

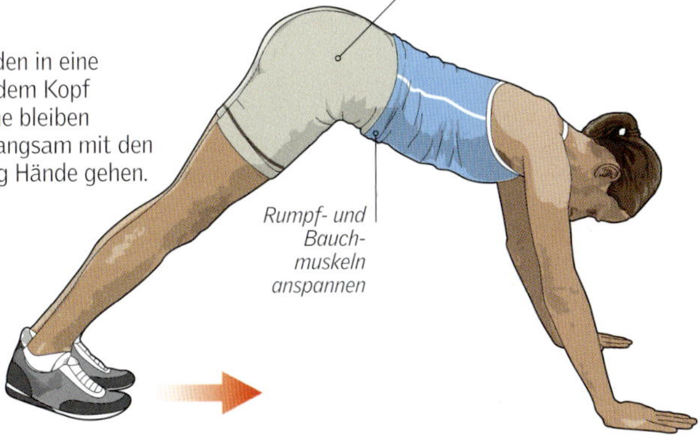

Rumpf- und Bauch- muskeln anspannen

Den Rücken gerade halten

Die Arme blei- ben gestreckt

3 Wenn Sie nicht mehr weiter- gehen können und der Körper in der Hüfte angewinkelt ist, in die Ausgangsposition zurückkehren.

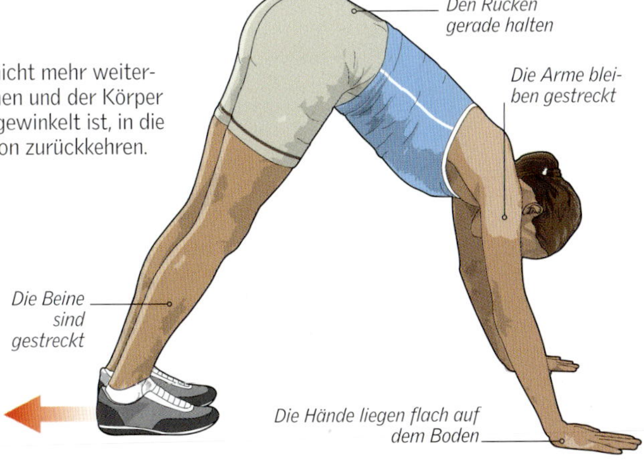

Die Beine sind gestreckt

Die Hände liegen flach auf dem Boden

Hüftbeugung/ Hüftstreckung

Diese Übung trainiert Hüften und Oberschenkel. Wie beim anspruchsvolleren Beinheben (s. S. 44) wird jedes Bein einzeln bewegt. Trotzdem werden hier Spiel- und Standbein gleichzeitig trainiert.

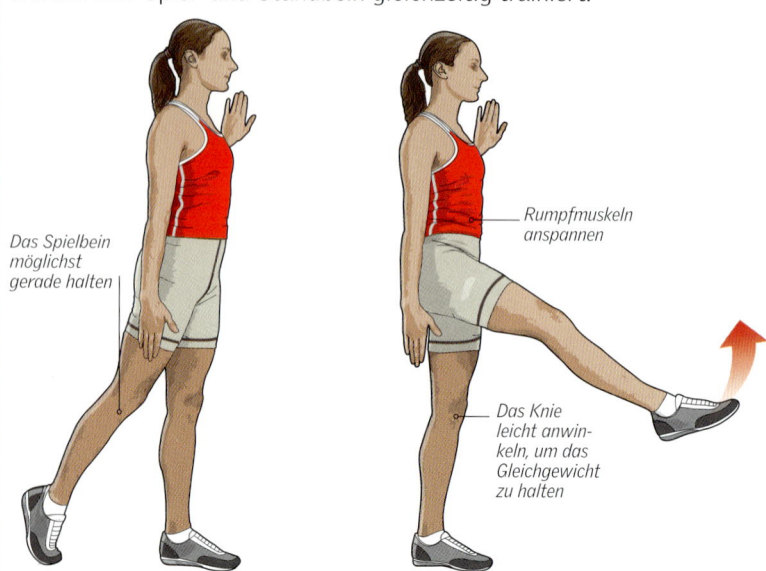

Das Spielbein möglichst gerade halten

Rumpfmuskeln anspannen

Das Knie leicht anwinkeln, um das Gleichgewicht zu halten

1 Auf dem linken Bein stehen, das rechte leicht zurücksetzen und den Fuß mit den Zehenspitzen aufstellen. Sie können sich mit dem linken Arm abstützen, um das Gleichgewicht zu halten.

2 Der linke Fuß bleibt fest auf dem Boden. Das rechte Bein nach vorn anheben und das Knie möglichst gestreckt lassen.

3 Das rechte Bein möglichst weit anheben. Die Position mehrere Sekunden lang halten, das Bein absetzen, pausieren und die Übung mit dem linken Bein wiederholen.

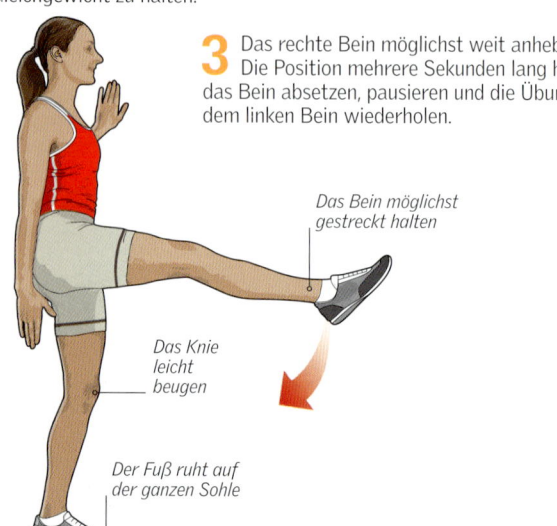

Das Bein möglichst gestreckt halten

Das Knie leicht beugen

Der Fuß ruht auf der ganzen Sohle

Beinabduktion

Diese Beweglichkeitsübung für die Hüfte lockert Po- und Leistenmuskulatur. Das Bein wird in einem anderen Winkel bewegt als bei der Hüftbeugung (s. links).

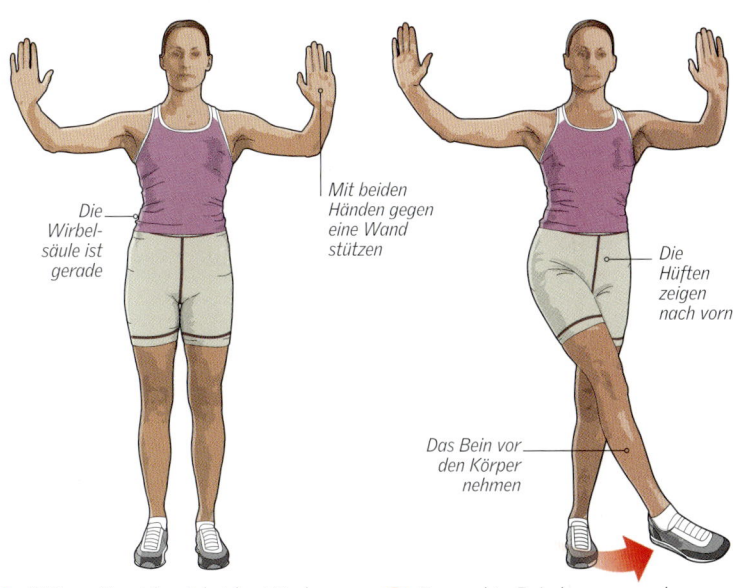

Die Wirbel- säule ist gerade

Mit beiden Händen gegen eine Wand stützen

Die Hüften zeigen nach vorn

Das Bein vor den Körper nehmen

1 Stützen Sie sich mit beiden Händen gegen eine Wand, den Körper dabei leicht nach vorn lehnen. Das Gewicht auf den linken Fuß verlagern.

2 Das rechte Bein langsam und kontrolliert vor dem Körper nach links schwingen. Die Zehenspitzen zeigen nach außen.

3 Dann das rechte Bein zur rechten Seite voll ausschwingen. Mehrmals wiederholen und die Übung mit dem anderen Bein wiederholen.

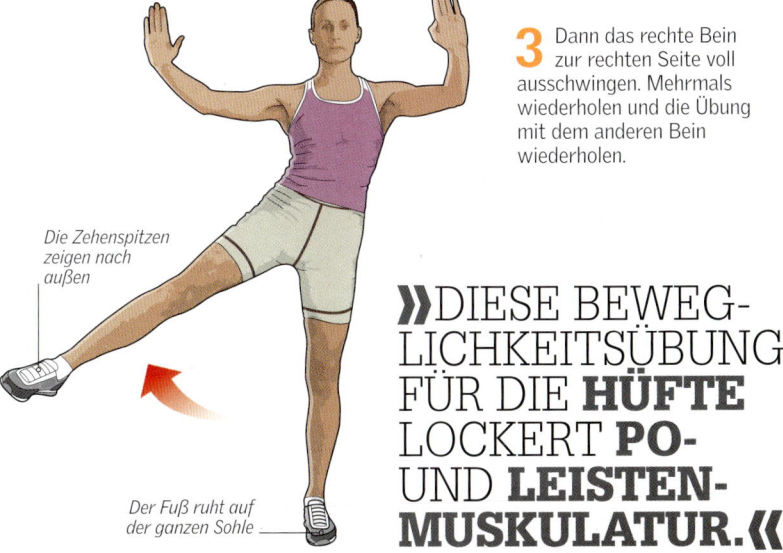

Die Zehenspitzen zeigen nach außen

Der Fuß ruht auf der ganzen Sohle

»DIESE BEWEG- LICHKEITSÜBUNG FÜR DIE HÜFTE LOCKERT PO- UND LEISTEN- MUSKULATUR.«

Ausfallschritt

Dies ist eine ausgezeichnete Übung, um die Beweglichkeit in Hüften und Schenkeln zu steigern. Sie können diese Übung entweder aus einer festen Ausgangsposition heraus machen (s. Ausfallschritt S. 116–117) oder im Vorwärtsschreiten. Sie trainiert Gleichgewichtssinn und Koordination und ist somit für alle Sportarten geeignet.

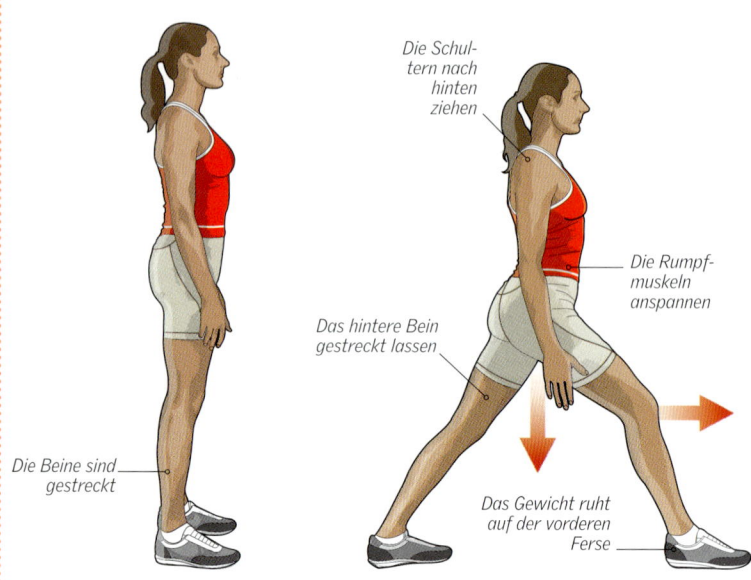

Die Schultern nach hinten ziehen

Die Rumpfmuskeln anspannen

Das hintere Bein gestreckt lassen

Die Beine sind gestreckt

Das Gewicht ruht auf der vorderen Ferse

1 Aufrecht stehen. Die Füße sind schulterbreit auseinander, die Arme hängen seitlich herab. Die Füße stehen flach auf dem Boden, der Brustkorb ist angehoben, die Wirbelsäule gerade.

2 Einatmen und einen großen Schritt nach vorn machen. Der vordere Fuß steht mit der ganzen Sohle auf. Das vordere Bein ist gebeugt, der Körper aufrecht, der Blick geht geradeaus.

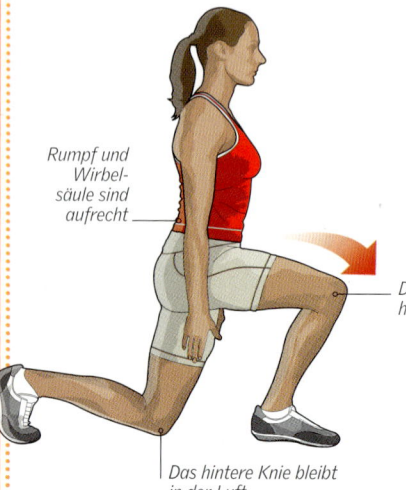

Rumpf und Wirbelsäule sind aufrecht

Das Knie ist oberhalb der Zehen

Das hintere Knie bleibt in der Luft

»DIESE ÜBUNG STEIGERT DIE BEWEGLICHKEIT IN HÜFTEN UND SCHENKELN. «

3 Vorderes und hinteres Bein beugen, das hintere Knie nähert sich dem Boden. Dann mit der vorderen Ferse hochstemmen und in die Ausgangsposition zurückkehren.

Ausfallschritt mit Drehung

Eine gute Beweglich-keitsübung für Hüften und Schenkel. Sie sollten dabei eine Dehnung im Hüftbeuger des hinteren Beins und im Gesäß über dem vorderen Bein spüren.

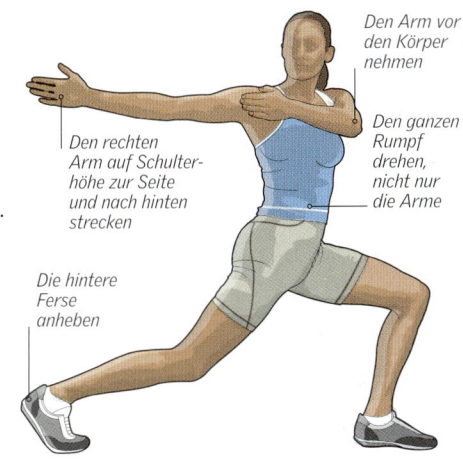

Den Arm vor den Körper nehmen

Den ganzen Rumpf drehen, nicht nur die Arme

Den rechten Arm auf Schulter-höhe zur Seite und nach hinten strecken

Die hintere Ferse anheben

1 Position wie beim Ausfall-schritt einnehmen. Die Knie beugen, Körper absenken, den Rumpf aus der Taille heraus nach rechts drehen. Den linken Arm vor der Brust beugen, den rechten nach hinten strecken; den Kopf mitdrehen.

Mit Hantel über Kopf

Bei dieser etwas schwierigeren Variante des Ausfallschritts (s. links) streckt man ein leichtes Gewicht über den Kopf. Das trainiert die Schulterbänder und fördert die Beweglichkeit von Hüften und unterem Rücken.

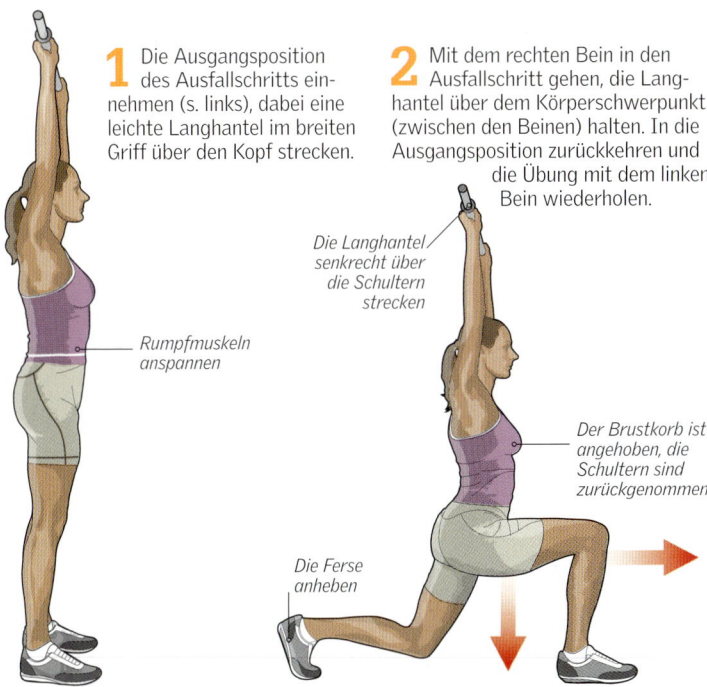

1 Die Ausgangsposition des Ausfallschritts ein-nehmen (s. links), dabei eine leichte Langhantel im breiten Griff über den Kopf strecken.

2 Mit dem rechten Bein in den Ausfallschritt gehen, die Lang-hantel über dem Körperschwerpunkt (zwischen den Beinen) halten. In die Ausgangsposition zurückkehren und die Übung mit dem linken Bein wiederholen.

Die Langhantel senkrecht über die Schultern strecken

Rumpfmuskeln anspannen

Der Brustkorb ist angehoben, die Schultern sind zurückgenommen

Die Ferse anheben

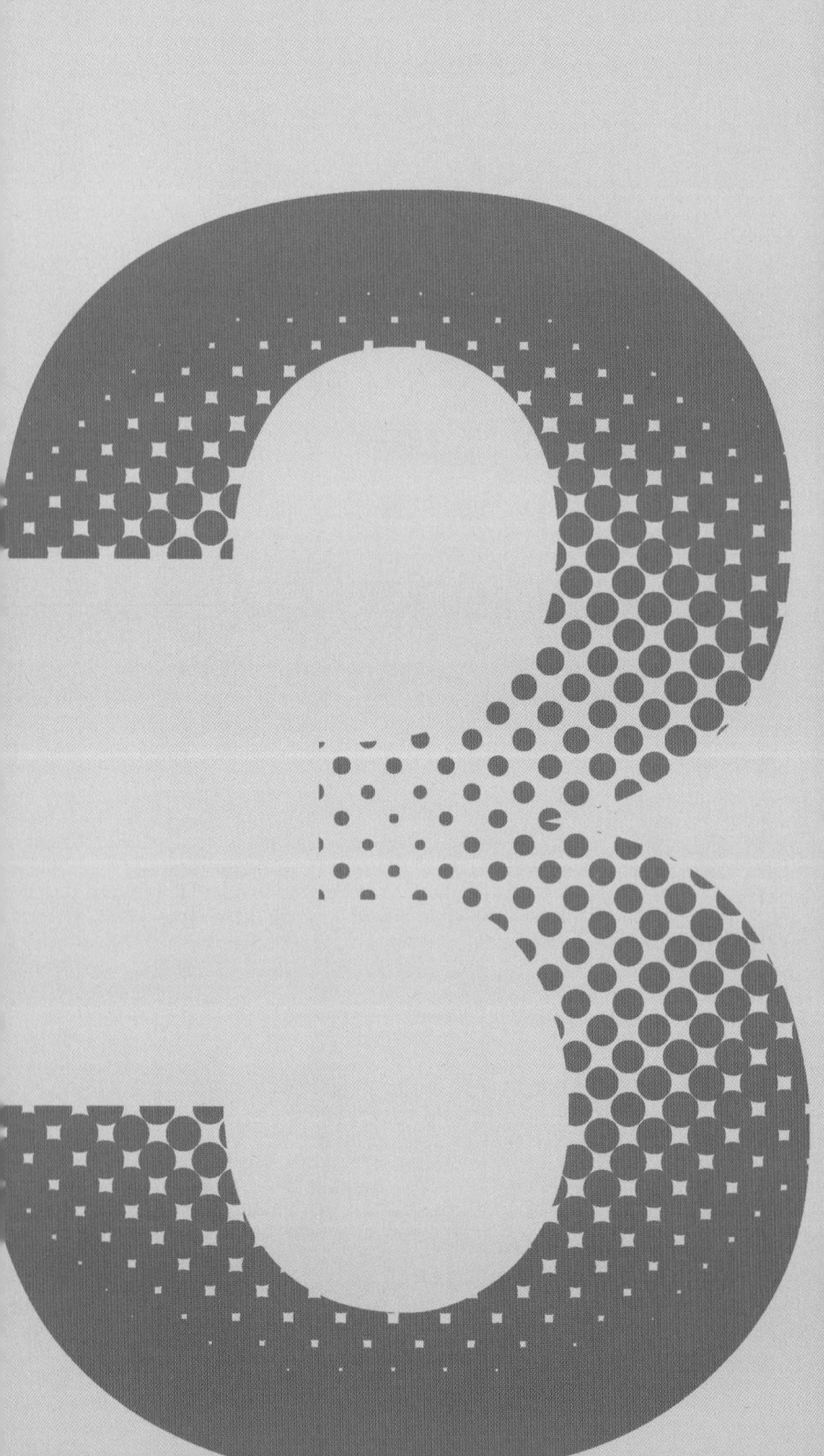

Übungen

Liegestütze

Das ist eine der einfachsten, aber effektivsten Übungen für Brust, Schultern und Arme. Man braucht auch keinerlei Geräte dafür – nur das eigene Körpergewicht.

1 Das Körpergewicht mit den Zehenspitzen und den gestreckten Armen, die etwas mehr als schulterbreit aufgestellt sind, abstützen. Einatmen und den Körper langsam und kontrolliert absenken, bis der Oberkörper den Boden fast berührt.

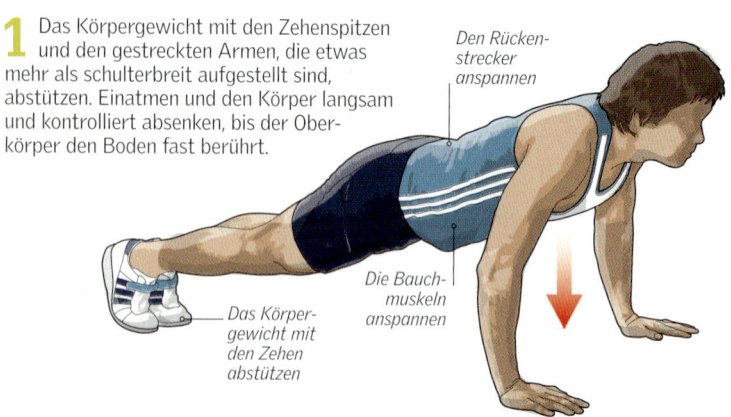

Den Rücken-strecker anspannen

Die Bauch-muskeln anspannen

Das Körper-gewicht mit den Zehen abstützen

2 Die tiefste Position etwa eine Sekunde halten, dann ausatmen und die Arme strecken, bis der Oberkörper wieder in der Ausgangsposition ist. Der Rücken bleibt gerade, der Kopf blickt nach vorn.

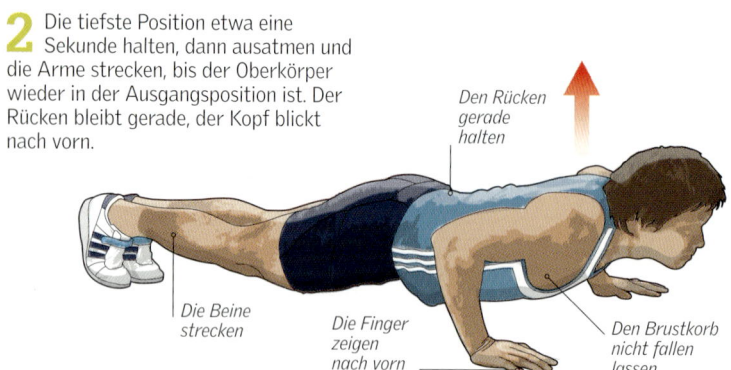

Den Rücken gerade halten

Die Beine strecken

Die Finger zeigen nach vorn

Den Brustkorb nicht fallen lassen

VARIANTE

Möchten Sie die Rumpfmuskeln noch stärker beanspruchen, können Sie die Übung auch mit dem Gymnastikball durchführen. Die Hände auf den Ball stützen und den Körper senken, bis Ober- und Unterarme im 90°-Winkel sind. Dann wieder hoch-stemmen.

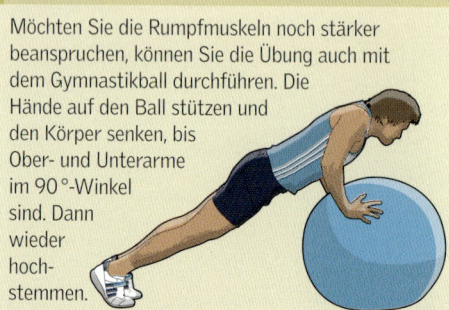

》》EINE DER EINFACHSTEN, ABER **EFFEK-TIVSTEN** ÜBUNGEN FÜR **BRUST, SCHULTERN** UND **ARME. 《《**

Liegestütze auf Ständern

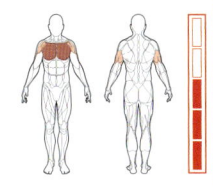

Ständer vergrößern den Bewegungs-radius im Vergleich zur normalen Liege-stütze (s. Seite gegenüber).

1 Die Ständer etwas mehr als schulterbreit posi-tionieren. Mit dem Körper in Bretthaltung gehen und das Gewicht auf die Zehen und die gestreckten Arme stützen. Einatmen und den Körper senken, bis er sich unterhalb der gebeugten Ellenbogen befindet.

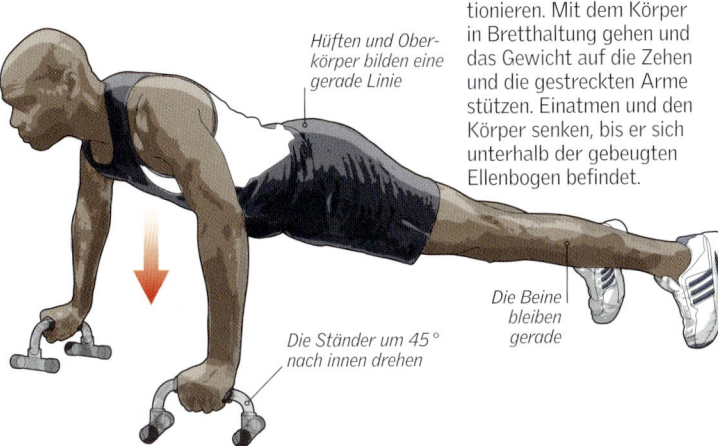

Hüften und Ober-körper bilden eine gerade Linie

Die Beine bleiben gerade

Die Ständer um 45° nach innen drehen

2 Unten kurz halten und anschließend wieder in die Ausgangsposition hochstemmen.

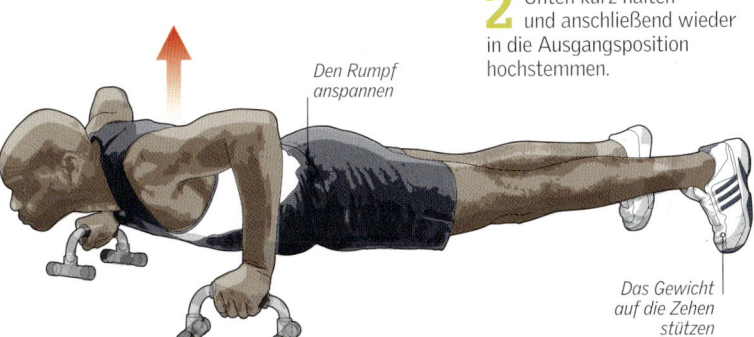

Den Rumpf anspannen

Das Gewicht auf die Zehen stützen

VORSICHT!

Den Rumpf beim Hochstemmen nicht fallen lassen. Das setzt den Bewegungs-radius herab und reduziert die Effektivität der Übung für Brust, Schultern und Arme. Auch wenn Sie die Arme nicht bei jeder Wiederholung strecken, ist die Übung weniger effektiv.

VARIANTE

Erhöhen Sie die Anforderungen und stützen Sie Ihre Füße auf eine Bank! Je höher die Füße, desto stärker werden die Schultern beansprucht. Je enger die Ständer stehen, desto mehr wird der Trizeps trainiert.

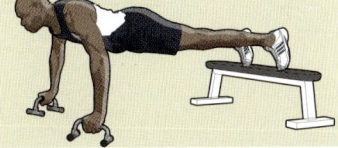

Bankdrücken an der Maschine

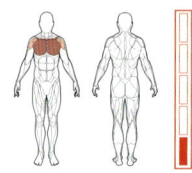

Dies ist eine gute Brustübung für Anfänger und alle, die sich noch vor freien Gewichten scheuen. Stellen Sie die Maschine auf Ihre Körpergröße und Gliedmaßenlänge ein.

Die Griffbreite an Ihre Körpergröße anpassen

1 Das gewünschte Gewicht einstellen. Die Stangen im Obergriff halten, sie sollten sich auf mittlerer Brusthöhe befinden.

Die Füße flach auf dem Boden halten

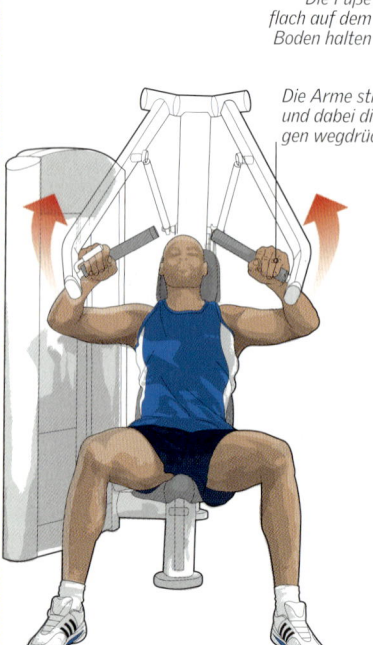

Die Arme strecken und dabei die Stangen wegdrücken

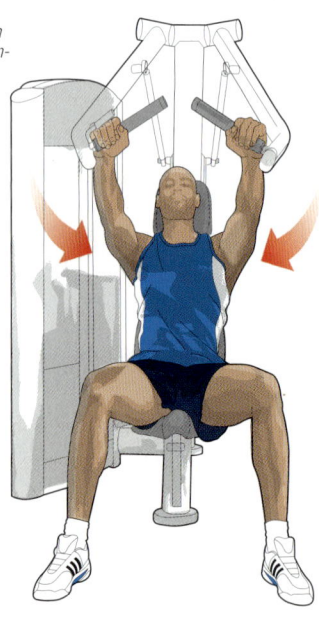

2 Tief einatmen, dann ausatmen und dabei die Stangen langsam und kontrolliert wegdrücken. Den Körper fest gegen das Polster drücken.

3 Arme ganz strecken, dann beim Einatmen in die Ausgangsposition zurückkehren. Das Gewicht nicht ablegen, sondern gleich eine Wiederholung anschließen.

Fliegende Bewegung an der Maschine

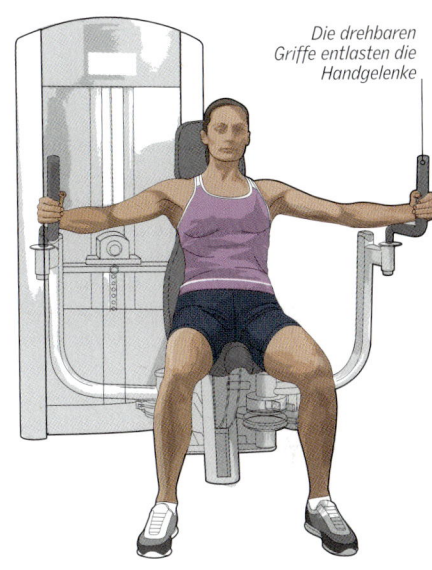

Diese Übung ist eine sinnvolle Ergänzung zum Bankdrücken an der Maschine (s. links). Sie trainiert einen größeren Bewegungsradius der Brustmuskeln, während der Körper gut gestützt ist.

Die drehbaren Griffe entlasten die Handgelenke

1 Das gewünschte Gewicht einstellen. Die Arme im großen Bogen weit nach hinten führen, bis die Griffe knapp hinter dem Rumpf sind.

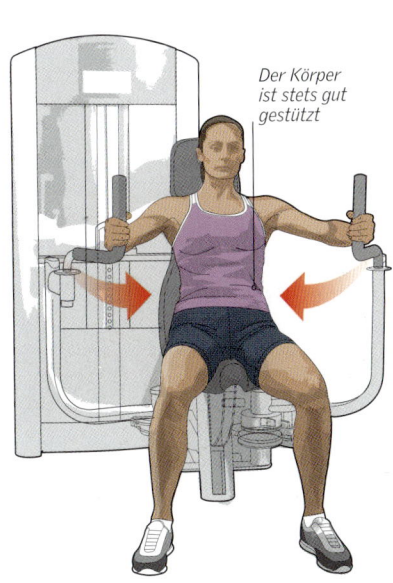

Der Körper ist stets gut gestützt

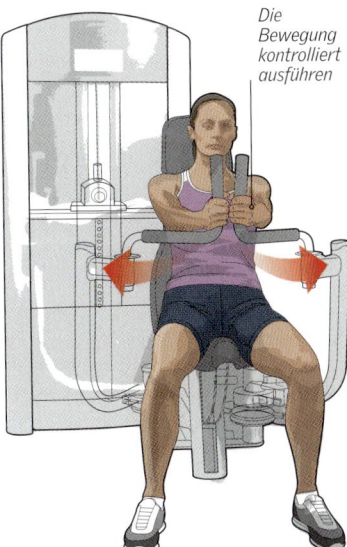

Die Bewegung kontrolliert ausführen

2 Ausatmen und dabei die Griffe in einer großen halbkreisförmigen Bewegung zusammenführen. Die Ellenbogen sind leicht gebeugt.

3 Wenn sich am Ende der Bewegung Ihre Fingerknöchel berühren, die Brustmuskeln anspannen und in die Ausgangsposition zurückkehren.

Kabelzug-Crossover

**Bei dieser Brust- und Schulter-
übung** wird der Körper nicht von
einer Bank gestützt. Rumpf- und
Beinmuskeln müssen also arbeiten, um das Gleichgewicht zu
halten. Der Kabelzug ermöglicht
einen großen Bewegungsradius.

*Der Kopf bleibt
gerade, der Blick ist
nach vorn gerichtet*

1 Den Kabelzug ganz
oben befestigen und
das gewünschte Gewicht
wählen. Etwas vorbeugen
und die Griffe nach unten vor
den Körper ziehen. Einat-
men und die Arme in einer
großen halbkreisförmigen
Bewegung knapp hinter den
Rumpf bringen. Das ist Ihre
Ausgangsposition.

*Die Ellenbogen
sind leicht
gebeugt*

*Der Rücken
bleibt gerade*

*Einen Fuß vor- und den anderen
zurücknehmen, um für einen guten
Stand zu sorgen*

2 Die Arme in einer großen Bogenbewegung nach unten vor den
Körper bringen, als wollten Sie
jemanden umarmen. Der Kopf bleibt
aufrecht, die Arme sind während der
gesamten Bewegung leicht gebeugt.
Beim Ziehen ausatmen.

*Die Handflächen
zeigen nach
innen*

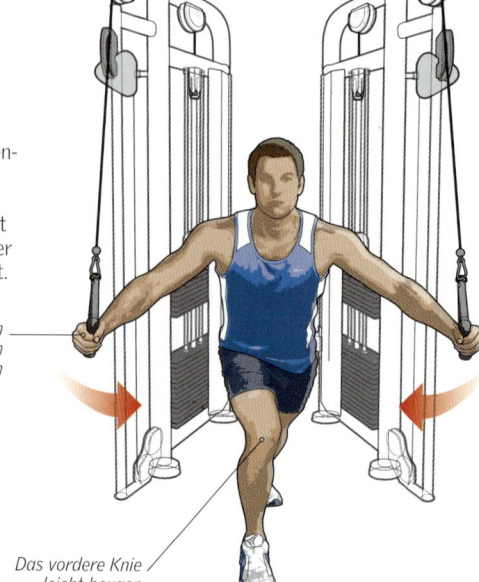

*Das vordere Knie
leicht beugen*

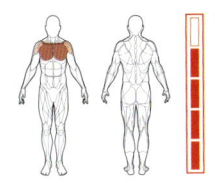

»DER **KABELZUG** ERMÖGLICHT EINEN GROSSEN **BEWEGUNGSRADIUS.**«

VORSICHT!

Wählen Sie kein zu schweres Gewicht. Es darf Sie in der Ausgangsposition nicht nach hinten ziehen und Ihr Gleichgewicht gefährden. Nicht mit Schwung arbeiten, denn dann geraten Sie ins Wanken und riskieren Verletzungen.

3 Wenn die Hände vor dem Körper sind, mit einer umgekehrten Bogenbewegung kontrolliert in die Ausgangsposition zurückkehren. Darauf achten, dass sich beide Arme während der gesamten Bewegung parallel bewegen und im selben Winkel gebeugt sind.

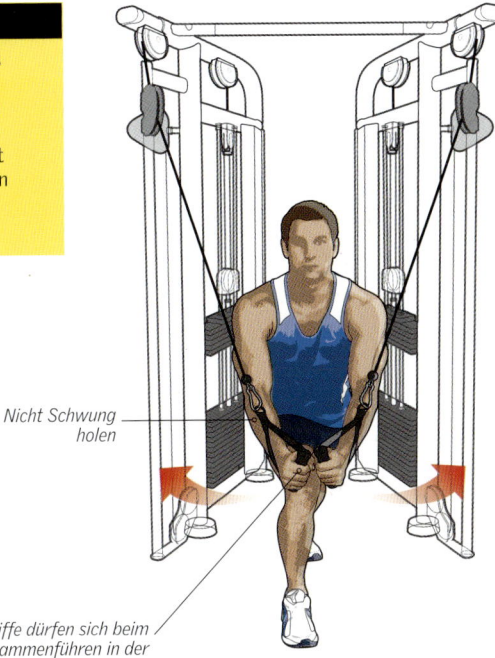

Nicht Schwung holen

Die Griffe dürfen sich beim Zusammenführen in der Mitte überkreuzen

VARIANTE

Sie können die Übung auch in unterschiedlichen Höhen ausführen, indem Sie den Kabelzug ganz unten oder auf Taillenhöhe befestigen. Die Höhe des Kabelzugs soll eine bequeme Bewegung ermöglichen. Je nach Ausgangsposition trainiert man die Brustmuskeln aus unterschiedlichen Winkeln.

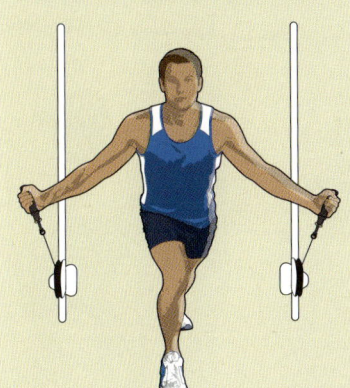

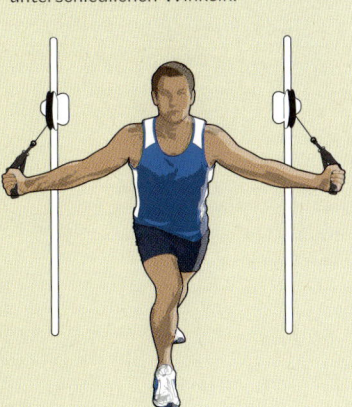

Bankdrücken mit Langhantel

Diese klassische Übung für die Brust ist sehr motivierend. Man kann schnell Kraft aufbauen und mit schwereren Gewichten trainieren.

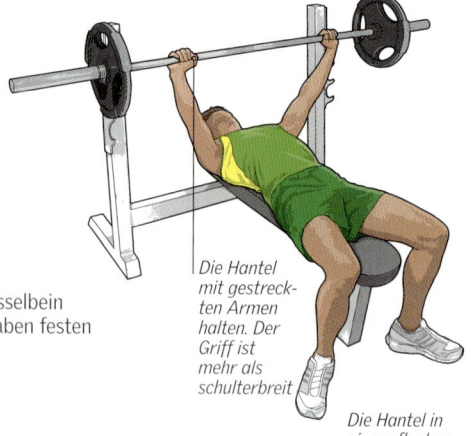

1 Die Hantel aus dem Ständer nehmen und über dem Schlüsselbein halten. Kopf, Schultern und Po haben festen Kontakt mit der Bank.

Die Hantel mit gestreckten Armen halten. Der Griff ist mehr als schulterbreit

Die Hantel in einem flachen Bogen ablassen

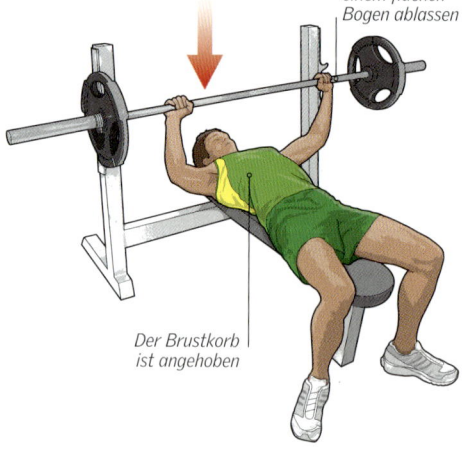

2 Einatmen und die Hantel auf mittlere Brusthöhe absenken. Beide Arme gleichzeitig senken, bis die Unterarme senkrecht zur Hantel sind.

Der Brustkorb ist angehoben

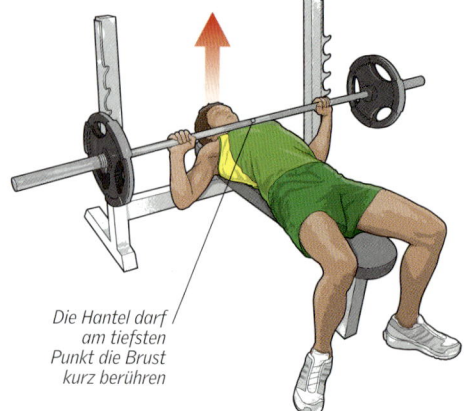

3 Die Hantel hochdrücken und in derselben bogenförmigen Bewegung nach oben bringen. Jede Wiederholung mit gestreckten Armen über der Brust beenden.

Die Hantel darf am tiefsten Punkt die Brust kurz berühren

Brust

Bankdrücken mit Kurzhanteln

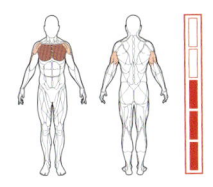

Das Bankdrücken mit Kurzhanteln trainiert die Brustmuskeln über einen größeren Bewegungsradius als das Bankdrücken mit Langhantel (s. links). Das verstärkt den Muskelaufbau.

>> DIE KURZHANTELN **ERMÖGLICHEN EINEN GRÖSSEREN BEWEGUNGS-RADIUS** ALS DIE LANGHANTELN. <<

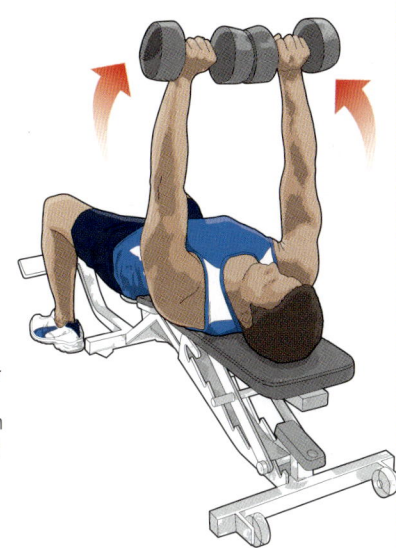

1 Die Hanteln senkrecht über das Schlüsselbein heben. Den Körper stabilisieren, indem Sie Schultern, Kopf und Hüften in die Bank pressen.

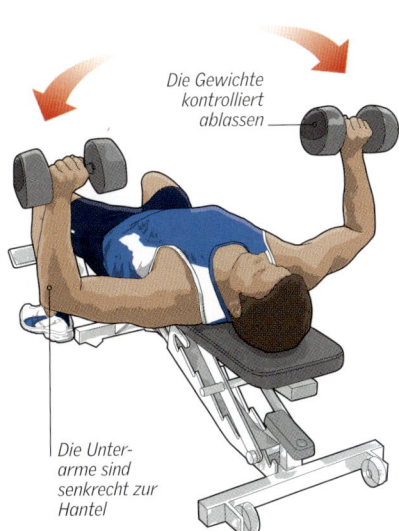

Die Gewichte kontrolliert ablassen

Die Unterarme sind senkrecht zur Hantel

2 Die Gewichte langsam kontrolliert ablassen, bis sie sich in mittlerer Brusthöhe auf einer Linie befinden.

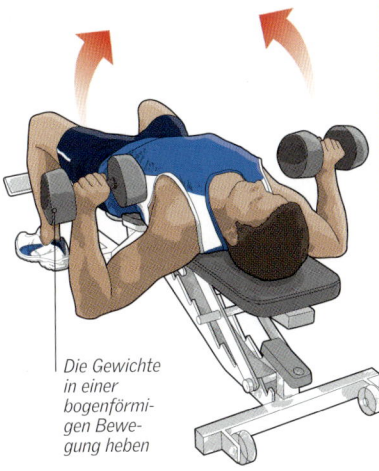

Die Gewichte in einer bogenförmigen Bewegung heben

3 Die Gewichte in einer bogenförmigen Bewegung erneut nach oben drücken, bis sie sich über der Brust berühren.

Brust

Schrägbank-drücken mit Langhantel

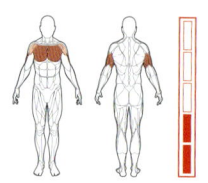

Dies ist eine Basisübung für die Brust. Auf der Schrägbank werden Sie wahrscheinlich weniger Gewicht stemmen können, weil hier auch die kleineren Schultermuskeln ins Spiel kommen.

》DIESE ÜBUNG AUF DER SCHRÄGBANK SPRICHT AUCH DIE **KLEINEREN SCHULTER-MUSKELN** AN.**《**

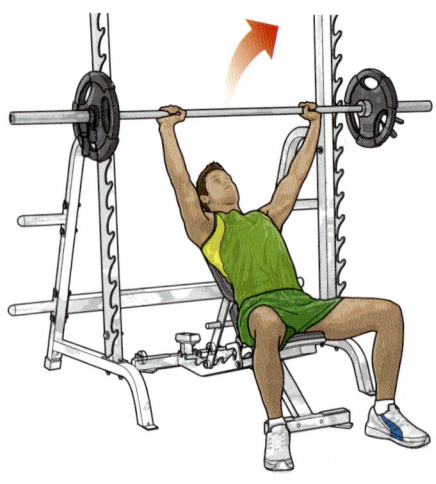

1 Die Hantel mehr als schulterbreit mit sicherem Griff greifen. Die Füße stehen flach auf dem Boden. Die Hantel aus dem Ständer heben.

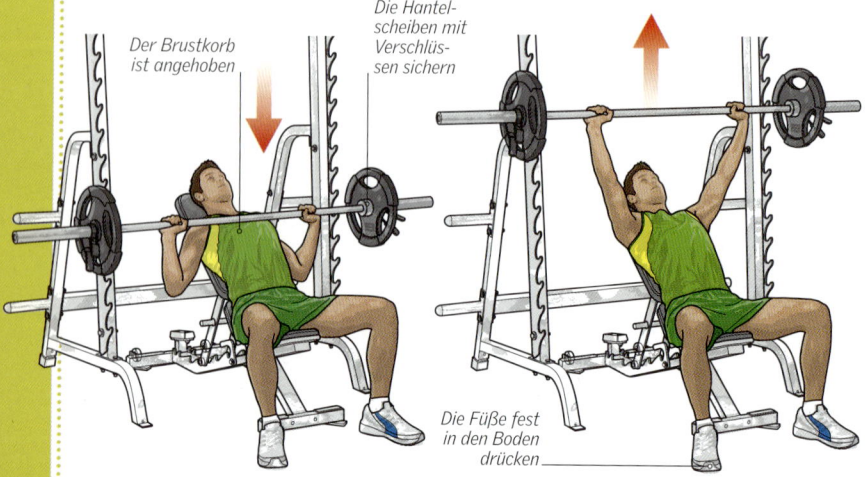

Der Brustkorb ist angehoben

Die Hantel-scheiben mit Verschlüs-sen sichern

Die Füße fest in den Boden drücken

2 Die Hantel bis auf die obere Brust ablassen, sodass die Unterarme bei-nahe senkrecht zu ihr sind. Die Schultern gegen die Bank drücken.

3 Der Kopf bleibt in die Bank gedrückt, der Rücken ist gerade. Die Arme gleichmäßig strecken, bis die Hantel in die Ausgangsposition zurückgekehrt ist.

Schrägbank-drücken mit Kurzhanteln

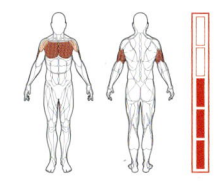

Die Übung funktioniert wie das Bankdrücken mit Langhantel (s. links), ist aber wegen ihres größeren Bewegungsradius noch effektiver.

VORSICHT!

Beide Hanteln gleichzeitig heben und ablassen. Vermeiden Sie beim Hochstemmen der Hanteln ruckartige Bewegungen oder Drehungen des Körpers. Den Körper ausbalancieren, indem die Hanteln anfangs über den Schultern sind.

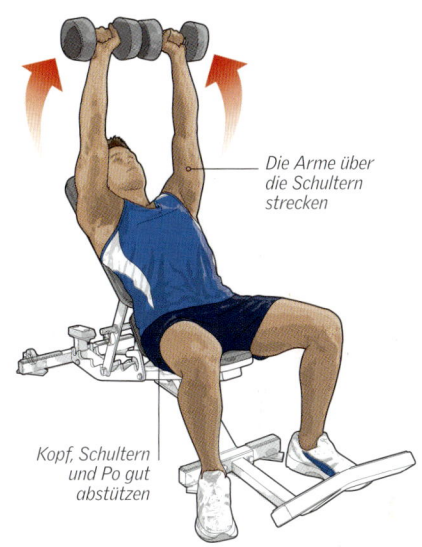

Die Arme über die Schultern strecken

1 Die Kurzhanteln mit gestreckten Armen senkrecht über die Schultergelenke heben. Die Hanteln sollten sich oben berühren.

Kopf, Schultern und Po gut abstützen

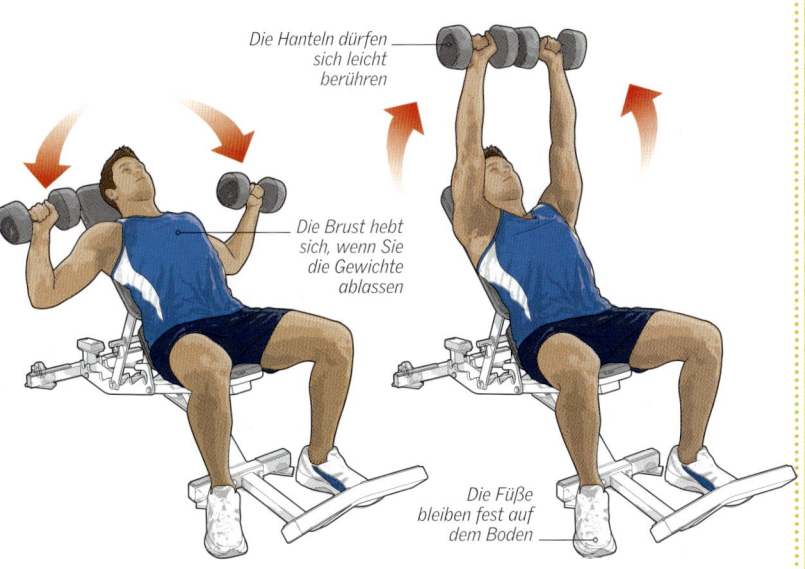

Die Hanteln dürfen sich leicht berühren

Die Brust hebt sich, wenn Sie die Gewichte ablassen

Die Füße bleiben fest auf dem Boden

2 Die Hanteln langsam und kontrolliert ablassen, bis die Unterarme senkrecht sind und die Hanteln sich auf Schulterhöhe befinden.

3 Die Hanteln in einem flachen Bogen nach oben in die Ausgangsposition zurückbringen. Bei ganz gestreckten Armen dürfen sich die Hanteln berühren.

Brust

Fliegende Bewegung

Diese beliebte Kurzhantel-übung kräftigt auch die Schultern. Sie ist eine ideale Ergänzung zum Schrägbankdrücken (s. S. 60), denn sie trainiert einen größeren Bewegungsradius, der die großen Brustmuskeln mit einschließt.

VORSICHT!

Übertreiben Sie es nicht mit dem Gewicht! Das geht zu Lasten einer korrekten Ausführung und birgt Verletzungsrisiken. Außerdem beanspruchen Sie dann mehr Ihren Trizeps als Ihre Brustmuskeln.

1 Die Schrägbank auf 45° einstellen. Die Hanteln auf Armlänge über die Schultern bringen, die Handflächen zeigen nach innen, und die Hanteln berühren sich leicht. Hüften und Rücken liegen fest auf der Bank.

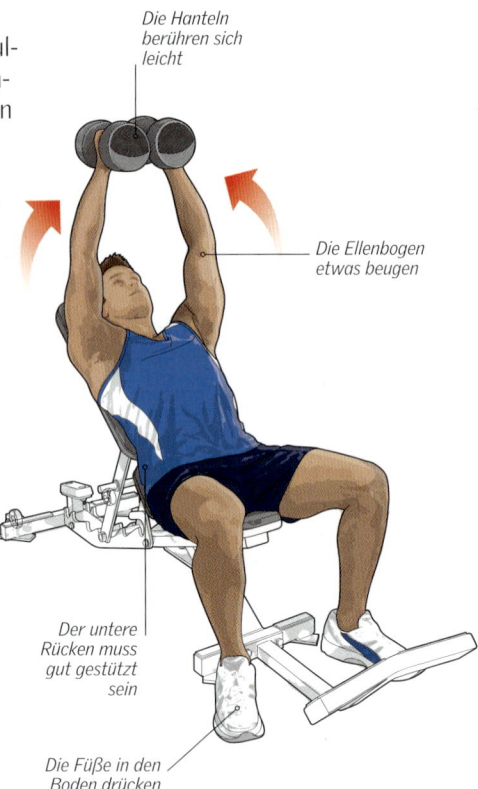

Die Hanteln berühren sich leicht

Die Ellenbogen etwas beugen

Der untere Rücken muss gut gestützt sein

Die Füße in den Boden drücken

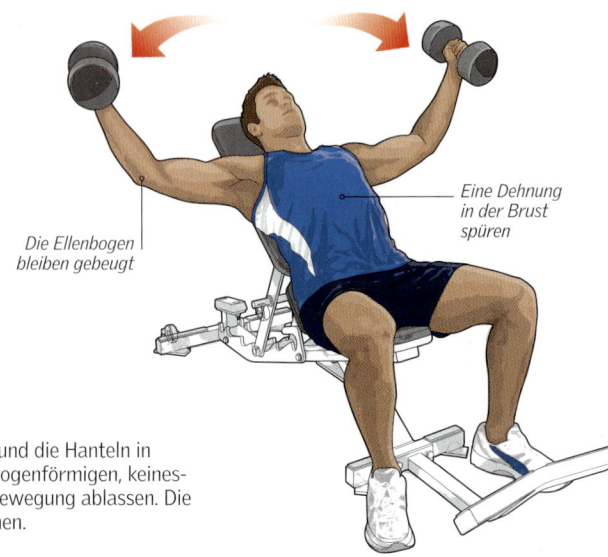

Die Ellenbogen bleiben gebeugt

Eine Dehnung in der Brust spüren

2 Tief einatmen und die Hanteln in einer großen bogenförmigen, keinesfalls senkrechten Bewegung ablassen. Die Arme nicht eindrehen.

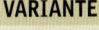

VARIANTE

Die fliegende Bewegung kann auch auf einer flachen Bank trainiert werden. Beginnen Sie genauso wie auf der Schrägbank und führen Sie die Hanteln in einer bogenförmigen Bewegung zusammen.

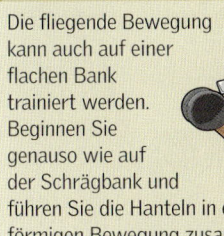

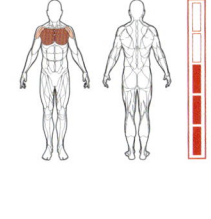

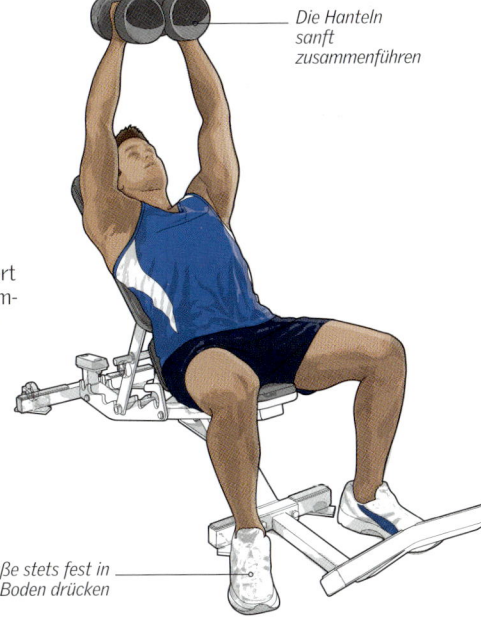

Die Hanteln in derselben Bogenbewegung wieder nach oben bringen

Eine »umarmende« Bewegung machen

Die Ellenbogen gebeugt lassen

3 Kurz pausieren, wenn die Hanteln auf Ohrhöhe sind, dann mit dem Ausatmen in die Ausgangsposition zurückkehren.

Die Hanteln sanft zusammenführen

4 Die Hanteln langsam und kontrolliert über dem Körper zusammenführen, bis sie sich leicht berühren.

Die Füße stets fest in den Boden drücken

Brust

Klimmzug

Diese anspruchsvolle Übung ist eines der effektivsten Krafttrainings für den Rücken und ideal für Sportarten, bei denen kräftiges Greifen gefordert ist. Anfänger beginnen mit der gemäßigteren Variante (s. S. 70), um Kraft zu gewinnen und Muskeln aufzubauen.

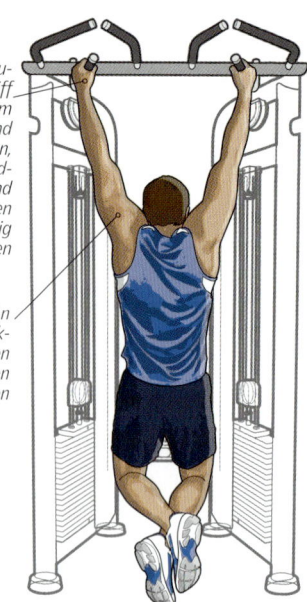

Einen neutralen Griff mit mittlerem Handabstand verwenden, um Handgelenke und Ellenbogen nicht unnötig zu belasten

An gestreckten Armen hängen

1 Mit dem gewünschten Handabstand und gestreckten Armen an die Maschine hängen. Knie beugen und Füße verschränken, um die Stabilität zu verbessern.

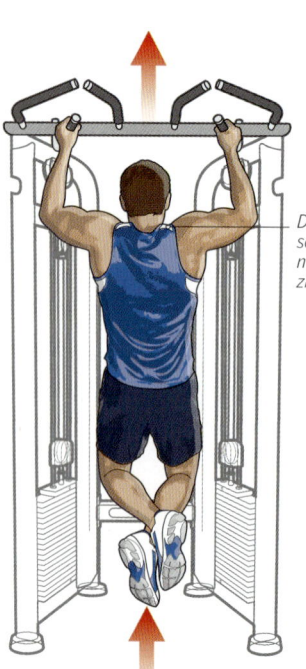

Den Körper senkrecht nach oben ziehen

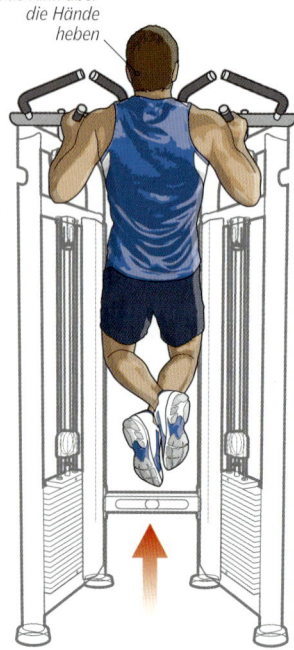

Das Kinn über die Hände heben

2 Aus dem Hang die Ellenbogen und Schultern beugen und den Körper hochziehen. Dabei nicht mit den Beinen oder der Hüfte Schwung holen.

3 Den Körper weiter senkrecht hochziehen, bis sich das Kinn oberhalb der Hände befindet. Die Schultern hinten und unten halten.

Rücken

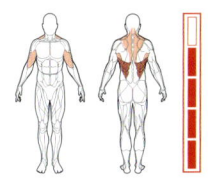

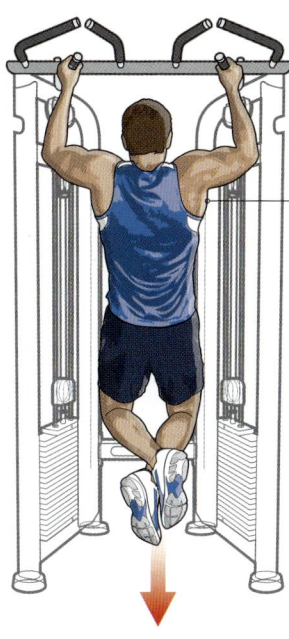

Die Brust nach vorn drücken

»DIESE KRAFT-ÜBUNG FÜR DEN RÜCKEN IST IDEAL FÜR ALLE SPORTARTEN, DIE **GRIFFKRAFT** ERFORDERN.**«**

4 Oben kurz pausieren, dann langsam und kontrolliert in die Ausgangsposition zurückkehren. Geradeaus, nicht zum Boden schauen.

VARIANTE

Der Obergriff beansprucht den Bizeps weniger, ist also anstrengender als der Untergriff. Ein enger Griff trainiert die kleineren Muskeln in den Schultern, während ein weiter Griff den großen Rückenmuskel stärker beansprucht, aber die Ellenbogen belastet.

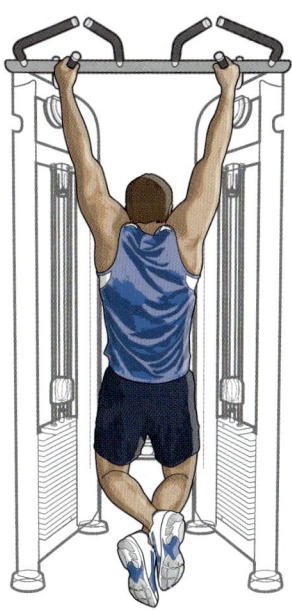

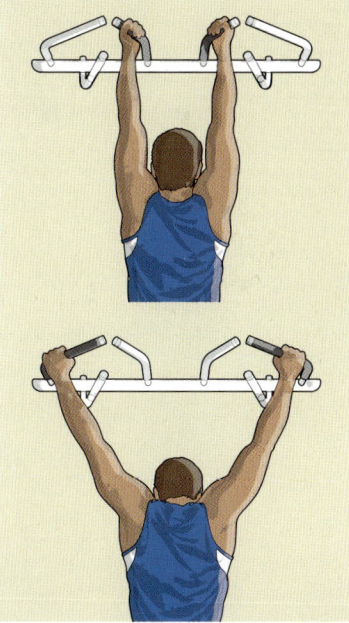

5 Beine und Rumpf sind beim Zurückkommen in die Ausgangsposition gerade, die Arme sind ganz gestreckt. Nicht schon vorher anhalten.

Rücken

Rückenstrecken

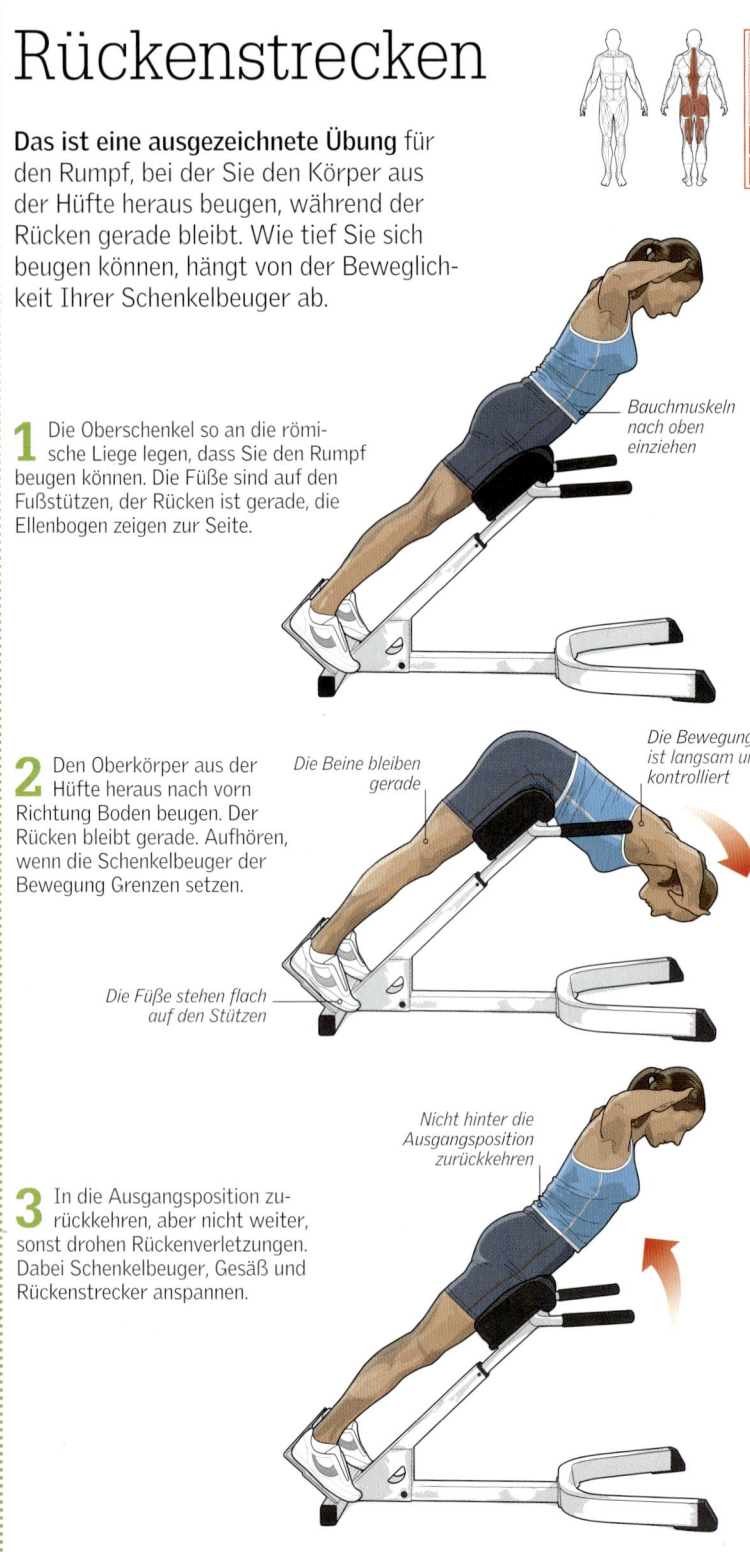

Das ist eine ausgezeichnete Übung für den Rumpf, bei der Sie den Körper aus der Hüfte heraus beugen, während der Rücken gerade bleibt. Wie tief Sie sich beugen können, hängt von der Beweglichkeit Ihrer Schenkelbeuger ab.

1 Die Oberschenkel so an die römische Liege legen, dass Sie den Rumpf beugen können. Die Füße sind auf den Fußstützen, der Rücken ist gerade, die Ellenbogen zeigen zur Seite.

Bauchmuskeln nach oben einziehen

2 Den Oberkörper aus der Hüfte heraus nach vorn Richtung Boden beugen. Der Rücken bleibt gerade. Aufhören, wenn die Schenkelbeuger der Bewegung Grenzen setzen.

Die Beine bleiben gerade

Die Bewegung ist langsam und kontrolliert

Die Füße stehen flach auf den Stützen

3 In die Ausgangsposition zurückkehren, aber nicht weiter, sonst drohen Rückenverletzungen. Dabei Schenkelbeuger, Gesäß und Rückenstrecker anspannen.

Nicht hinter die Ausgangsposition zurückkehren

Rücken

Rudern im Sitzen am Kabelzug

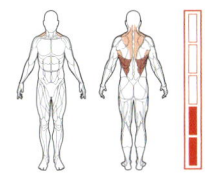

Dies ist eine wichtige Übung, um Muskeln aufzubauen und den Rücken zu stärken. Aber wer optimale Ergebnisse will, muss auf eine korrekte Technik achten.

1 Das gewünschte Gewicht wählen. Stoßen Sie sich mit den Beinen nach hinten, bis Ihre Arme gestreckt sind. Der Rücken bleibt gerade, Ober- und Unterschenkel bilden einen 90°-Winkel.

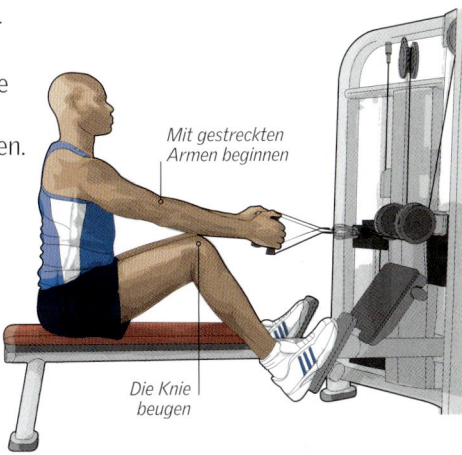

Mit gestreckten Armen beginnen

Die Knie beugen

2 Die Ellenbogen nach hinten bringen. Der Rücken bleibt gerade, der Oberkörper aufrecht. Die Füße flach gegen die Stützen der Rudermaschine drücken.

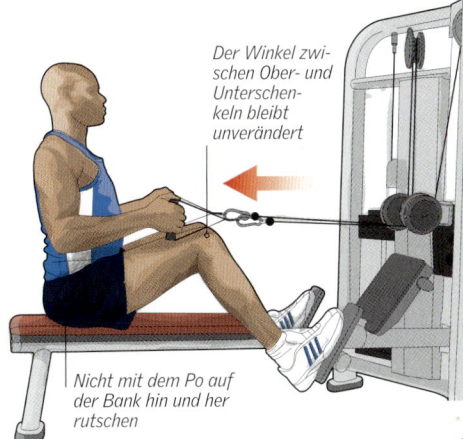

Der Winkel zwischen Ober- und Unterschenkeln bleibt unverändert

Nicht mit dem Po auf der Bank hin und her rutschen

3 Die Griffe (bzw. die Stange) auf oberer Bauchhöhe an den Körper heranziehen und die Ellenbogen dabei so weit wie möglich zurückbringen. Ausatmen. Beim Zurückkommen in die Ausgangsposition die Arme kontrolliert strecken und dabei einatmen. Lassen Sie sich nicht vom Gewicht zur Maschine ziehen.

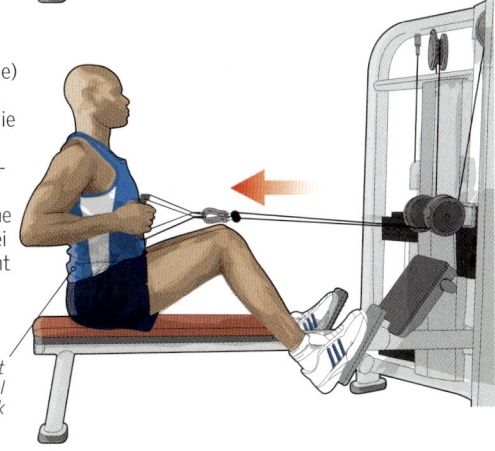

Der Rücken bildet einen 90°-Winkel zur Bank

Rücken

Rudern im Stehen am Kabelzug

Diese großartige Übung kräftigt den Rücken und baut Muskeln auf – und das mit minimalem Verletzungsrisiko.

1 Kabelzug ganz unten befestigen und das gewünschte Gewicht wählen. Mit dem Gewicht aufstehen und in eine hohe Kniebeuge gehen.

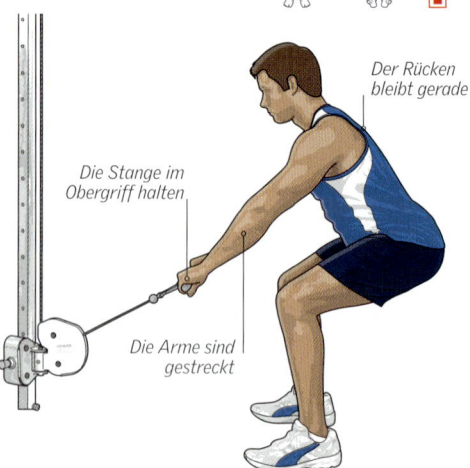

Der Rücken bleibt gerade

Die Stange im Obergriff halten

Die Arme sind gestreckt

2 In der hohen Kniebeuge bleiben, auf einen geraden Rücken achten. Die Stange an den Körper heranziehen, dabei Richtung Oberbauch zielen.

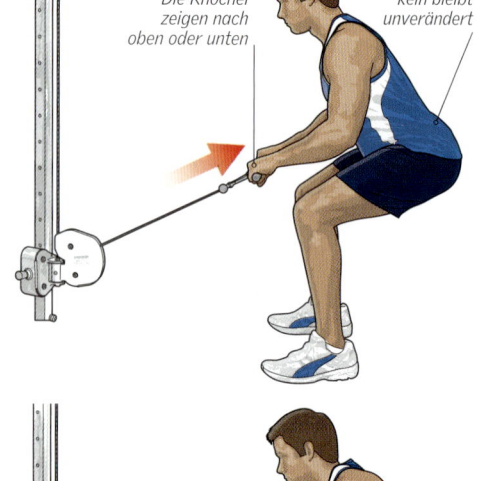

Der Winkel von Rücken und Oberschenkeln bleibt unverändert

Die Knöchel zeigen nach oben oder unten

3 Die Stange möglichst nah an den Körper heranziehen. Pausieren, langsam und kontrolliert in die Ausgangsposition mit gestreckten Armen zurückkehren.

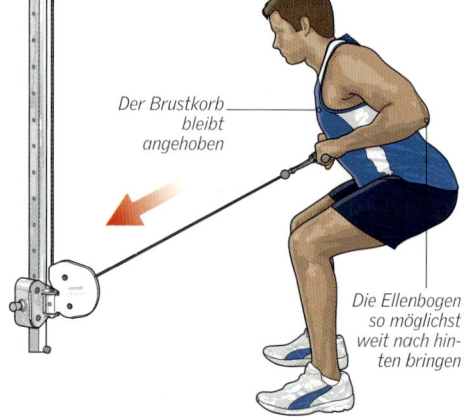

Der Brustkorb bleibt angehoben

Die Ellenbogen so möglichst weit nach hinten bringen

Rücken

Rückenzug

Dies ist eine weitere gute Übung für den Rücken, falls Ihr Oberkörper noch nicht die Kraft für einen normalen Klimmzug (s. S. 64) hat. Indem Sie das Gewicht nach und nach erhöhen, bauen Sie Kraft auf.

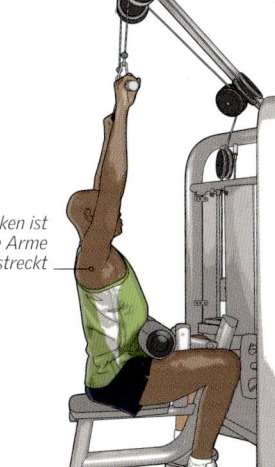

»DIESE ÜBUNG ENTWICKELT IHRE OBERKÖRPER- MUSKULATUR. ERHÖHEN SIE DAZU **SCHRITT- WEISE DAS GEWICHT. «**

Der Rücken ist gerade, die Arme sind gestreckt

1 Den gewünschten Widerstand einstellen. Den Griff etwas weiter als schulterbreit halten, an die Maschine setzen und die Oberschenkel unter dem Polster platzieren.

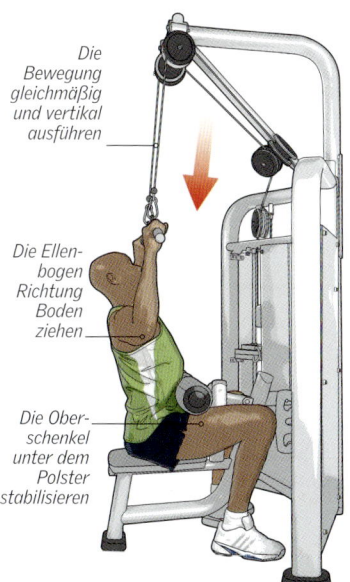

Die Bewegung gleichmäßig und vertikal ausführen

Die Ellenbogen Richtung Boden ziehen

Die Oberschenkel unter dem Polster stabilisieren

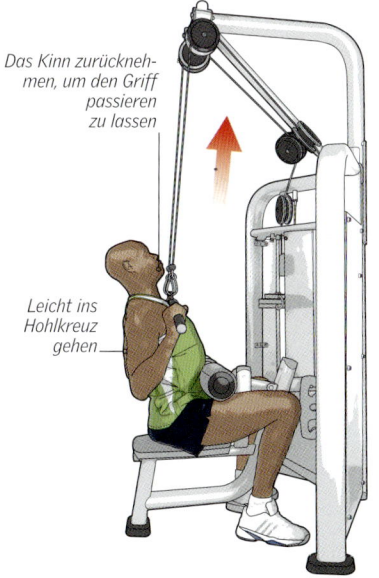

Das Kinn zurückneh-men, um den Griff passieren zu lassen

Leicht ins Hohlkreuz gehen

2 Den Oberkörper etwas zurücklehnen und den Griff bis zur Brust hinunter-ziehen. Dabei die Ellenbogen möglichst nah an den Oberkörper heranziehen.

3 Sobald der Griff die obere Brust berührt hat, lassen Sie ihn langsam und kontrolliert wieder nach oben gleiten, bis beide Arme vollständig gestreckt sind.

Klimmzug mit Hilfestellung

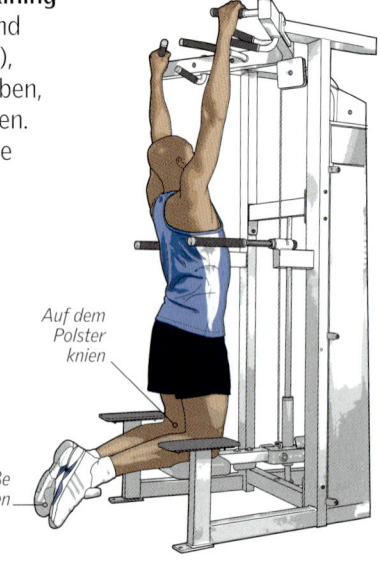

Dies ist ein ausgezeichnetes Training für die großen Rückenmuskeln und den normalen Klimmzug (s. S. 64), wenn Sie noch nicht die Kraft haben, das ganze Körpergewicht zu heben. Die Übung wird leichter, wenn Sie Gewichte auflegen.

1 Wählen Sie ein Gewicht und stellen Sie sich auf die Fußstützen. Wählen Sie Ihren Griff (s. S. 65) und legen Sie die Knie auf das Polster. Die Arme sind gestreckt.

Auf dem Polster knien

Die Füße schließen

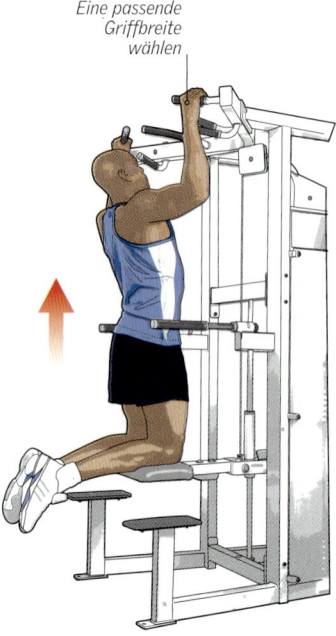

Eine passende Griffbreite wählen

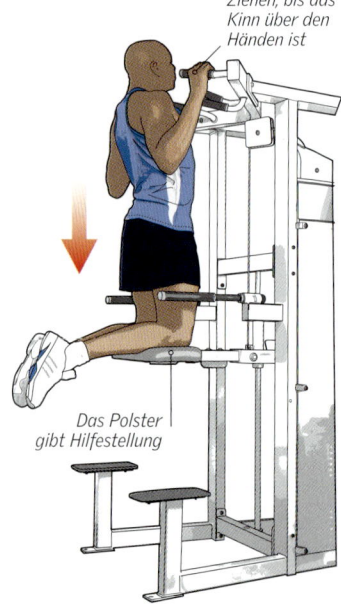

Ziehen, bis das Kinn über den Händen ist

Das Polster gibt Hilfestellung

2 Schultern und Ellenbogen beugen, den großen Rückenmuskel anspannen und den Körper gerade hochziehen. Beim Hochziehen aus-, beim Absenken einatmen.

3 Den Körper so weit hochziehen, bis das Kinn über den Händen ist. Oben kurz halten und dann absenken, bis beide Arme wieder ganz gestreckt sind.

Rücken

Rückenzug mit gestreckten Armen

Diese wichtige Übung für den oberen Rücken trainiert den Rumpf, den Quadrizeps und die Gesäßmuskeln. Wer Schulterprobleme hat, sollte auf sie verzichten.

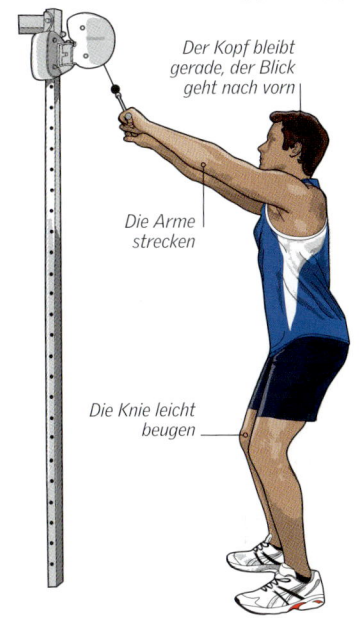

Der Kopf bleibt gerade, der Blick geht nach vorn

Die Arme strecken

1 Den Kabelzug ganz oben befestigen und das gewünschte Gewicht wählen. Die Stange im Obergriff halten. Bein- und Gesäßmuskeln anspannen.

Die Knie leicht beugen

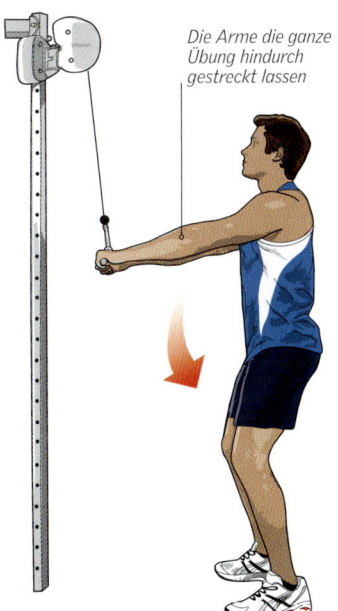

Die Arme die ganze Übung hindurch gestreckt lassen

2 Die Stange langsam und kontrolliert nach unten ziehen. Nicht vorbeugen oder die Bewegung mit dem Körpergewicht ausführen.

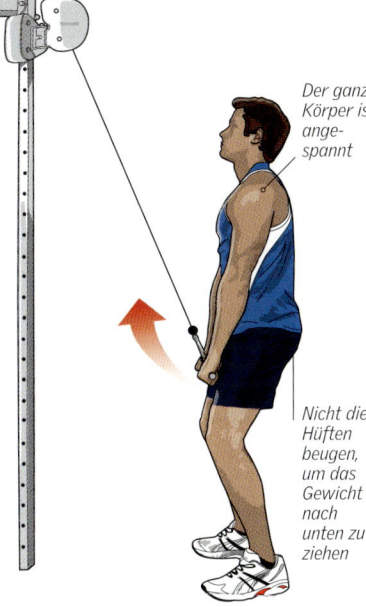

Der ganze Körper ist angespannt

Nicht die Hüften beugen, um das Gewicht nach unten zu ziehen

3 Die Stange halbkreisförmig zu den Oberschenkeln bewegen. Kurz pausieren, dann langsam und kontrolliert in Position 1 zurückkehren.

Rücken

Rudern in Bauchlage

Das Rudern mit Kurzhanteln
eignet sich ausgezeichnet, um
den oberen Rücken und den
Rumpf zu kräftigen. Sie können
die Übung auch mit einem Gymnastikball statt an einer Ruder-
bank machen.

*Die Füße auf die
Bank stützen*

1 Legen Sie sich in Bauchlage im 45°-Winkel auf
eine Schrägbank. Die Brust
liegt auf dem Polster auf.
Die Kurzhanteln im Obergriff
halten.

*Die Gewichte mit
gestreckten Armen
halten*

2 Die Ellenbogen beugen, die
Oberarme nach oben und
hinten bringen, so weit es
angenehm ist. Sie bilden einen
rechten Winkel zum Rumpf. Die
Schulterblätter am Ende der
Bewegung zusammenbringen.

*Ellenbogen und
Handgelenke bilden
eine gerade Linie*

3 Am Ende der Bewegung kurz
pausieren, dann die Gewichte
langsam und kontrolliert in die
Ausgangsposition zurückbringen.

VORSICHT!

Die Hüften in die Bank
drücken, den Kopf weder
heben noch drehen und
den Nacken nicht beugen.
Rumpf und Beine müssen
stabil bleiben.

Rücken

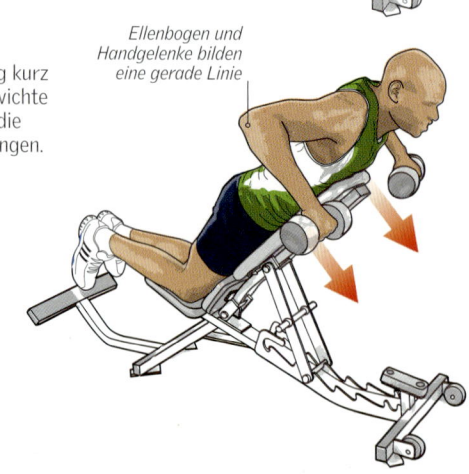

Rudern mit einem Arm

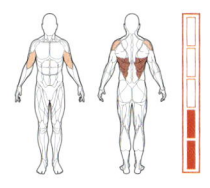

Das ist eine einfache Übung, die ebenfalls mit minimalem Verletzungsrisiko den Rücken kräftigt und Muskeln aufbaut.

》DIESE ÜBUNG EIGNET SICH HERVORRAGEND, UM KRAFT IM RÜCKEN AUFZUBAUEN.《

Die Kurzhantel mit gestrecktem Arm halten

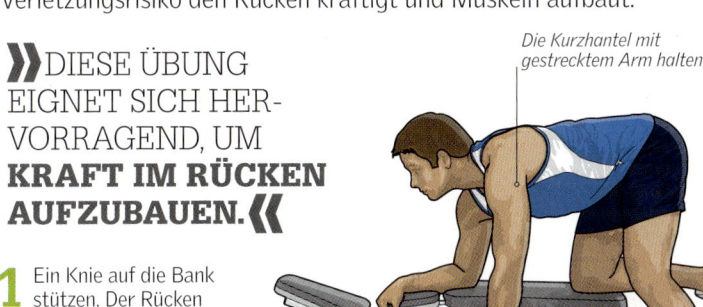

1 Ein Knie auf die Bank stützen. Der Rücken ist gerade, den Oberkörper mit dem freien Arm abstützen. Die andere Hand hält die Hantel.

Der Rücken bleibt gerade und gut gestützt

Den Kopf gerade halten, den Blick nach vorn und leicht nach unten richten

2 Der Rücken bleibt gerade, die Schultern sind auf einer Höhe. Die Hantel zum Körper ziehen. Der Ellenbogen zeigt dabei nach oben.

Kopf und Hüften bilden eine Linie

3 Den Ellenbogen möglichst hoch bringen, bevor Sie kontrolliert in Position 1 zurückkehren. Den Satz beenden und zur anderen Seite ausführen.

Einen Teil des Körpergewichts mit dem Arm abstützen

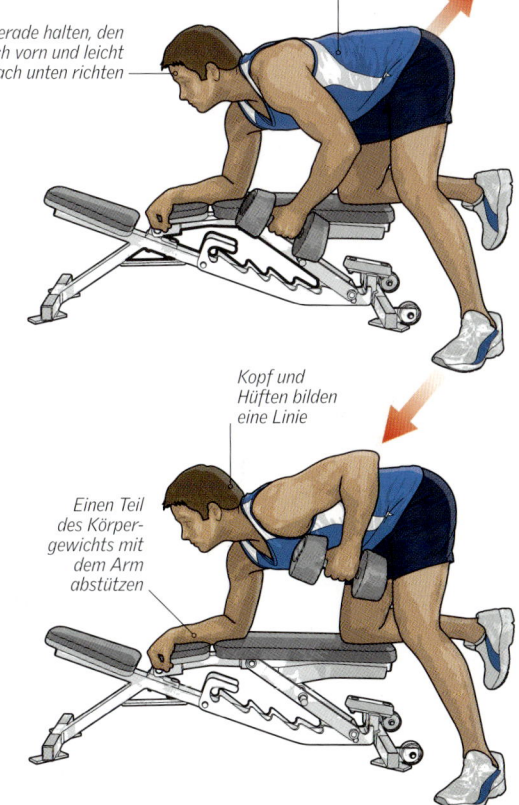

Rücken

Rudern vorgebeugt

Dies ist eine der wichtigsten Übungen für den großen Rücken-muskel. Die Multigelenkübung verleiht Ihnen die klassische »V«-Form, fördert eine gute Haltung, beugt Rückenverletzungen vor und ist außerdem ein hervorragendes Workout für Unterkörper und Rumpf.

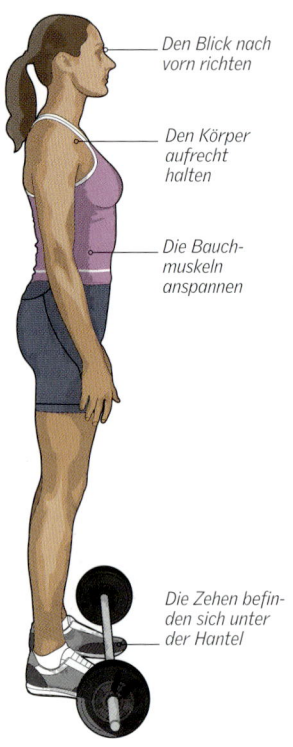

Den Blick nach vorn richten

Den Körper aufrecht halten

Die Bauch-muskeln anspannen

Die Zehen befinden sich unter der Hantel

1 Aufrecht stehen, geradeaus blicken und die Rumpfmuskeln anspannen. Die Zehen sind unter der Hantel. Die Schultern nach hinten und unten ziehen und leicht ins Hohlkreuz gehen.

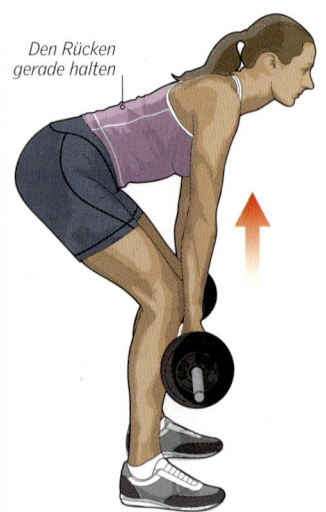

Den Rücken gerade halten

4 Die Beine etwas strecken. Der Winkel Rücken-Oberschenkel bleibt gleich, bis die Hantel die Knie passiert hat. Der Körper sollte sich stabil und an den Hüften gestützt anfühlen.

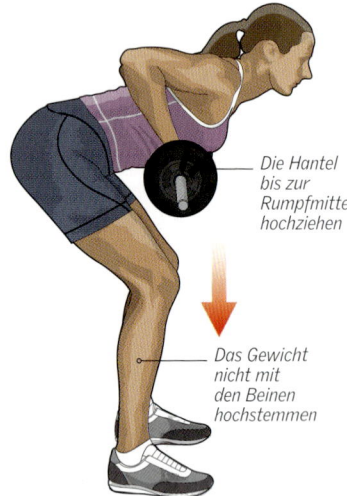

Die Hantel bis zur Rumpfmitte hochziehen

Das Gewicht nicht mit den Beinen hochstemmen

5 Die Langhantel hochziehen, bis sie Ihren Körper berührt. Kurz halten, dann in die Ausgangsposition (s. Schritt 3) zurückkehren und die Übung wiederholen.

Rücken

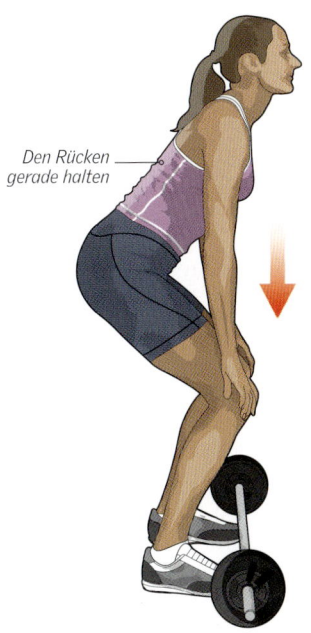

Den Rücken gerade halten

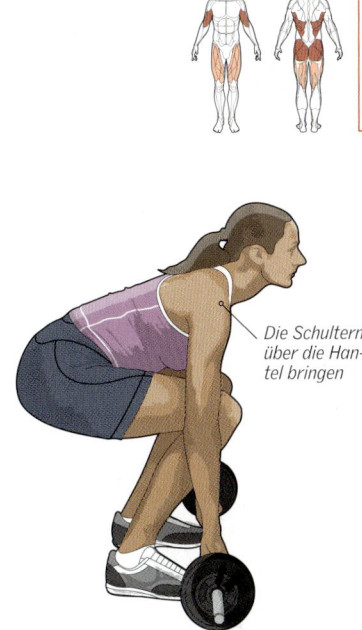

Die Schultern über die Hantel bringen

2 Die Knie über der Hantel beugen, mit geradem Rücken nach unten gehen. Die Füße bleiben schulterbreit auseinander, der Blick ist weiterhin nach vorn gerichtet.

3 Die Hantel im Obergriff greifen. Die Arme sind auf der Außenseite der Knie. Der Rücken bleibt gerade, die Fersen sind in den Boden gedrückt, und der Blick geht nach vorn.

》DIESE ÜBUNG GIBT IHNEN DIE KLASSISCHE 'V'-FORM UND VERBESSERT DIE HALTUNG.《

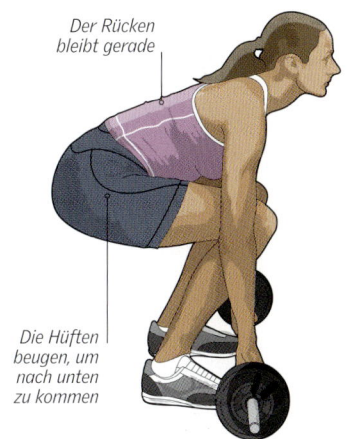

Der Rücken bleibt gerade

Die Hüften beugen, um nach unten zu kommen

6 Nach dem Satz die Hantel auf den Boden legen, indem Sie die Knie beugen. Rücken und Oberschenkel bleiben im selben Winkel. Das Gewicht nie ausbrechen lassen.

VORSICHT!

Halten Sie unbedingt den Rücken gerade. Bei einem gekrümmten Rücken wird die untere Wirbelsäule gefährlich belastet, und das Verletzungsrisiko ist hoch. Lassen Sie auch die Schultern nicht nach vorn fallen – weder während noch nach dem Gewichtheben, wenn Sie die Hantel wieder ablassen.

Rücken

Überzug mit Langhantel

Das ist eine hervorragende Übung, um eine breitere Brust zu bekommen und die Haltung zu verbessern. Sie eignet sich besonders als Training für Wurf- oder Kampfsportarten. Bei Schulterproblemen sollten Sie allerdings darauf verzichten.

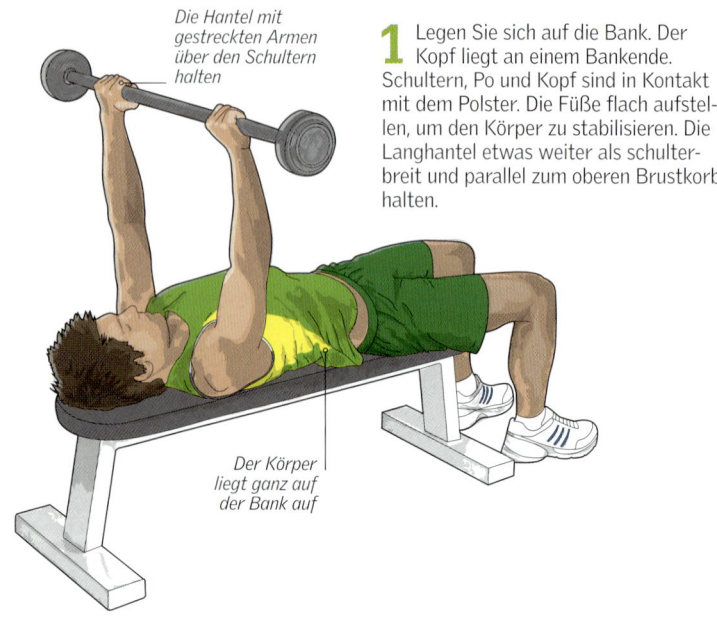

Die Hantel mit gestreckten Armen über den Schultern halten

1 Legen Sie sich auf die Bank. Der Kopf liegt an einem Bankende. Schultern, Po und Kopf sind in Kontakt mit dem Polster. Die Füße flach aufstellen, um den Körper zu stabilisieren. Die Langhantel etwas weiter als schulterbreit und parallel zum oberen Brustkorb halten.

Der Körper liegt ganz auf der Bank auf

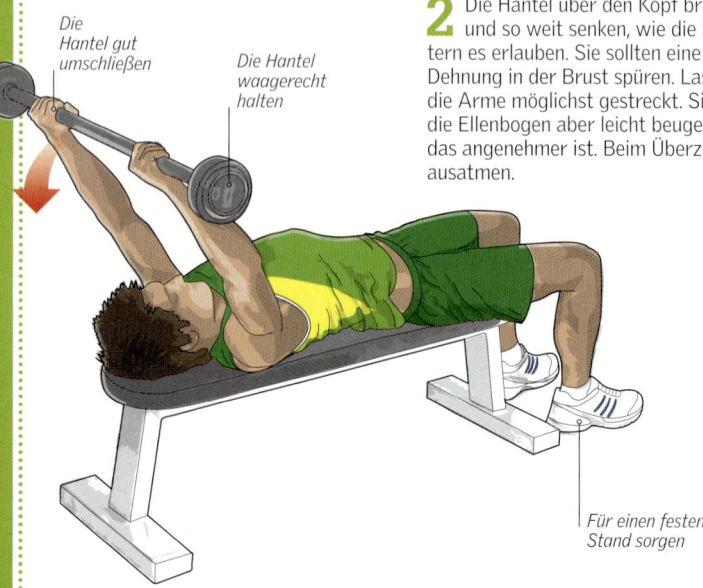

Die Hantel gut umschließen

Die Hantel waagerecht halten

2 Die Hantel über den Kopf bringen und so weit senken, wie die Schultern es erlauben. Sie sollten eine sanfte Dehnung in der Brust spüren. Lassen Sie die Arme möglichst gestreckt. Sie dürfen die Ellenbogen aber leicht beugen, wenn das angenehmer ist. Beim Überziehen ausatmen.

Für einen festen Stand sorgen

Rücken

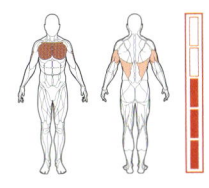

VARIANTE

Sie können diese Übung auch im engen Griff mit einer SZ-Langhantel oder einer einzelnen Kurzhantel ausführen. Bei der Abwärtsbewegung die Arme auf Kopfhöhe leicht beugen: Das vergrößert den Bewegungsradius und legt mehr Gewicht auf den Trizeps. Achten Sie darauf, dass die Füße immer einen festen Stand haben.

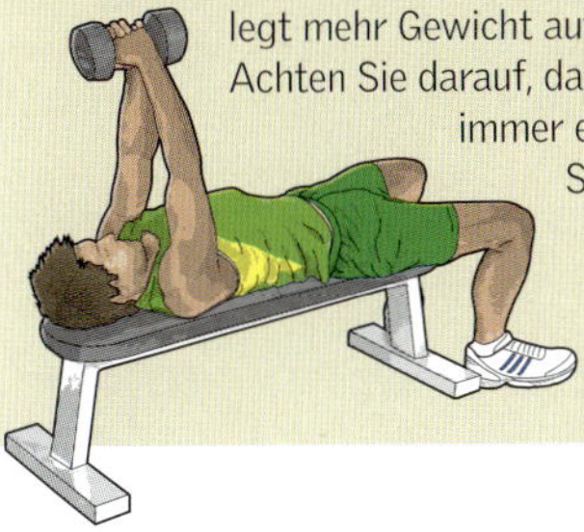

VORSICHT!

Ist das Gewicht zu schwer, kann der untere Rücken ins Hohlkreuz gehen, was für die Bandscheiben gefährlich ist. Trainieren Sie stets mit einem in der ganzen Bewegung kontrollierbaren Gewicht.

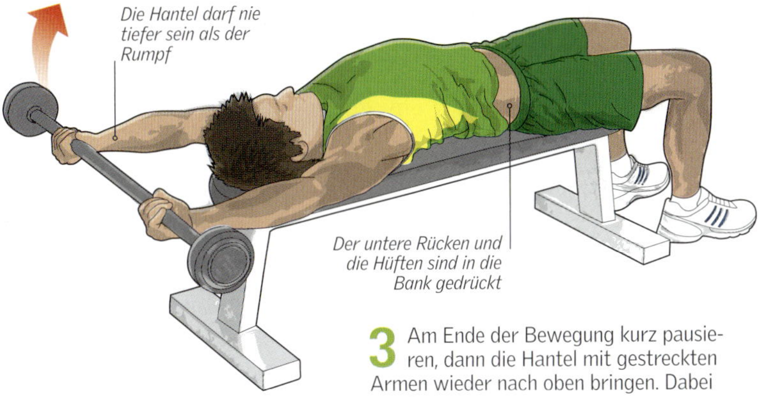

Die Hantel darf nie tiefer sein als der Rumpf

Der untere Rücken und die Hüften sind in die Bank gedrückt

3 Am Ende der Bewegung kurz pausieren, dann die Hantel mit gestreckten Armen wieder nach oben bringen. Dabei ausatmen.

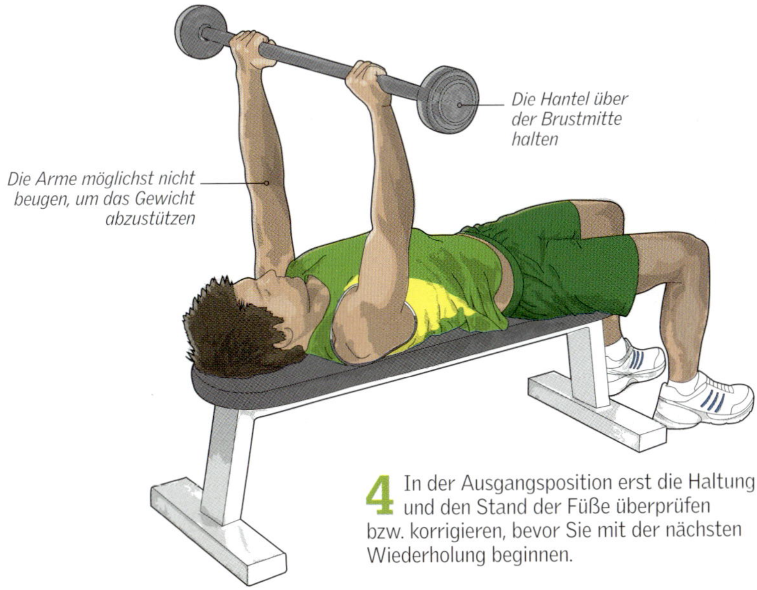

Die Hantel über der Brustmitte halten

Die Arme möglichst nicht beugen, um das Gewicht abzustützen

4 In der Ausgangsposition erst die Haltung und den Stand der Füße überprüfen bzw. korrigieren, bevor Sie mit der nächsten Wiederholung beginnen.

Bankdip

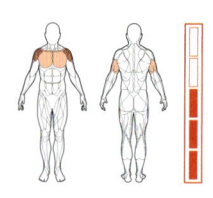

Bankdips sind eine gute Übung für den ganzen Oberkörper und bereiten hervorragend auf das Bankdrücken vor. Sie können die Übung mit nur einer Bank ausführen, eine zweite Bank für die Füße vereinfacht jedoch die Bewegung.

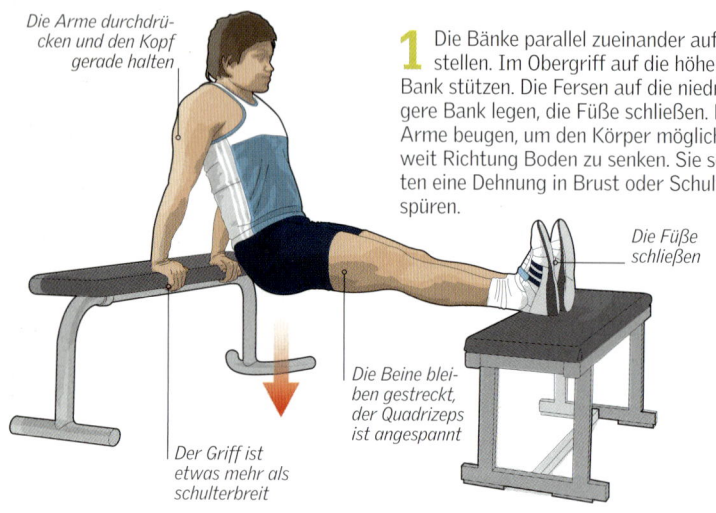

Die Arme durchdrücken und den Kopf gerade halten

1 Die Bänke parallel zueinander aufstellen. Im Obergriff auf die höhere Bank stützen. Die Fersen auf die niedrigere Bank legen, die Füße schließen. Die Arme beugen, um den Körper möglichst weit Richtung Boden zu senken. Sie sollten eine Dehnung in Brust oder Schultern spüren.

Die Füße schließen

Die Beine bleiben gestreckt, der Quadrizeps ist angespannt

Der Griff ist etwas mehr als schulterbreit

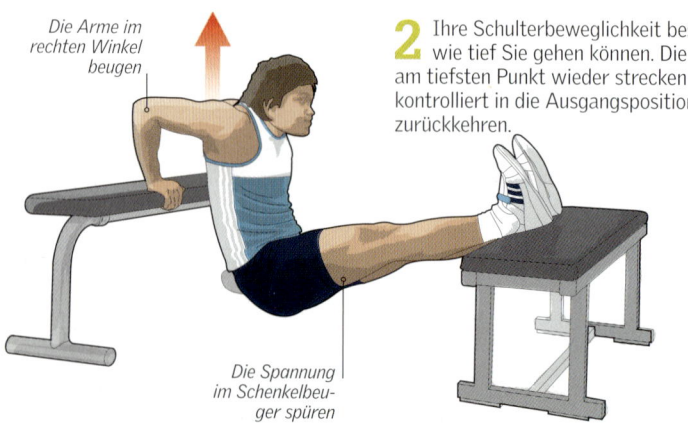

Die Arme im rechten Winkel beugen

2 Ihre Schulterbeweglichkeit bestimmt, wie tief Sie gehen können. Die Arme am tiefsten Punkt wieder strecken und kontrolliert in die Ausgangsposition zurückkehren.

Die Spannung im Schenkelbeuger spüren

VORSICHT!

Achten Sie darauf, dass die Bänke stabil genug sind, um Ihr Gewicht zu tragen, und die richtige Höhe haben, um Ihnen einen vollen Bewegungsradius zu ermöglichen.

Die Schultergelenke dürfen nicht über ihren normalen Bewegungsspielraum hinaus beansprucht werden. Den Rücken nicht krümmen und nahe an der Kante der Bank halten.

Barrendip

Barrendips sorgen für Kraft im Oberkörper und sind ein ideales Training für Wurfsportarten. Mit der Übung kommen Sie in Form – als Anfänger stützt Sie das Kniepolster an der Dipmaschine, indem es einen Teil Ihres Gewichts trägt.

》》BARRENDIPS SORGEN FÜR **KRAFT IM OBERKÖRPER** UND SIND EIN IDEALES TRAINING FÜR **WURF-SPORTARTEN. 《《**

Oberkörper aufrecht halten

1 Die Griffe mit einander zugewandten Handflächen greifen. Das Gewicht mit durchgedrückten Armen stemmen. Die Füße verschränken, um den Körper zu stabilisieren.

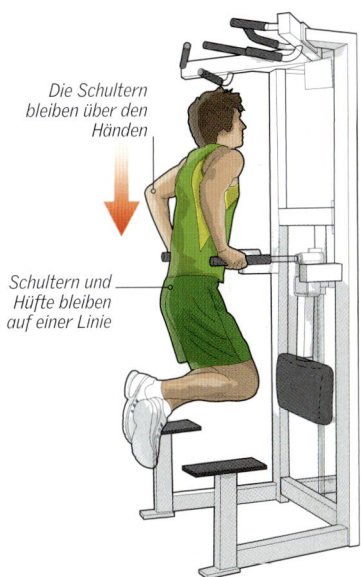

Die Schultern bleiben über den Händen

Schultern und Hüfte bleiben auf einer Linie

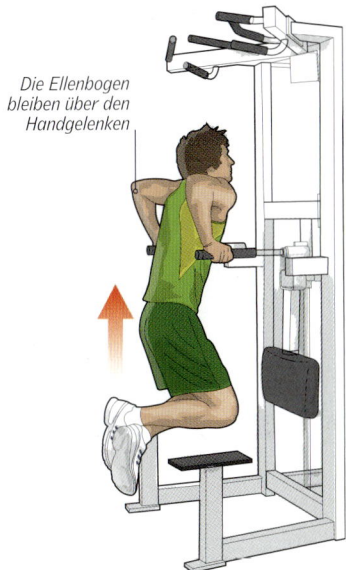

Die Ellenbogen bleiben über den Handgelenken

2 Tief einatmen und den Körper gerade halten. Die Ellenbogen beugen und den Körper zwischen den Griffen absenken. Dabei möglichst aufrecht bleiben.

3 Wenn Sie Ihren Körper nicht weiter absenken können oder sich Ihre Oberarme parallel zum Boden befinden, drücken Sie sich mit dem Ausatmen zurück in die Ausgangsposition.

Armbeuge am Kabelzug

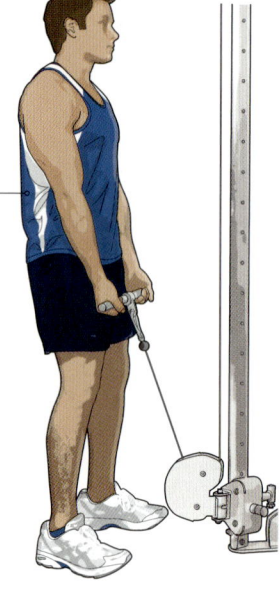

Der Vorteil der Armbeuge am Kabelzug im Vergleich zur Armbeuge mit Lang- oder Kurzhantel besteht darin, dass der Bizeps bei vollem Bewegungsradius trainiert wird.

》MIT DEM KABEL-ZUG TRAINIEREN SIE IHREN BIZEPS ÜBER DEN VOLLEN BEWEGUNGSRADIUS.《

Der Rücken muss gerade bleiben

1 Den Kabelzug unten befestigen. Die Füße stehen hüftbreit, die Knie leicht gebeugt. Die Stange so greifen, dass die Hand-flächen nach vorn zeigen.

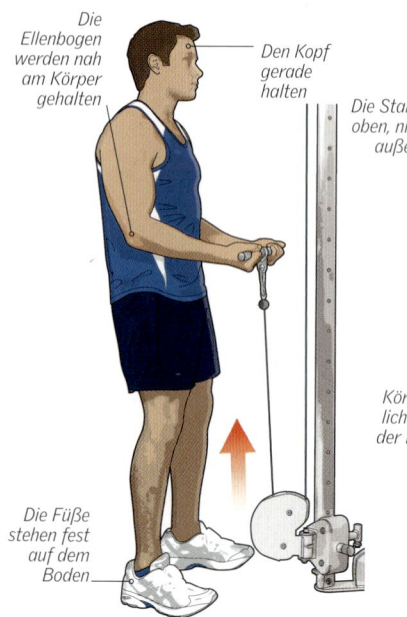

Die Ellenbogen werden nah am Körper gehalten

Den Kopf gerade halten

Die Füße stehen fest auf dem Boden

2 Die Stange aus dem Ellenbogen-gelenk langsam zur Brust ziehen. Dabei ausatmen und nicht zurücklehnen.

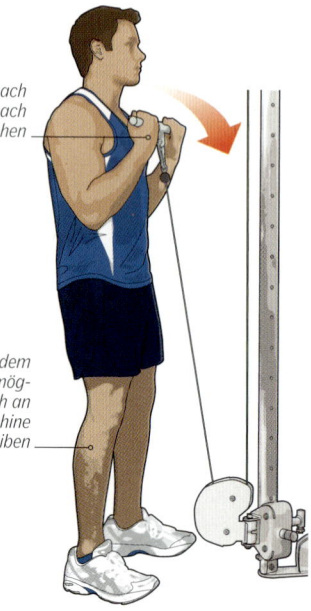

Die Stange nach oben, nicht nach außen ziehen

Mit dem Körper mög-lichst nah an der Maschine bleiben

3 Oben kurz pausieren. Dann die Stange langsam wieder bis auf Höhe der Oberschenkel absenken.

Arme

Armbeuge im Obergriff am Kabelzug

Wenn man den Kabelzug unten befestigt und eine kurze Stange wählt, ist die Übung etwas einfacher als mit freien Gewichten. Die konstante Spannung des Kabelzugs stellt für die Unterarmmuskeln eine andersartige Beanspruchung dar.

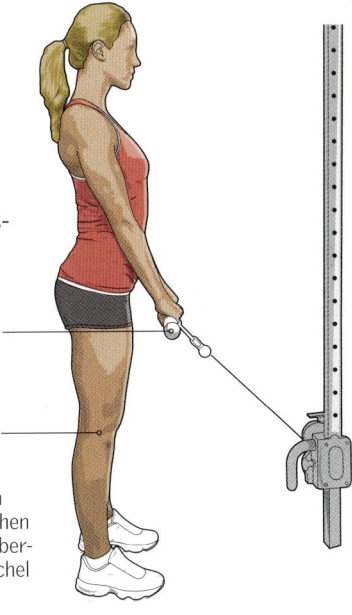

Der Handabstand ist etwa schulterbreit

Die Knie sind leicht gebeugt

1 Der Kabelzug ist unten befestigt, die Füße stehen hüftbreit. Die Stange im Obergriff halten, die Fingerknöchel zeigen nach vorn.

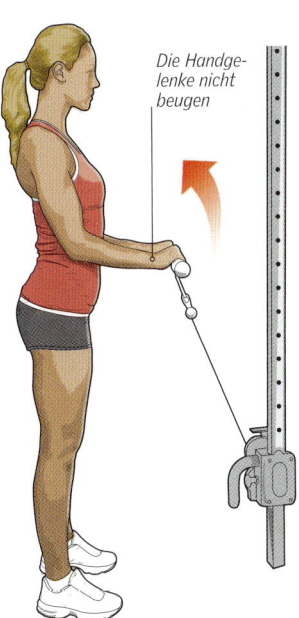

Die Handgelenke nicht beugen

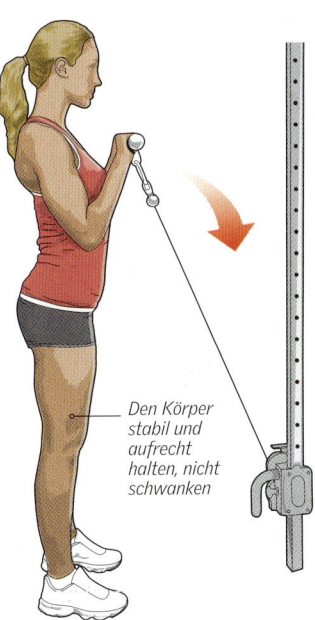

Den Körper stabil und aufrecht halten, nicht schwanken

2 Die Stange zum oberen Brustbereich ziehen. Die Ellenbogen bleiben dabei nah am Körper.

3 Wenn die Stange die Brust berührt, kurz pausieren. Dann kontrolliert in Position 1 zurückkehren.

Trizepsdrücken

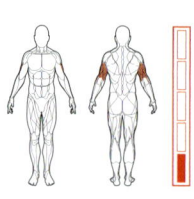

Dies ist eine Basisübung für Ihren Trizeps, der Ihren Oberarm bildet. Wenn Sie den Griff umkehren, wird daraus ein Rückenzug, der auch die Unterarmmuskeln trainiert.

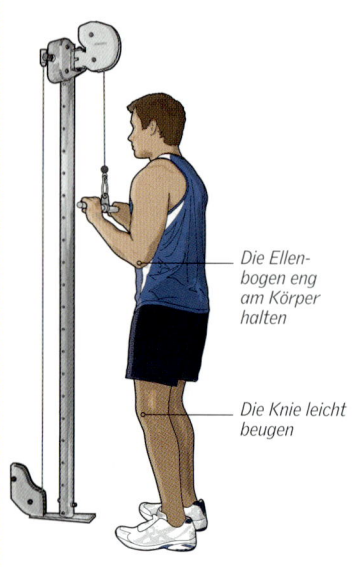

Die Ellenbogen eng am Körper halten

Die Knie leicht beugen

1 Den Kabelzug oben befestigen, das gewünschte Gewicht wählen und die Stange mit beiden Händen im Obergriff halten.

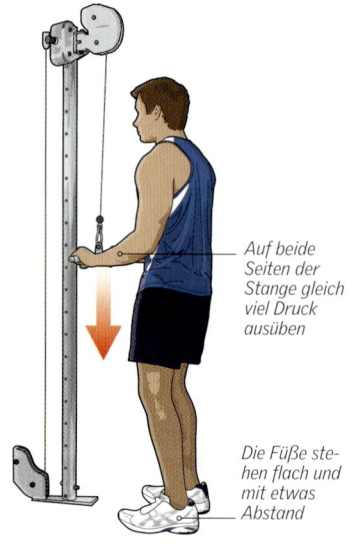

Auf beide Seiten der Stange gleich viel Druck ausüben

Die Füße stehen flach und mit etwas Abstand

2 Die Stange langsam und kontrolliert aus dem Ellenbogengelenk nach unten drücken. Rumpf, Beine und Hüften bewegen sich nicht.

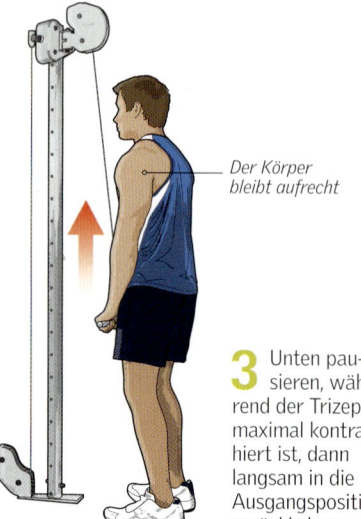

Der Körper bleibt aufrecht

3 Unten pausieren, während der Trizeps maximal kontrahiert ist, dann langsam in die Ausgangsposition zurückkehren.

VARIANTE

Sie können das Trizepsdrücken auch mit Seil, V-Griff oder Bügel ausführen (Letzteres, um die Arme einzeln zu trainieren, wenn sie ungleich entwickelt sind). Das Grundprinzip bleibt gleich: Die Bewegung erfolgt aus dem Ellenbogen, der eng am Körper anliegt.

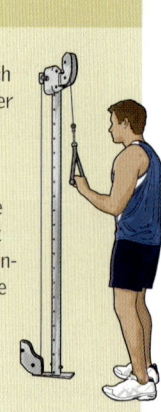

Arme

Trizepsstrecken über Kopf

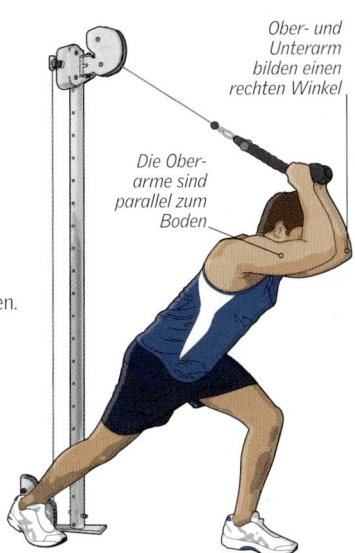

Diese etwas anspruchsvollere Übung trainiert neben dem Trizeps auch Rumpf, Beine und Schultern, indem der Körper eine feste Position einnimmt. Der Trizeps bleibt die gesamte Übung hindurch angespannt.

Ober- und Unterarm bilden einen rechten Winkel

Die Oberarme sind parallel zum Boden

1 Das gewünschte Gewicht wählen und ein Seil am Kabelzug befestigen. In den Ausfallschritt gehen und die Beine anspannen. Das Seil so greifen, dass die Ellenbogen nach vorn zeigen und die Arme nah am Kopf sind.

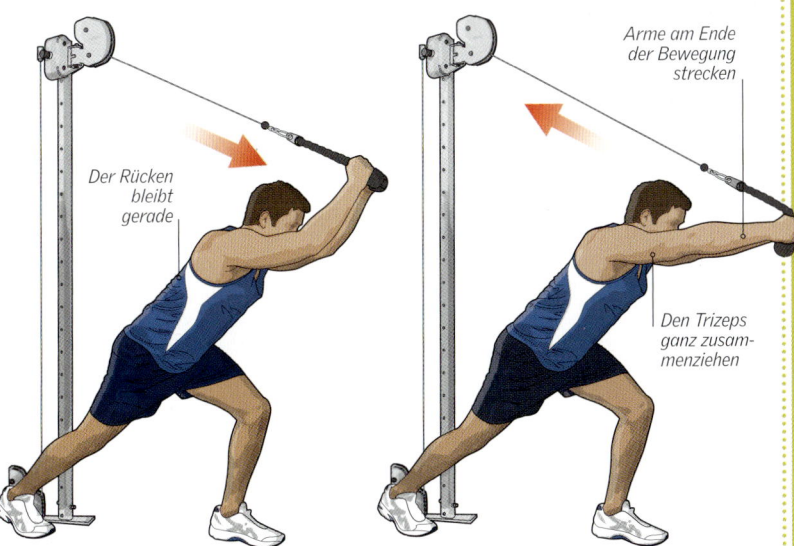

Der Rücken bleibt gerade

Arme am Ende der Bewegung strecken

Den Trizeps ganz zusammenziehen

2 Bauch- und Rumpfmuskeln anspannen, die Arme strecken und den Trizeps in einem langsamen, kontrollierten Zug zusammenziehen. Oberkörper und Hüften bleiben in ihrer Position.

3 Die Arme ganz strecken, bis der Trizeps vollständig kontrahiert ist, dabei ausatmen. Langsam und kontrolliert in die Ausgangsposition zurückkehren. Die Hände bleiben nah am Kopf, der Stand ist stabil.

Handgelenk-strecken

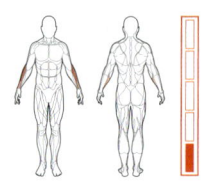

Beim Training mit schweren Gewichten stellt ein schwacher Griff ein Problem dar. Diese Übung kräftigt die Unterarme, sodass die großen Muskelgruppen länger mit schwereren Gewichten belastet werden können.

》》DIESE ÜBUNG KRÄFTIGT DIE UNTERARME, SODASS SIE **SCHWERERE GEWICHTE ÜBER LÄNGERE ZEIT** HALTEN KÖNNEN.**《《**

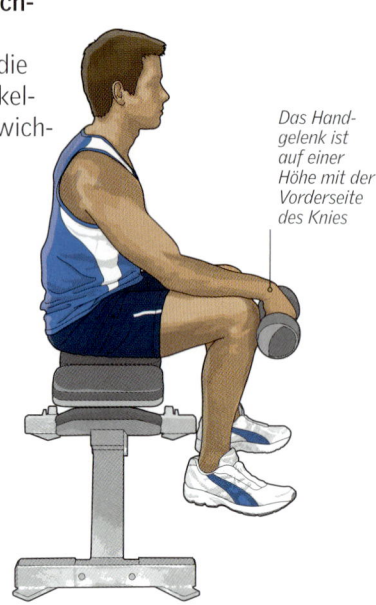

Das Handgelenk ist auf einer Höhe mit der Vorderseite des Knies

1 Setzen Sie sich auf eine Bank und greifen Sie eine Hantel im Obergriff. Der Unterarm ruht längs auf dem Oberschenkel.

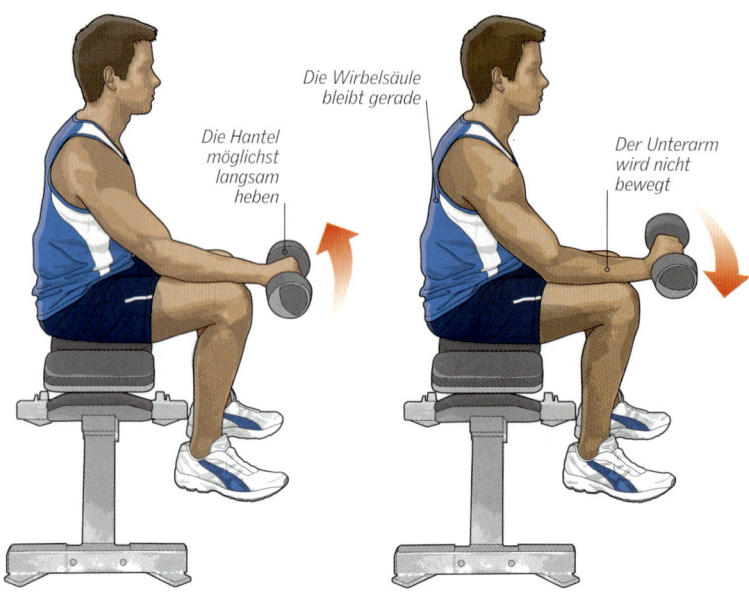

Die Hantel möglichst langsam heben

Die Wirbelsäule bleibt gerade

Der Unterarm wird nicht bewegt

2 Der Unterarm wird nicht bewegt, wenn Sie die Hantel nun langsam und kontrolliert aus dem Handgelenk über die Horizontale hinaus anheben.

3 Die Hantel nur aus dem Handgelenk langsam in die Ausgangsposition zurückbringen. Den Satz beenden und die Übung mit dem anderen Arm wiederholen.

Handgelenkbeugen

Diese Übung isoliert die Unterarme. Von ihr profitiert jeder, der schwer hebt – sei es am Arbeitsplatz oder bei einem sportlichen Wettkampf.

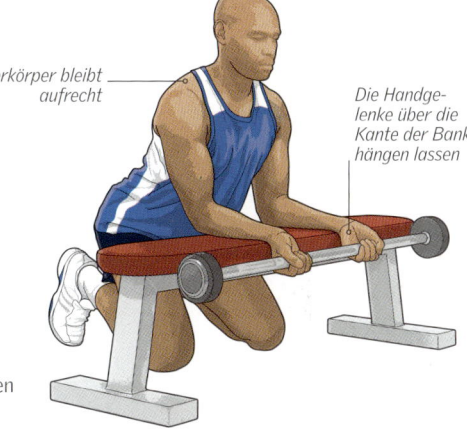

Der Oberkörper bleibt aufrecht

Die Handgelenke über die Kante der Bank hängen lassen

1 Auf einer Matte vor eine Bank knien. Die Hantel so halten, dass die Handflächen nach oben zeigen. Die Unterarme ruhen auf dem Bankpolster.

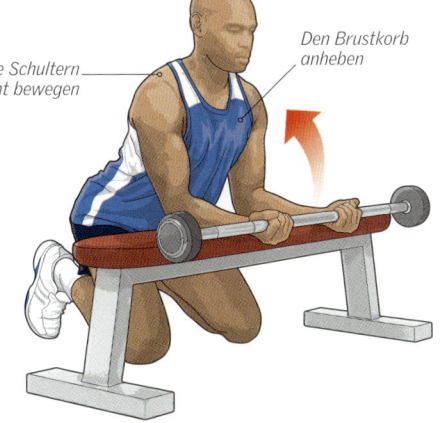

Die Schultern nicht bewegen

Den Brustkorb anheben

2 Die Unterarme werden nicht bewegt. Die Hantel aus den Handgelenken heraus so hoch heben, wie es Ihnen möglich ist.

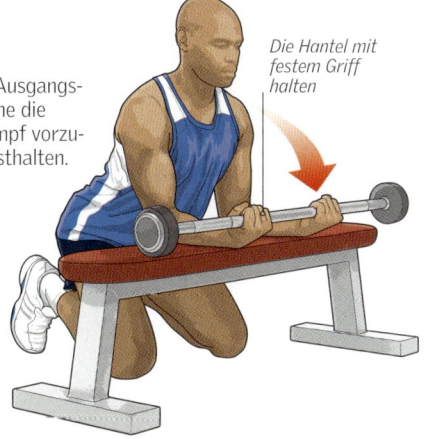

Die Hantel mit festem Griff halten

3 Die Hantel langsam in die Ausgangsposition zurückbringen, ohne die Arme zu strecken oder den Rumpf vorzubeugen. Die Hantel stets gut festhalten.

VORSICHT!

Den Griff beim Ablassen fest schließen, sonst riskieren Sie, Ihre Handgelenke zu verletzen oder das Gewicht fallen zu lassen.

Arme

Armbeuge mit Langhantel

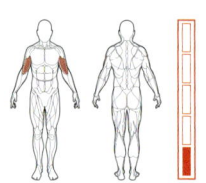

Diese klassische Armübung kräftigt den Bizeps und erhöht sein Volumen. Es gibt sie in zahlreichen Varianten. Die Armbeuge mit der Langhantel im Stehen schöpft den gesamten Bewegungsradius besonders effektiv aus.

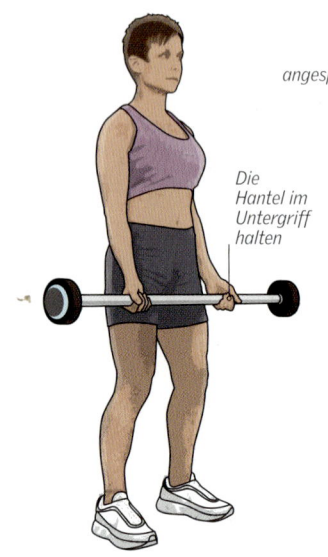

Die Hantel im Untergriff halten

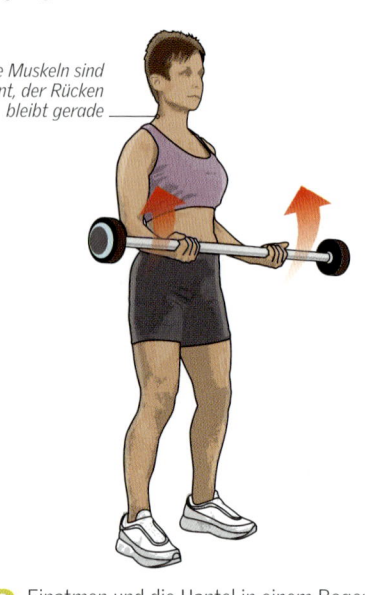

Alle Muskeln sind angespannt, der Rücken bleibt gerade

1 Aufrecht stehen, die Füße sind schulterbreit auseinander, die Schultern unten, Rücken und Brustkorb sind gestreckt.

2 Einatmen und die Hantel in einem Bogen nach oben bringen. Die Ellenbogen bleiben eng am Körper. Während der Belastung ausatmen.

3 Die Hantel bis knapp unter das Schlüsselbein bringen. Pausieren, wenn der Bizeps ganz zusammengezogen ist. Die Ellenbogen sollten senkrecht nach unten zeigen. In die Ausgangsposition zurückkehren.

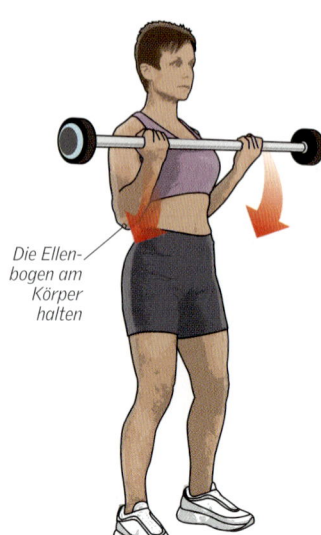

Die Ellenbogen am Körper halten

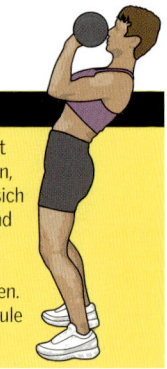

VORSICHT!

Trainieren Sie nicht mit zu schweren Gewichten, denn dann lehnt man sich automatisch zurück und arbeitet mit Schwung, statt das Gewicht mit Muskelkraft zu bewegen. Das kann die Wirbelsäule schädigen.

Armbeuge am Bizeps-Curlpult

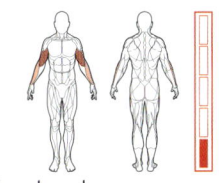

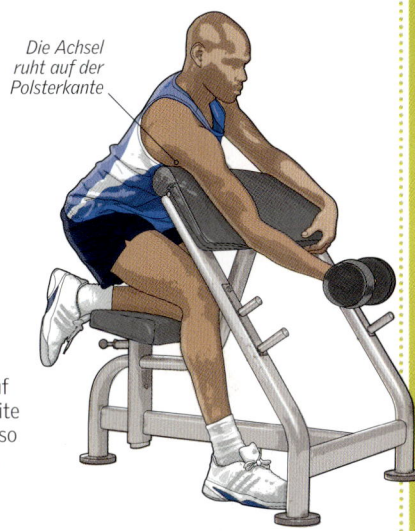

Gut modellierte Oberarme sehen nicht nur beeindruckend aus, ihre Kraft wird auch für viele Sportarten benötigt. Diese Übung isoliert die Vorzeigemuskeln auf der Oberarmvorderseite. Weil die Oberarme auf dem Curlpult ruhen, bleibt die Schulter unbeweglich.

Die Achsel ruht auf der Polsterkante

»DIESE ÜBUNG ISOLIERT DEN BLICKFANG AN DER VORDERSEITE DER OBERARME.**«**

1 Setzen oder knien Sie sich auf die Bank, die Oberarmrückseite ruht auf dem Polster. Die Hantel so halten, dass die Handfläche nach oben zeigt.

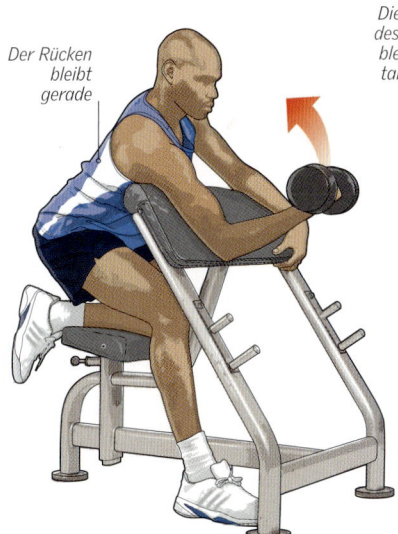

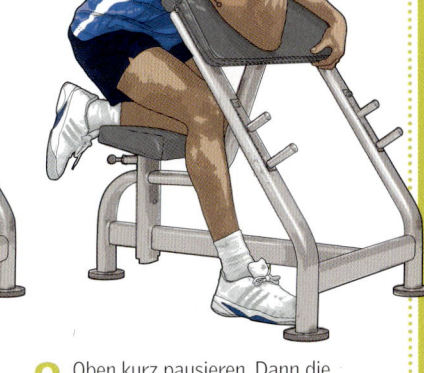

Der Rücken bleibt gerade

Die Rückseite des Oberarms bleibt in Kontakt mit dem Polster

2 Die Stange langsam zur Brust ziehen. Die Bewegung erfolgt aus dem Ellenbogengelenk. Dabei ausatmen und nicht zurücklehnen.

3 Oben kurz pausieren. Dann die Stange langsam senken, bis sie sich wieder in Position 1 auf Höhe der Oberschenkel befindet.

Hammergriff-Armbeuge

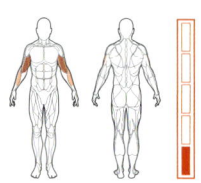

Diese Variante des Armbeugens (s. S. 86) trainiert auch die Unterarme und belastet die Handgelenke weniger, die in einer natürlicheren Position bleiben. Versuchen Sie, sie sitzend auf einer Schrägbank zu absolvieren, um den möglichen Bewegungsradius zu erhöhen.

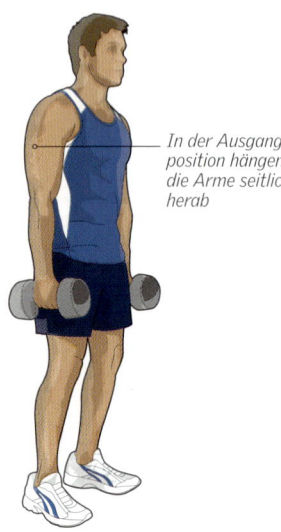

In der Ausgangsposition hängen die Arme seitlich herab

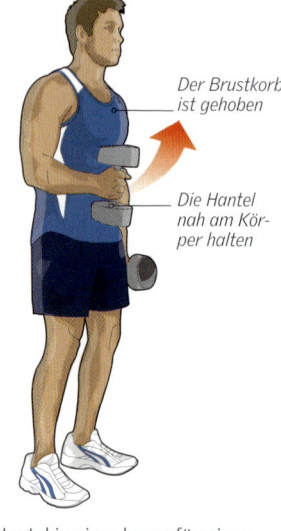

Der Brustkorb ist gehoben

Die Hantel nah am Körper halten

1 Aufrecht stehen, die Hanteln hängen seitlich herab, die Daumen sind innen. Die Schultern werden zurückgenommen, der Brustkorb ist gehoben, der Rücken gerade.

2 Die Hantel in einer bogenförmigen Bewegung zur Schulter heben. Die Bauchmuskeln bleiben die ganze Zeit angespannt, der Brustkorb angehoben.

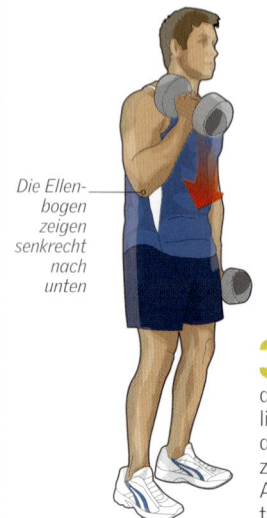

Die Ellenbogen zeigen senkrecht nach unten

3 Oben kurz pausieren, bevor Sie das Gewicht kontrolliert und langsam in die Ausgangsposition zurückbringen. Beide Arme im Wechsel trainieren.

VORSICHT!

Lehnen Sie sich nicht zurück – sonst riskieren Sie nicht nur eine Verletzung des unteren Rückens, die Übung ist auch weniger effektiv. Die Ellenbogen dürfen nicht nach vorn zeigen, sonst werden die Deltamuskeln und nicht der Bizeps trainiert.

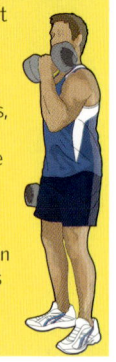

Armbeuge mit Kurzhantel auf der Schrägbank

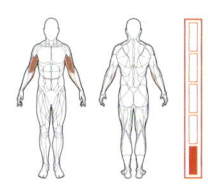

Diese Variante der Armbeuge (s. S. 86) führen Sie auf der Schrägbank sitzend aus. Diese Position erhöht den Bewegungsradius und isoliert die Muskeln besser als die Basisübung. Außerdem bringt sie Abwechslung in Ihr Workout.

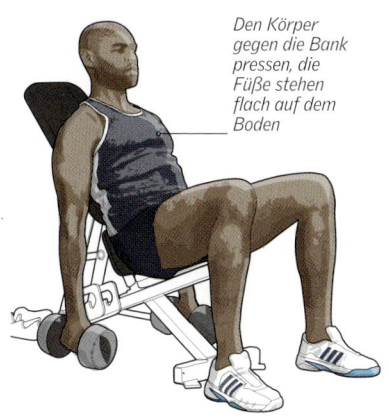

Den Körper gegen die Bank pressen, die Füße stehen flach auf dem Boden

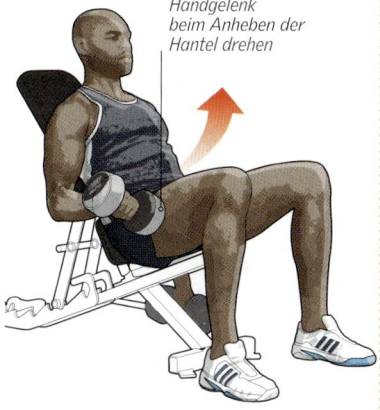

Handgelenk beim Anheben der Hantel drehen

1 Nehmen Sie auf einer im 45°-Winkel geneigten Schrägbank Platz. Jede Hand hält eine Kurzhantel, die Arme hängen seitlich herab. Der Rücken muss gut gestützt sein.

2 Eine Hantel in einer bogenförmigen Bewegung zur Schulter heben, ohne damit Schwung zu holen. Dabei die Innenseite des Handgelenks zum Oberarm drehen.

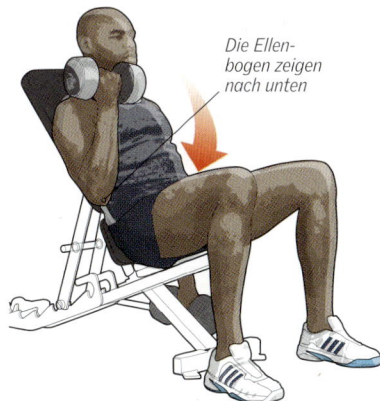

Die Ellenbogen zeigen nach unten

3 Oben kurz pausieren und anschließend kontrolliert und langsam in die Ausgangsposition zurückkehren. Die Übung mit dem anderen Arm wiederholen.

》》DIESE ÜBUNG ERLAUBT IHNEN EINEN GROSSEN BEWEGUNGS-RADIUS UND BRINGT ABWECHSLUNG IN IHR ARMTRAINING. 《《

Trizepsstrecken mit Kurzhantel

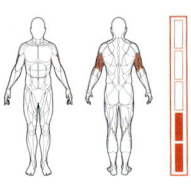

Diese Übung trainiert den Trizeps, der die meiste Muskelmasse am Oberarm ausmacht. Wird sie statt im Sitzen oder Liegen im Stehen ausgeführt, werden auch die Rumpfmuskeln beteiligt. Das kräftigt zusätzlich den Oberkörper.

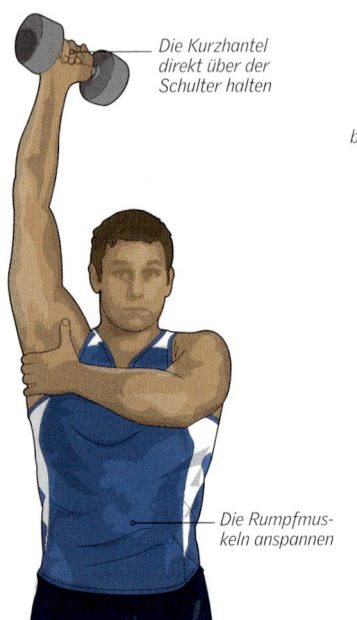

Die Kurzhantel direkt über der Schulter halten

Die Rumpfmuskeln anspannen

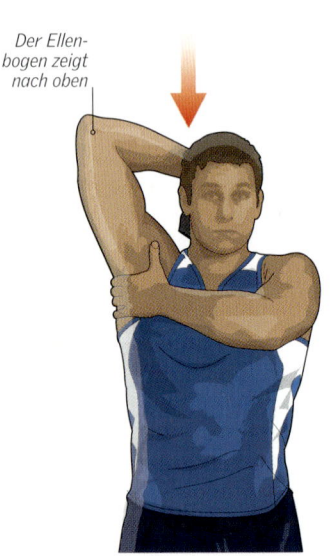

Der Ellenbogen zeigt nach oben

1 Die Füße stehen hüftbreit, und die Knie sind locker. Die Kurzhantel mit einer Hand auf Armlänge über den Kopf strecken. Den freien Arm quer vor den Oberkörper legen.

2 Die Hantel hinter dem Kopf ablassen. Der Rücken bleibt dabei gerade. Am Ende der Bewegung kurz pausieren, dann die Hantel langsam in die Ausgangsposition zurückbringen.

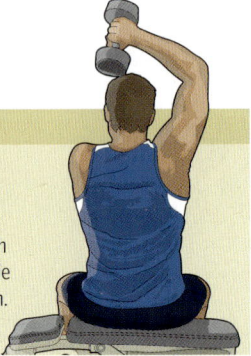

VARIANTE

Anfängern kann es schwerfallen, das Gleichgewicht zu halten, wenn sie diese Übung im Stehen durchführen. Um Ihre Stabilität zu verbessern, können Sie sich mit Ihrer freien Hand festhalten oder die Übung auf einer Bank sitzend ausführen. Eine Rückenlehne ist dabei von Vorteil.

Trizepsstrecken mit Langhantel

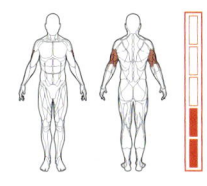

Diese Übung trainiert den Trizeps beider Arme gleichzeitig. Sie können sie mit einer normalen oder mit einer SZ-Langhantel ausführen. Letztere erlaubt eine natürlichere Haltung von Handgelenken und Unterarmen.

VORSICHT!

Wenn Sie die Hantel zu schnell ablassen, prallt sie auf den Nacken und kann die Wirbel ernsthaft beschädigen. Bleiben Sie beim Training immer im Rahmen Ihrer Möglichkeiten und senken Sie das Gewicht sehr kontrolliert auf Höhe des oberen Rückens ab.

Die Rumpfmuskeln anspannen, um stabil zu bleiben

1 Setzen Sie sich auf ein Bankende und halten Sie die Hantel im schulterbreiten Griff über den Kopf. Die Fingerknöchel zeigen nach hinten.

Die Oberarme werden nicht bewegt

Die Oberarme bleiben nah am Kopf

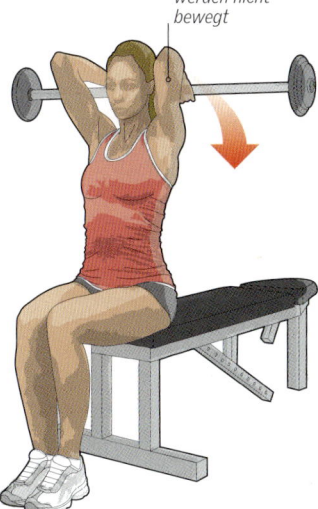

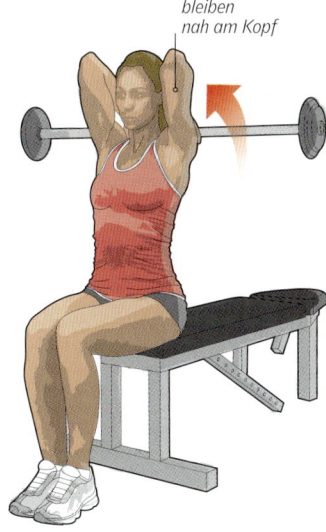

2 Die Hantel langsam hinter dem Kopf bis zum oberen Rücken ablassen, bis die Unterarme den Bizeps berühren.

3 Die Rumpfmuskeln anspannen, die Unterarme strecken und kontrolliert in die Ausgangsposition zurückkehren.

Bankdrücken im engen Griff

Auf den ersten Blick erinnert diese Übung an das normale Bankdrücken, aber indem man in einem engen Griff trainiert, beansprucht man Trizeps und vorderen Deltamuskel mehr als die Brustmuskeln. Die Übung vergrößert den Trizeps und ist ideal für Kraftdreikämpfer.

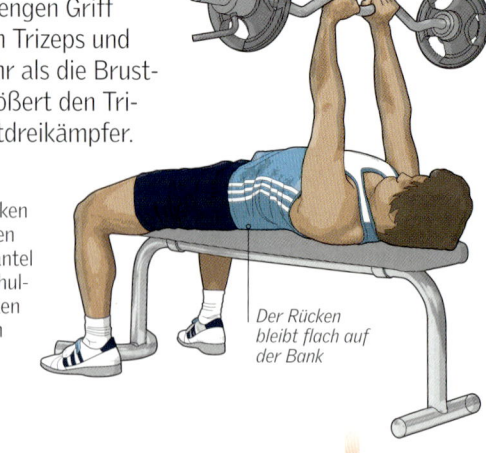

1 Legen Sie sich mit dem Rücken auf die Bank, die Füße stehen fest auf dem Boden. Eine SZ-Hantel im Obergriff etwas enger als schulterbreit halten. Die Arme strecken und die Hantel über dem oberen Brustbereich halten.

Der Rücken bleibt flach auf der Bank

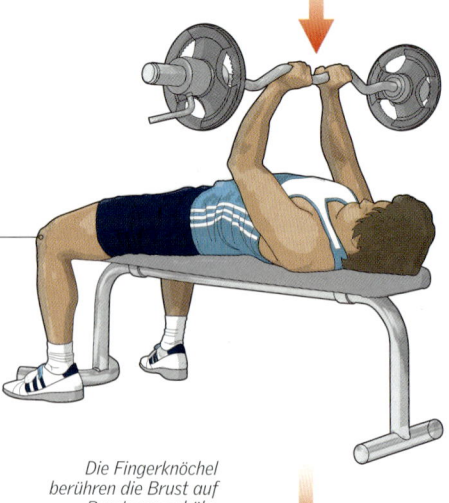

2 Achten Sie darauf, dass die Hantel stabil ist und Sie sie kontrollieren können. Die Ellenbogen anwinkeln und die Hantel zur Brust senken, dabei einatmen.

Ober- und Unterschenkel bilden einen rechten Winkel

Die Fingerknöchel berühren die Brust auf Brustwarzenhöhe

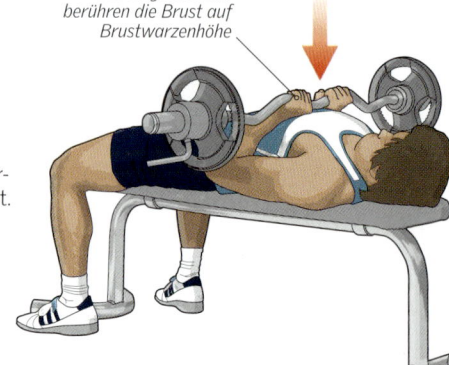

3 Die Hantel so weit senken, bis die Hände die Brust berühren. Fassen Sie die Stange richtig. Die Ellenbogen dürfen nicht zur Seite hin ausbrechen, sonst werden überwiegend die Brustmuskeln trainiert.

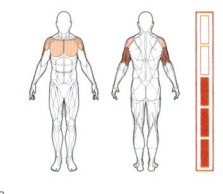

VORSICHT!

Wenn Ihre Muskeln bei dieser Übung versagen, riskieren Sie schwere Verletzungen! Trainieren Sie nur in Gegenwart einer kompetenten, erfahrenen Aufsichtsperson – niemals allein! Die Füße haben ständig Bodenkontakt, denn sonst verdrehen Sie den unteren Rücken und verletzen sich. Nur innerhalb der eigenen Grenzen trainieren!

Die Hantel gerade und kontrolliert halten

4 Die Hantel auf Armlänge strecken, die Bewegung erfolgt senkrecht zu den Schultern. Dabei ausatmen, die Ellenbogen bleiben eng am Körper, die Füße sind gegen den Boden gedrückt.

Die Füße fest in den Boden drücken

Die Hantel senkrecht zur Schulter halten

5 In die Ausgangsposition zurückkehren und die Arme dabei ganz durchdrücken.

Die Füße fest in den Boden drücken

VARIANTE

Die Liegestütze im engen Griff ist eine verwandte Übung, die den Trizeps mit etwa zwei Dritteln Ihres Körpergewichts trainiert. Mithilfe der Position Ihrer Hände und der Richtung, in die Ihre Ellenbogen zeigen, können Sie Trizeps und Deltamuskeln gut isolieren. Diese Übung ist außerdem sicher und erfordert keinerlei Ausrüstung.

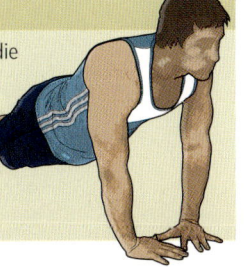

Trizepsstrecken im Liegen

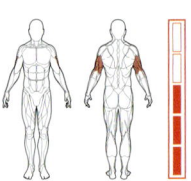

Diese Übung ist auch als »Skullcrusher« bekannt, da die Hantel sehr nah an den Kopf geführt wird. Sie ist sehr effektiv für den Trizeps und erfordert eine korrekte Technik.

VORSICHT!

Kontrollieren Sie die Bewegung genau und nähern Sie die Hantel dem Kopf nur ganz langsam, damit Sie sich nicht den Schädel einschlagen! Die Hantel immer zur Stirn, nie zur Nase hin führen, um die Handgelenke etwas weniger stark zu belasten.

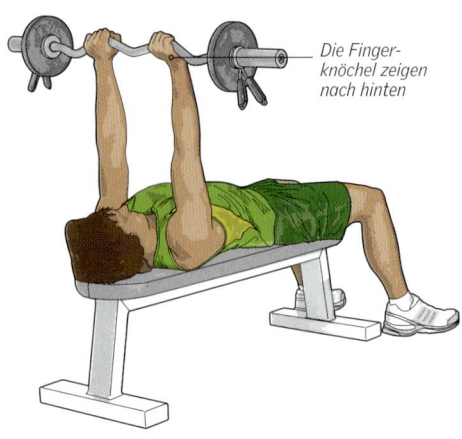

Die Fingerknöchel zeigen nach hinten

1 Auf eine Bank legen und die Füße flach auf dem Boden aufstellen. Die SZ-Langhantel schulterbreit halten, die Arme über der Brust strecken.

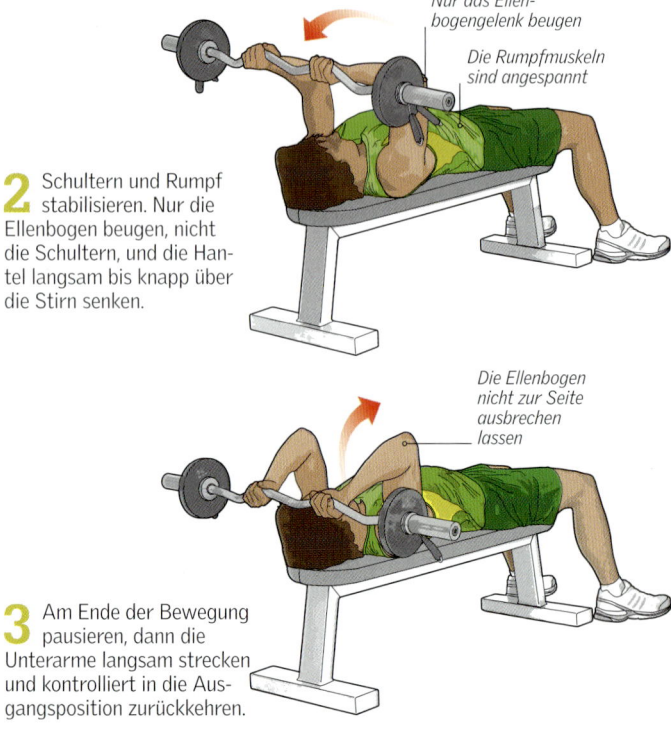

Nur das Ellenbogengelenk beugen

Die Rumpfmuskeln sind angespannt

2 Schultern und Rumpf stabilisieren. Nur die Ellenbogen beugen, nicht die Schultern, und die Hantel langsam bis knapp über die Stirn senken.

Die Ellenbogen nicht zur Seite ausbrechen lassen

3 Am Ende der Bewegung pausieren, dann die Unterarme langsam strecken und kontrolliert in die Ausgangsposition zurückkehren.

Arme

Trizeps-Kickback

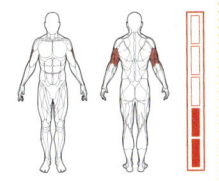

Wenn Sie sich gut abstützen, trainiert die Übung gezielt den Trizeps. Ein gerader Rücken und eine korrekte Ausführung sind wichtig. Die Haltung möglichst im Spiegel kontrollieren.

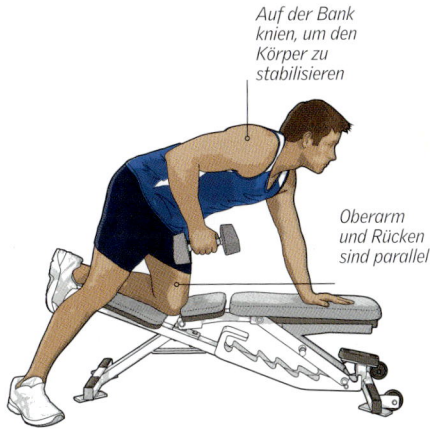

Auf der Bank knien, um den Körper zu stabilisieren

Oberarm und Rücken sind parallel

1 Das linke Knie und die linke Hand auf die Bank stützen. Aus der Hüfte vorbeugen und mit der rechten Hand eine Kurzhantel greifen.

VORSICHT!

Die Hantel langsam heben und ablassen. Wenn man mit Schwung arbeitet, verdreht sich der Rumpf, und der untere Rücken ist verletzungsgefährdet.

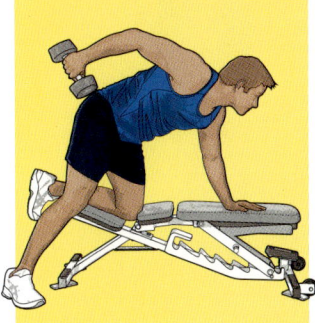

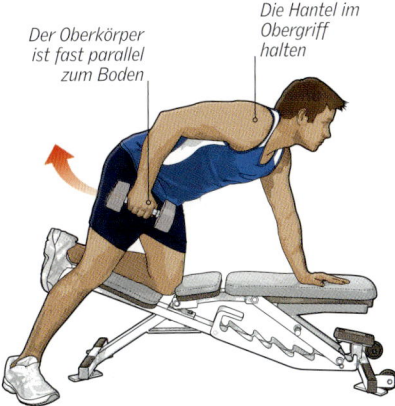

Der Oberkörper ist fast parallel zum Boden

Die Hantel im Obergriff halten

2 Alle Muskeln anspannen. Den Trainingsarm aus dem Ellenbogengelenk heraus strecken, das Gewicht kontrolliert in die Horizontale bringen.

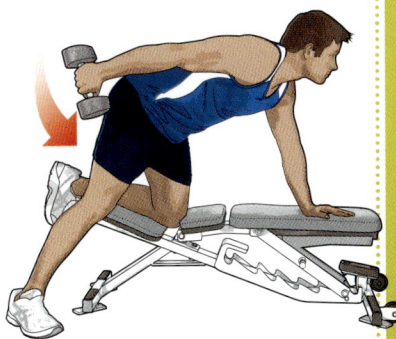

3 Oben kurz pausieren, dann langsam in die Ausgangsposition zurückkehren. Den Satz beenden und die Übung mit dem anderen Arm wiederholen.

Arme

Frontheben mit Kurzhanteln

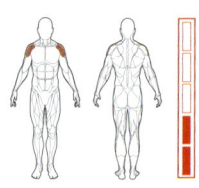

Diese Übung entwickelt und modelliert die kleineren Schultermuskeln. Diese bringen Sie in Form für andere Übungen. Sie können beide Arme gleichzeitig oder im Wechsel heben.

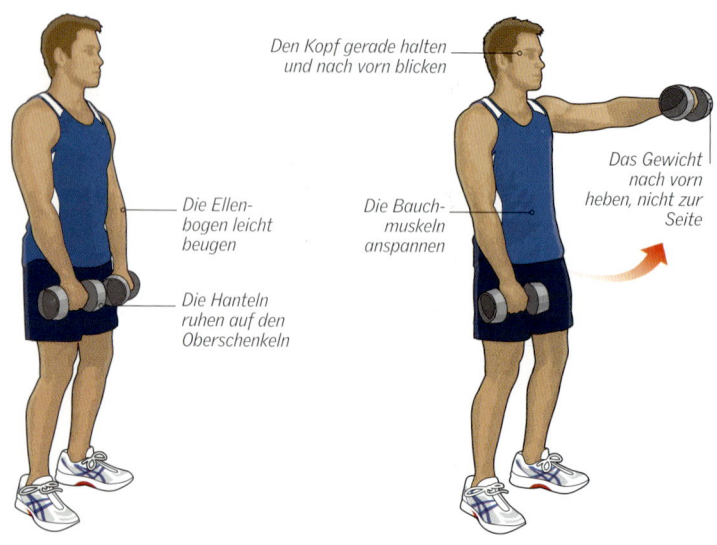

Den Kopf gerade halten und nach vorn blicken

Die Ellenbogen leicht beugen

Die Hanteln ruhen auf den Oberschenkeln

Die Bauchmuskeln anspannen

Das Gewicht nach vorn heben, nicht zur Seite

1 Aufrecht stehen, die Füße sind hüftbreit auseinander, die Knie leicht gebeugt. Die Hanteln im Obergriff halten.

2 Die Ellenbogen bleiben leicht gebeugt, und der Rücken ist gerade. Mit dem Einatmen eine Hantel langsam auf Augenhöhe bringen.

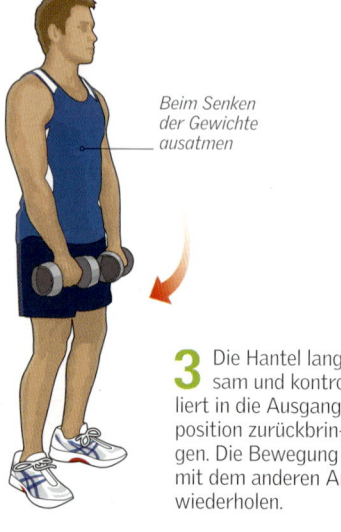

Beim Senken der Gewichte ausatmen

3 Die Hantel langsam und kontrolliert in die Ausgangsposition zurückbringen. Die Bewegung mit dem anderen Arm wiederholen.

VORSICHT!

Nicht zurücklehnen und dabei die Hantel hochschwingen! Die Übung ist auf diese Weise nicht nur wenig effektiv, sondern kann auch zu Verletzungen am unteren Rücken führen. Nehmen Sie lieber ein leichteres Gewicht oder praktizieren Sie die Übung, indem Sie sich an eine Wand lehnen.

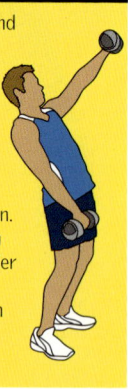

Seitheben mit Kurzhanteln

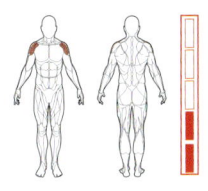

Das ist eine gute Übung für einen breiten oberen Rücken. Sie bringt Wettbewerbsvorteile für Schlag- und Mannschaftssportarten, bei denen die Kombination von Kraft und Geschwindigkeit eine Rolle spielt.

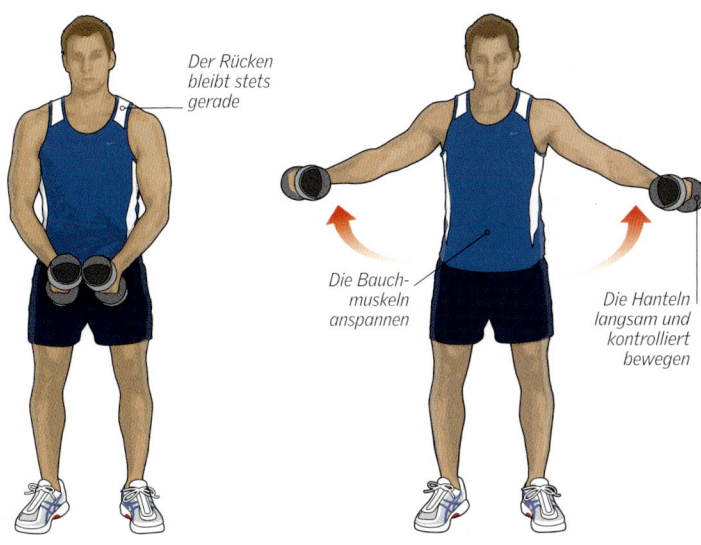

Der Rücken bleibt stets gerade

Die Bauch- muskeln anspannen

Die Hanteln langsam und kontrolliert bewegen

1 Die Füße sind hüftbreit auseinander, die Knie leicht gebeugt. Beide Kurzhanteln vor den Körper halten, die Fingerknöchel zeigen zur Seite.

2 Die Rumpfmuskeln anspannen. Die Hanteln mit leicht gebeugten Ellenbogen seitlich bis auf Augenhöhe heben.

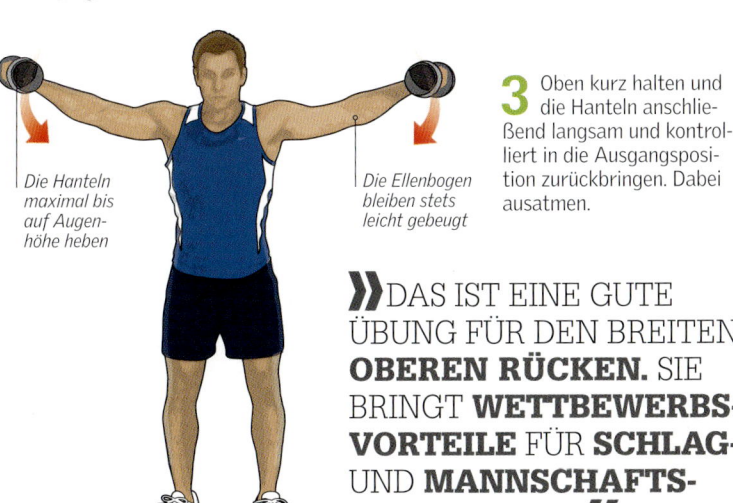

Die Hanteln maximal bis auf Augen- höhe heben

Die Ellenbogen bleiben stets leicht gebeugt

3 Oben kurz halten und die Hanteln anschließend langsam und kontrolliert in die Ausgangsposition zurückbringen. Dabei ausatmen.

>> DAS IST EINE GUTE ÜBUNG FÜR DEN BREITEN **OBEREN RÜCKEN.** SIE BRINGT **WETTBEWERBS- VORTEILE** FÜR **SCHLAG-** UND **MANNSCHAFTS- SPORTARTEN.** <<

Schultern

Frontdrücken

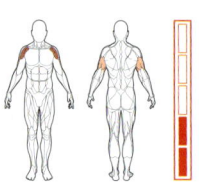

Das Frontdrücken ist einfach, aber effektiv. Auf dieser Basisübung bauen alle weiteren Schulterübungen auf.

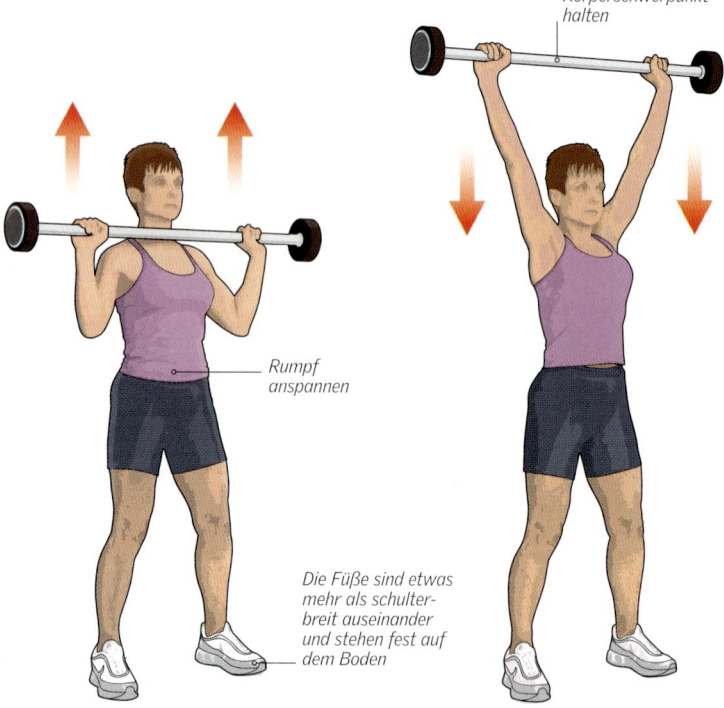

Die Hantel über dem Körperschwerpunkt halten

Rumpf anspannen

Die Füße sind etwas mehr als schulterbreit auseinander und stehen fest auf dem Boden

1 Die Hantel vor den Schultern halten. Die Schultermuskeln anspannen und die Hantel in einem flachen Bogen am Gesicht vorbei bis knapp hinter den Kopf bringen.

2 Die Hantel gut festhalten und mit derselben bogenförmigen Bewegung in die Ausgangsposition zurückbringen.

VORSICHT!

Achten Sie darauf, dass Ihr Rücken gerade bleibt. Wer den Rücken beugt, unterstützt die Schultern und macht die Übung weniger effektiv, außerdem wird dann die untere Wirbelsäule extrem belastet. Die Handgelenke stabilisieren und stets direkt unter der Hantel halten – wenn man sie anwinkelt, riskiert man Verletzungen. Außerdem den Kopf etwas zurücknehmen, wenn Sie die Hantel heben, damit Sie sich nicht am Kinn stoßen.

VARIANTE

Frontdrücken kann auch im Sitzen durchgeführt werden. So vermeiden Sie es, mit den Beinen »nachzuhelfen«, und das Training geht noch gezielter auf die Arme. Den Rücken gerade halten und die Füße fest auf dem Boden abstellen.

Schultern

Schulterpressen mit Kurzhanteln

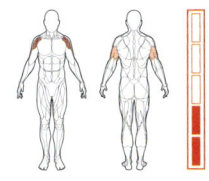

Sie können diese Variante des Schulterpressens im Sitzen, im Stehen oder mit beiden Armen im Wechsel ausführen. Gegenüber dem Frontdrücken hat diese Übung den Vorteil, dass Sie die Hantel nicht um das Gesicht herumführen.

Die Hanteln dürfen sich hinter dem Kopf leicht berühren

Die Hanteln beim Anheben drehen

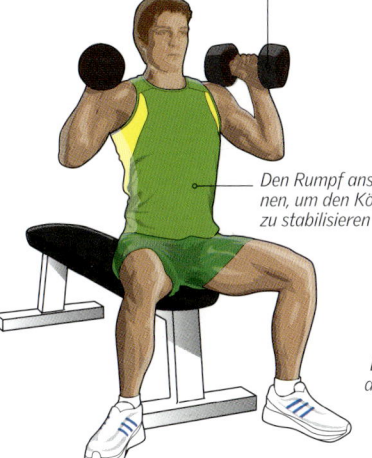

Den Rumpf anspannen, um den Körper zu stabilisieren

Die Füße flach auf dem Boden halten

1 Auf das Ende einer Bank setzen, die Kurzhanteln auf Schulterhöhe halten und beim Ausatmen mit den Schultermuskeln auf Armlänge hochdrücken.

2 Die Hanteln oben kurz halten, ohne die Arme durchzudrücken. Dann langsam und kontrolliert in die Ausgangsposition zurückkehren.

VARIANTE

Wenn Sie sich noch nicht zutrauen, mit freien Gewichten zu trainieren, können Sie das Schulterpressen auch an einer Maschine üben. Das ist allerdings weniger effektiv als das Schulterpressen im Sitzen oder Stehen, da Ihr Körper von der Maschine gestützt wird. Dabei immer nur an Maschinen trainieren, die auf Ihre Körpergröße und Gliedmaßenlänge eingestellt sind!

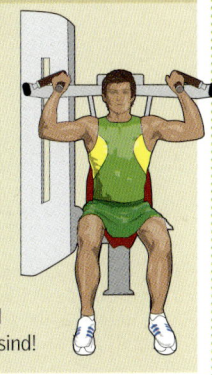

»KURZHANTELN DRÜCKEN KANN MAN IM SITZEN ODER STEHEN. IHRE **RUMPFMUSKELN** STABILISIEREN DABEI IHREN KÖRPER.**«**

Schultern

Rudern aufrecht

Diese Übung kräftigt den Schulterbereich sowie den oberen Rücken und trägt somit zu einer verbesserten Haltung bei. Bei schmerzenden oder steifen Schultern sollten Sie allerdings lieber darauf verzichten!

1 Die Füße stehen hüftbreit. Die Hantel im engen Obergriff halten, die Handflächen zeigen zum Körper. Die Hantel heben und auf den Oberschenkeln ruhen lassen.

2 Die Hantel langsam zum Kinn ziehen. Eng am Körper halten. Die Ellenbogen sind oberhalb der Stange und zeigen nach oben. Der Rücken ist angespannt und gerade.

3 Die Hantel kontinuierlich weiter anheben, bis sie auf Kinnhöhe ist. Die Hände unter Ellenbogenniveau halten. Am Ende der Bewegung die Position kurz halten.

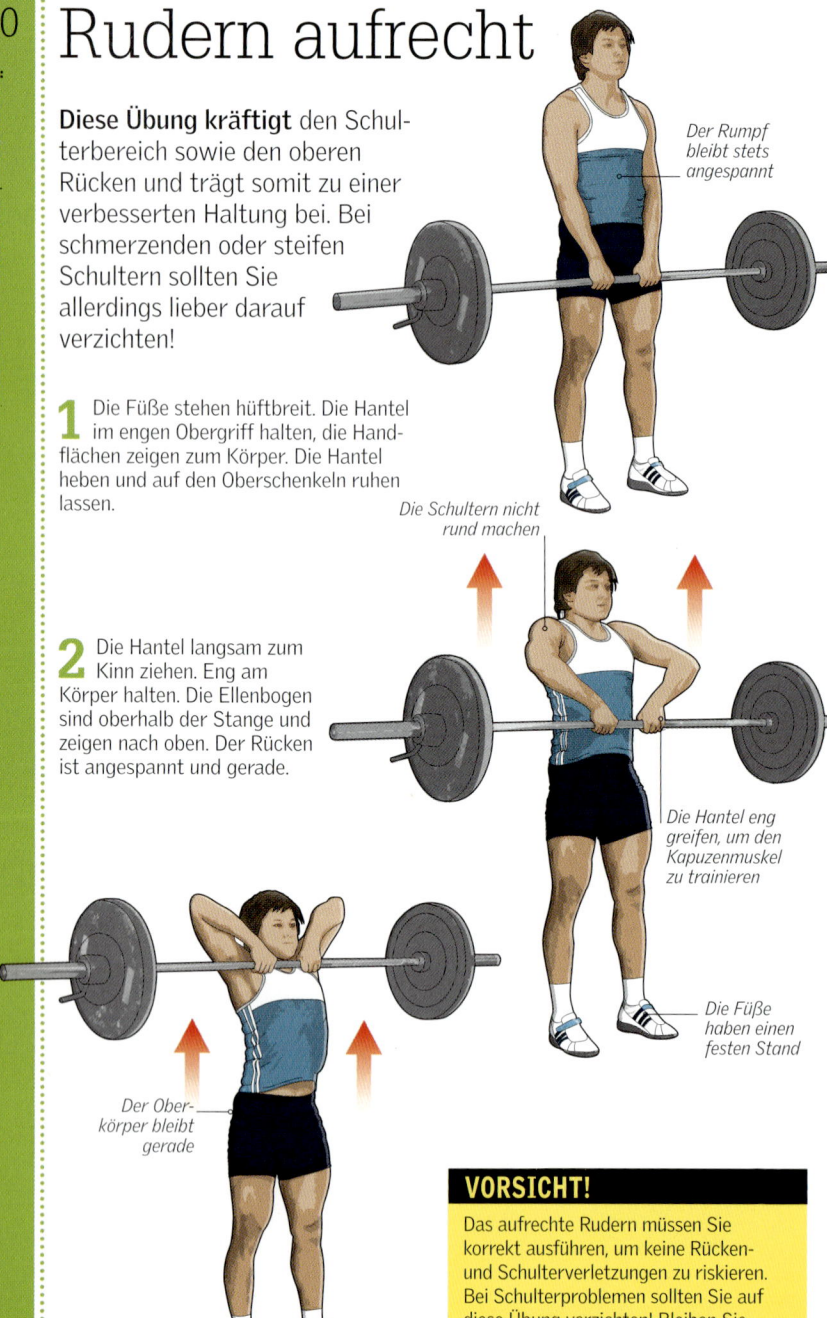

Der Rumpf bleibt stets angespannt

Die Schultern nicht rund machen

Die Hantel eng greifen, um den Kapuzenmuskel zu trainieren

Die Füße haben einen festen Stand

Der Oberkörper bleibt gerade

VORSICHT!

Das aufrechte Rudern müssen Sie korrekt ausführen, um keine Rücken- und Schulterverletzungen zu riskieren! Bei Schulterproblemen sollten Sie auf diese Übung verzichten! Bleiben Sie innerhalb Ihrer Grenzen, fallen Sie nie ins Hohlkreuz und bewegen Sie sich nicht ruckartig. Wenn Sie fürchten, sich zu verletzen, heben Sie die Hantel nur bis zur Brustmitte – das vermeidet die extreme Innenrotation am Ende der Bewegung. Bei Schmerzen sofort abbrechen!

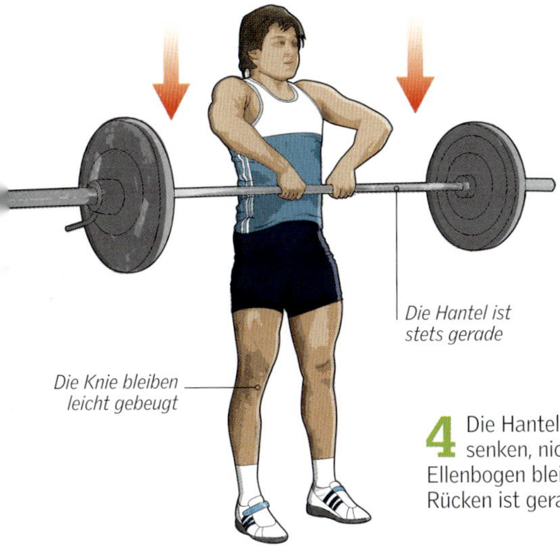

*Die Hantel ist
stets gerade*

*Die Knie bleiben
leicht gebeugt*

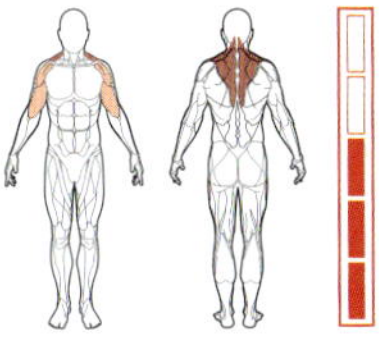

4 Die Hantel langsam und kontrolliert
senken, nicht fallen lassen. Die
Ellenbogen bleiben über der Hantel, der
Rücken ist gerade und angespannt.

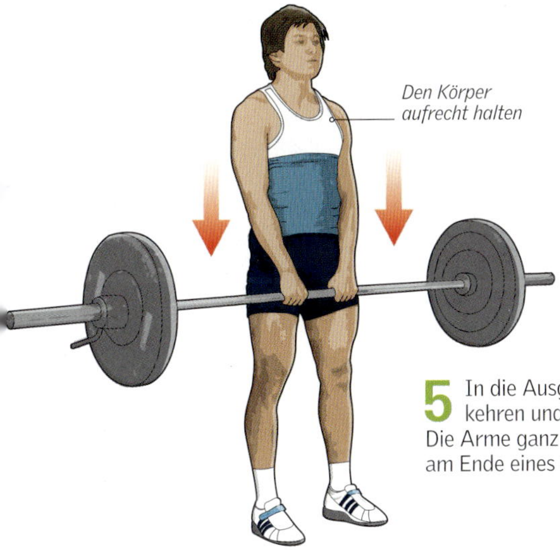

*Den Körper
aufrecht halten*

5 In die Ausgangsposition zurückkehren und dabei langsam ausatmen.
Die Arme ganz strecken. Die Hantel erst
am Ende eines Satzes ablegen.

VARIANTE

Wenn Sie mit Kurzhanteln aufrecht
rudern, können Sie jeden Arm einzeln trainieren, die Oberarme sind
nie höher als parallel zum Boden
und Ihre Rotatorenmanschetten
sicher vor Verletzungen.

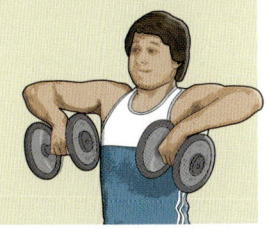

VARIANTE

Das Training am Kabelzug ist
gleichmäßiger und stabiler
als mit der Langhantel.
Befestigen Sie diesen
ganz unten, stellen
Sie sich nah an das
Gerät und ziehen Sie
den Griff dicht an den
Körper heran. Mit
einem engen Griff
kräftigen Sie den
oberen Rücken, mit
einem weiteren Griff
die Schultern.

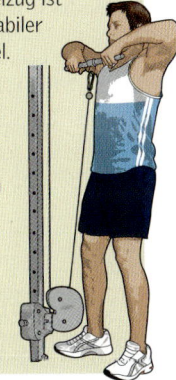

Schultern

Seitheben nach hinten

Das ist eine großartige, reine Kraftübung für die Schultern und Muskeln der Rückenmitte – vor allem den Rautenmuskel. Die Übung lässt sich im Stehen, im Sitzen oder liegend ausführen. Achten Sie in jedem Fall auf eine korrekte Haltung, damit Sie nicht die größeren Rückenmuskeln mit einbeziehen.

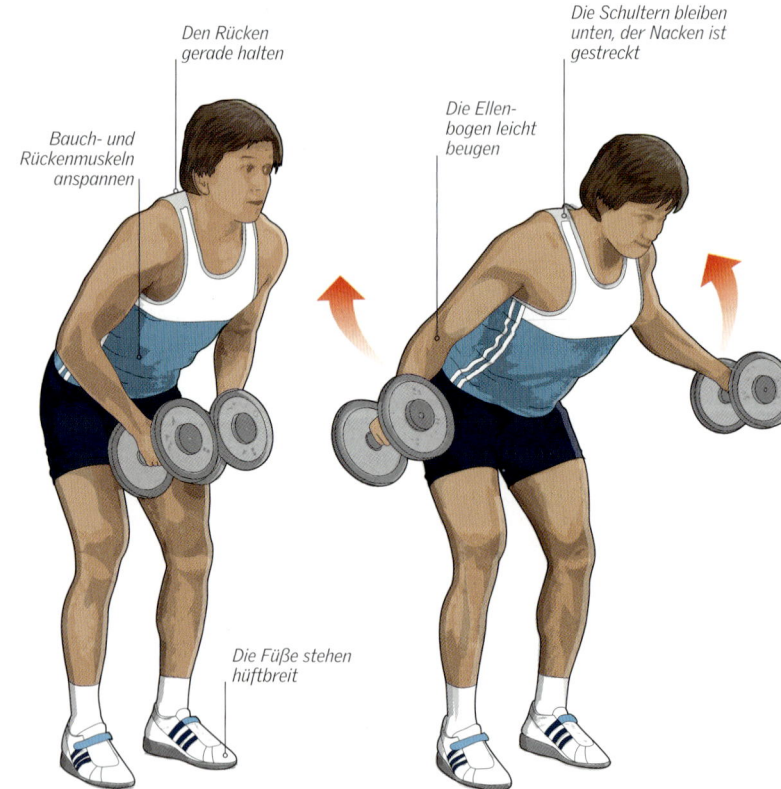

Den Rücken gerade halten

Die Schultern bleiben unten, der Nacken ist gestreckt

Bauch- und Rückenmuskeln anspannen

Die Ellenbogen leicht beugen

Die Füße stehen hüftbreit

1 Die Knie leicht beugen und den Oberkörper mit geradem Rücken vorbeugen. Der Kopf ist gerade und der Blick schräg nach unten gerichtet. Die Ellenbogen leicht beugen. Die Hantelscheiben ruhen auf den Oberschenkeln.

2 Die Hanteln in einer weichen und gleichmäßigen Bewegung symmetrisch heben. Die Gewichte bilden eine Linie mit den Schultern und sorgen dafür, dass die Rückenmuskeln angespannt bleiben. Dabei ausatmen.

Schultern

»DIE ÜBUNG ENTWICKELT DIE MUSKELN DER RÜCKENMITTE.«

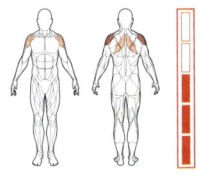

VORSICHT!

Wenn Sie bei dieser Übung den Rücken krümmen, riskieren Sie Rücken- und Wirbelsäulenverletzungen. Führen Sie die Bewegungen langsam und gleichmäßig aus. Knie, Kopf oder Wirbelsäule sollten Sie möglichst ruhig halten. Die Ellenbogen bleiben die ganze Übung hindurch leicht gebeugt. Nicht die Schultern heben.

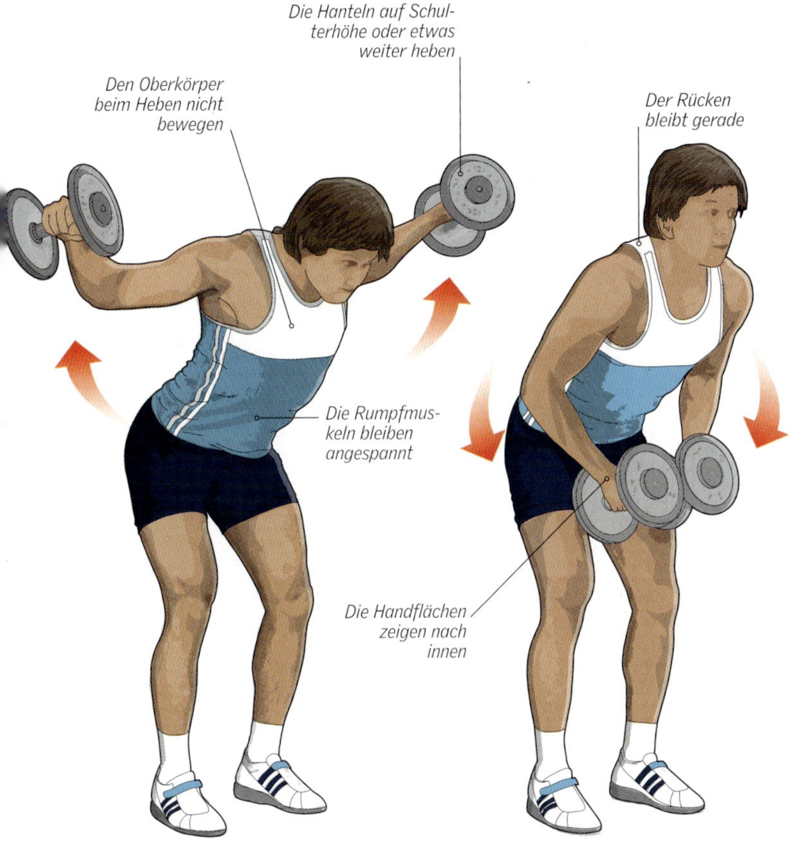

Die Hanteln auf Schulterhöhe oder etwas weiter heben

Den Oberkörper beim Heben nicht bewegen

Der Rücken bleibt gerade

Die Rumpfmuskeln bleiben angespannt

Die Handflächen zeigen nach innen

3 Die Hanteln auf Schulterhöhe bringen, dabei die Schulterblätter nach hinten und unten drücken. Am Ende der Bewegung kurz halten und die ganze Zeit normal weiteratmen.

4 Die Hanteln kontrolliert und langsam in die Ausgangsposition zurückbringen. Der Schwerkraft Widerstand leisten und die Abwärtsbewegung unter Krafteinsatz führen, dabei einatmen.

VARIANTE

Wenn Sie die Übung auf der Bank in Bauchlage durchführen, werden vor allem der seitliche Deltamuskel und der Rautenmuskel beansprucht. Fixiert man dabei die Beine, wird das Training noch gezielter. Die Übung lässt sich auch auf einem Bankende sitzend ausführen. Mit vorgebeugtem Oberkörper trainieren Sie die hinteren, mit aufrechtem Oberkörper die seitlichen Deltamuskeln.

Kniebeuge

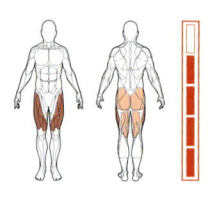

Die grundlegende Bewegungsübung trainiert Unterkörper und Rumpf. Sie ist eine wichtige Aufwärmübung für Kniebeugen mit Gewichten, die Teil jedes Krafttrainings sind. Achten Sie auf eine korrekte Ausführung, gehen Sie möglichst tief in die Hocke und wippen Sie unten nicht nach.

》DIESE GRUNDÜBUNG FÜR UNTERKÖRPER UND RUMPF IST EINE WICHTIGE **AUFWÄRMÜBUNG** FÜR KNIEBEUGEN MIT GEWICHT.**《**

Die Arme gerade und parallel zum Boden halten

Der Brustkorb ist angehoben

Die Beine sind gestreckt, die Füße zeigen leicht nach außen

1 Aufrecht stehen, die Wirbelsäule ist gerade, die Füße stehen etwas mehr als schulterbreit auseinander.

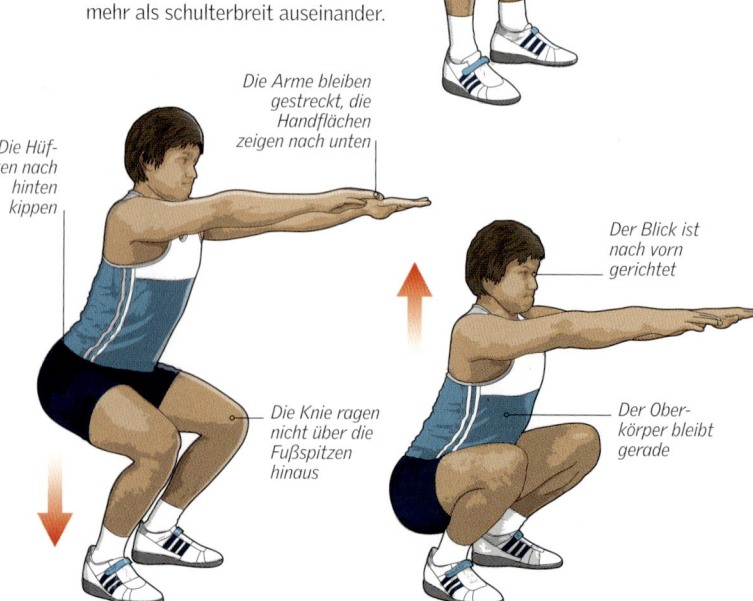

Die Hüften nach hinten kippen

Die Arme bleiben gestreckt, die Handflächen zeigen nach unten

Die Knie ragen nicht über die Fußspitzen hinaus

Der Blick ist nach vorn gerichtet

Der Oberkörper bleibt gerade

2 Einatmen, Knie und Hüften beugen, Hüften leicht nach hinten kippen. Die Wirbelsäule bleibt gerade, der Blick ist nach vorn gerichtet.

3 In die tiefe Kniebeuge gehen, bis die Oberschenkel parallel zum Boden (oder tiefer) sind. Dann in Position 1 zurückkehren.

Ausfallschritt nach vorn

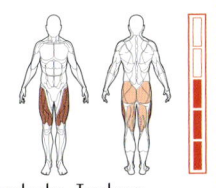

Diese Ganzkörperübung kräftigt Beine und Hüftmuskeln. Indem Sie die Kurzhanteln seitlich neben dem Körper halten, unterstützen Sie Ihren Oberkörper dabei, seine aufrechte Haltung beizubehalten. Üben Sie die Bewegung erst ohne Gewichte.

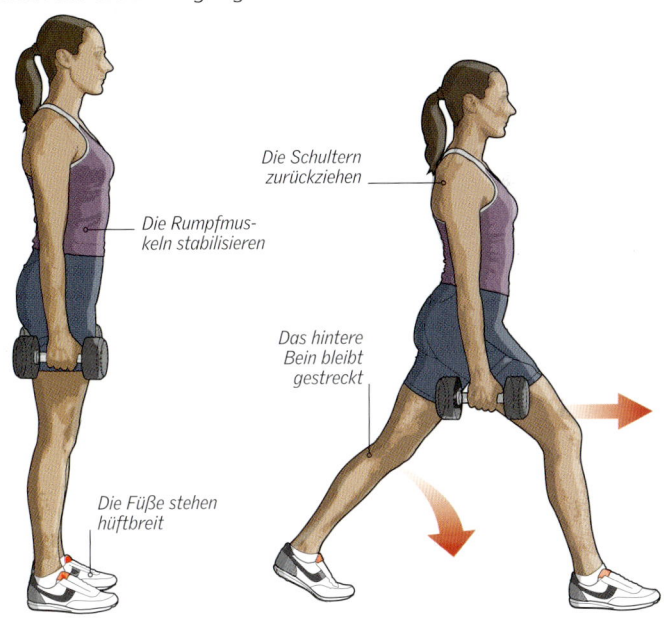

Die Schultern zurückziehen

Die Rumpfmuskeln stabilisieren

Das hintere Bein bleibt gestreckt

Die Füße stehen hüftbreit

1 Der Körper ist aufrecht, die Wirbelsäule gerade, der Brustkorb angehoben, und die Schultern sind zurückgenommen. In jeder Hand eine Kurzhantel halten. Die Arme hängen seitlich herab.

2 Mit einem Bein einen großen Schritt nach vorn machen, den Oberkörper aufrecht halten. Kontrolliert in die Knie gehen, dabei Hüften, Knie und Knöchel beugen. An keinem Punkt der Übung vorbeugen.

3 Die Knie zum rechten Winkel beugen. Das hintere Knie ist dann unterhalb der Hüfte und knapp über dem Boden. Kurz halten, dann in Position 1 zurückkehren.

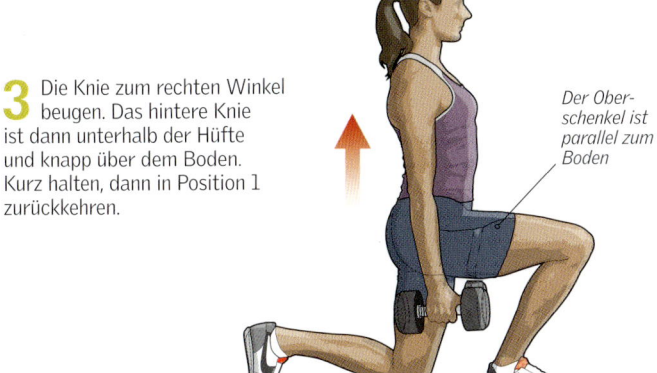

Den Kopf aufrecht halten

Der Oberschenkel ist parallel zum Boden

Beinpressen (45°)

Diese einfache Übung wirkt sich insbesondere bei Anfängern, die sich auf funktionalere Übungen wie Kniebeugen vorbereiten, positiv auf das Selbstbewusstsein aus. Sie belastet den unteren Rücken wenig und ist auch geeignet, wenn die Rumpfmuskulatur noch wenig entwickelt ist. Man kann sofort mit recht schweren Gewichten beginnen, was besonders auf Einsteiger motivierend wirkt. Achten Sie darauf, dass die Beinpresse auf Ihre Körpergröße und Gliedmaßenlänge eingestellt ist.

1 Wählen Sie das gewünschte Gewicht aus und nehmen Sie auf der Maschine Platz. Die Füße sind hüftbreit auseinander, das Gewicht liegt auf den Beinen. An den Griffen festhalten.

Der Winkel zwischen Ober- und Unterschenkel sollte mindestens 90° betragen

Kopf und Rücken müssen vom Polster gestützt sein

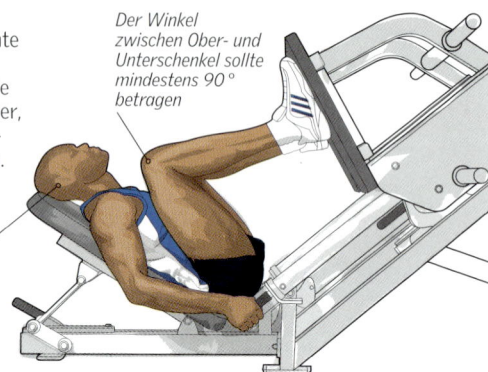

2 Beine strecken und die Plattform vom Körper wegpressen. Langsam und gleichmäßig pressen, Fersen und Zehen bleiben auf der Plattform. Die Knie dürfen dabei nicht nach außen ausweichen.

Die Füße liegen mit der ganzen Sohle auf

Knie und Füße sind auf einer Linie

3 So lange weiterpressen, bis die Beine fast ganz gestreckt sind. Am Ende der Bewegung kurz anhalten und anschließend langsam und kontrolliert in die Ausgangsposition zurückkehren.

Fersen und Zehen gegen die Plattform pressen

Die Beine fast ganz durchstrecken

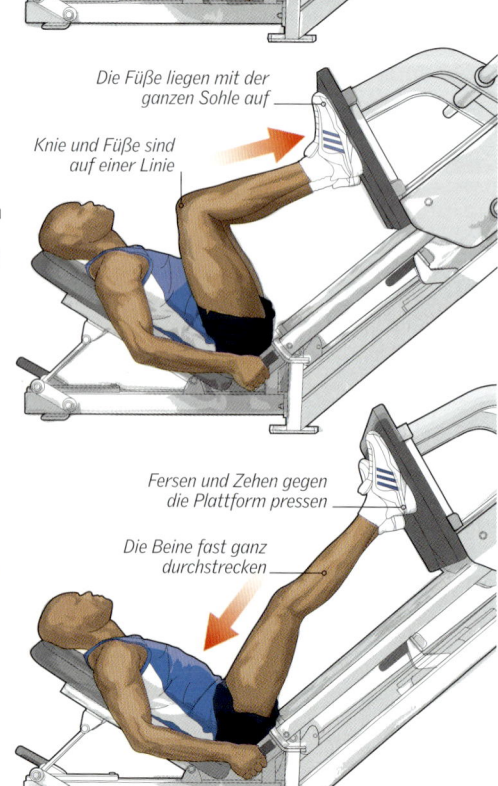

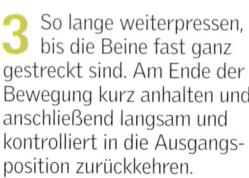

Beine

Wadenheben

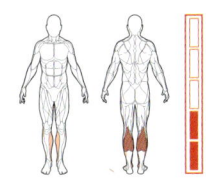

Diese Übung trainiert die Unterschenkel und das Gleichgewicht, vor allem, wenn man mit schweren freien Gewichten arbeitet. Trainieren Sie an der Smith-Maschine, um Ihren Körper zu stabilisieren.

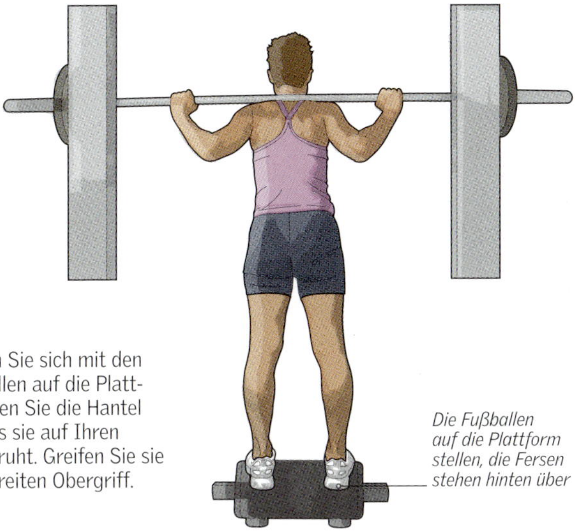

1 Stellen Sie sich mit den Fußballen auf die Plattform. Stellen Sie die Hantel so ein, dass sie auf Ihren Schultern ruht. Greifen Sie sie in einem breiten Obergriff.

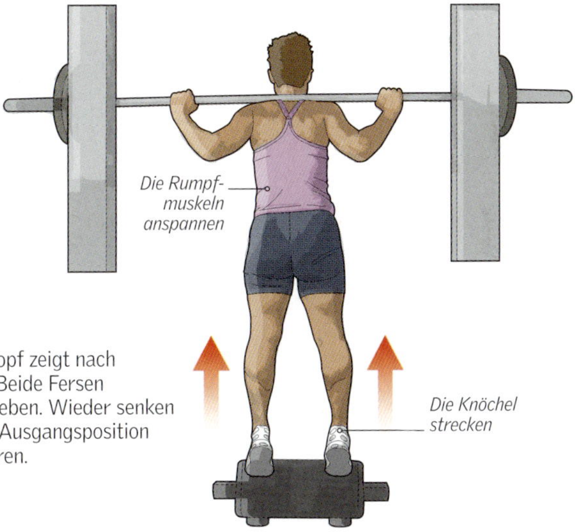

Die Fußballen auf die Plattform stellen, die Fersen stehen hinten über

Die Rumpfmuskeln anspannen

2 Der Kopf zeigt nach vorn. Beide Fersen maximal heben. Wieder senken und in die Ausgangsposition zurückkehren.

Die Knöchel strecken

VARIANTE

Diese Übung kann man auch an der Wadenheber-Maschine ausführen, an der man gepolsterte Gewichte hebt. Wählen Sie das gewünschte Gewicht und stellen Sie sich unter die Polster. Die Wadenmuskeln anspannen und die Knöchel ganz strecken. Obere Position halten, dann kontrolliert wieder absenken.

Beine

Beinstrecken an der Maschine

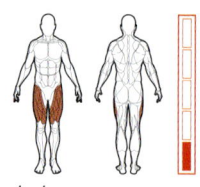

Diese Übung isoliert den Quadrizeps, die größte Muskelgruppe im Körper, während Sie die Beine im Kniegelenk beugen und strecken. Der Quadrizeps dient dazu, das Bein zu strecken. Die Übung stärkt also Ihre Knie und ist eine gute Reha-Maßnahme nach Knieverletzungen.

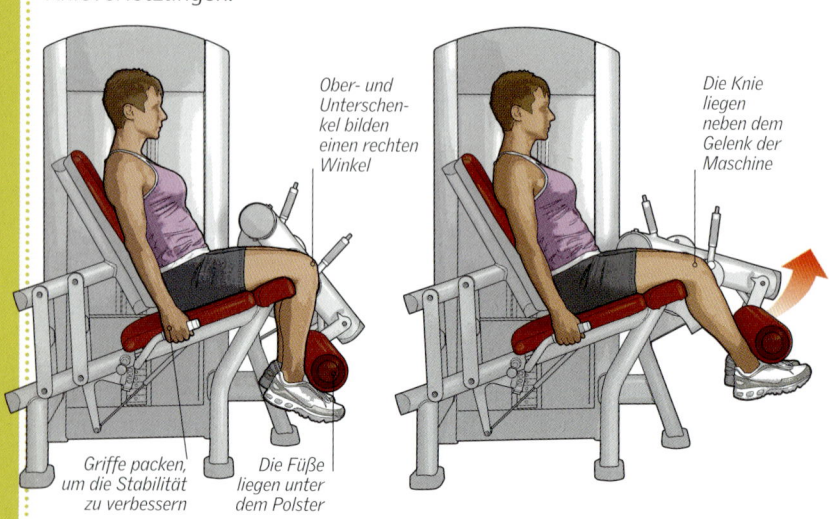

Ober- und Unterschenkel bilden einen rechten Winkel

Die Knie liegen neben dem Gelenk der Maschine

Griffe packen, um die Stabilität zu verbessern

Die Füße liegen unter dem Polster

1 Ein Gewicht auswählen, in der Maschine Platz nehmen, der Rücken liegt am Polster auf. Die Maschine an die Länge der Unterschenkel anpassen.

2 Die Unterschenkel in einer kontrollierten Bewegung und ohne Schwung hochdrücken, dabei Rücken und Po in die Polster pressen.

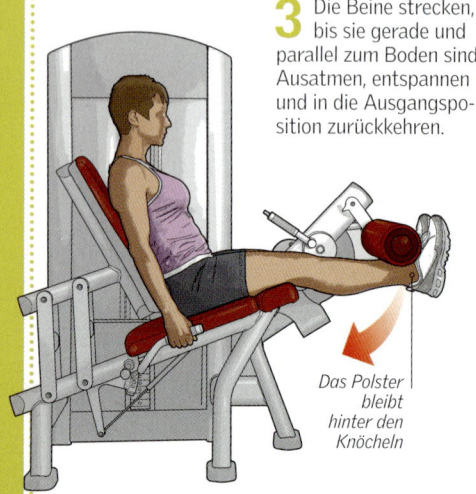

3 Die Beine strecken, bis sie gerade und parallel zum Boden sind. Ausatmen, entspannen und in die Ausgangsposition zurückkehren.

Das Polster bleibt hinter den Knöcheln

》BEINSTRECKEN AN DER MASCHINE **ISOLIERT DEN QUADRIZEPS** UND **STÄRKT IHRE KNIE.** SIE IST EINE GUTE REHABILITATIONS-ÜBUNG NACH KNIE-VERLETZUNGEN.《

Beine

Beinbeugen an der Maschine

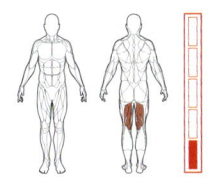

Das Beinbeugen, in der Regel sitzend oder in Bauchlage an der Maschine ausgeführt, ist ein gutes Training für die Schenkelbeuger. Es gleicht das Kräftigen des Quadrizeps auf der Oberschenkelvorderseite aus.

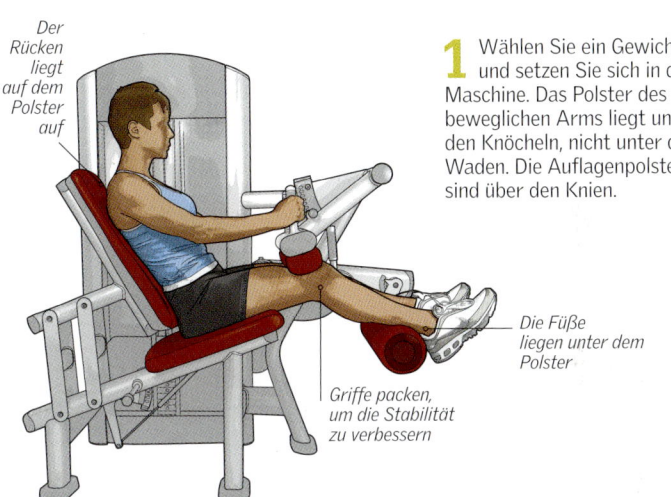

Der Rücken liegt auf dem Polster auf

1 Wählen Sie ein Gewicht und setzen Sie sich in die Maschine. Das Polster des beweglichen Arms liegt unter den Knöcheln, nicht unter den Waden. Die Auflagenpolster sind über den Knien.

Die Füße liegen unter dem Polster

Griffe packen, um die Stabilität zu verbessern

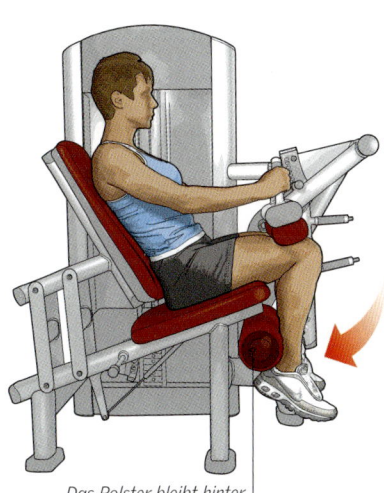

Das Polster bleibt hinter den Knöcheln

2 Den beweglichen Arm langsam nach hinten drücken, dabei die Schenkelbeuger anspannen. Kontrolliert in Position 1 zurückkehren. Der Rücken löst sich nicht vom Polster.

VARIANTE

Eine ähnliche Übung lässt sich auch am Kabelzug ausführen. Sie ist schwieriger, weil Sie Ihren ganzen Körper ohne Hilfe der Maschine stabilisieren müssen. Befestigen Sie die Fußschlaufe am Knöchel des Trainingsbeins. Das Knie zeigt nach unten, während der Schenkelbeuger die Ferse Richtung Gesäß zieht. Das Bein etwas langsamer senken als heben.

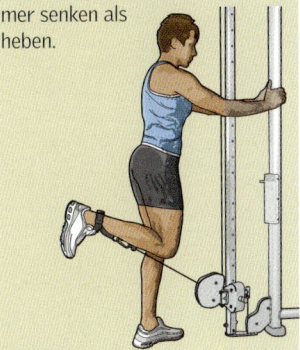

Kniebeuge mit Langhantel

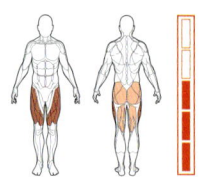

Diese Mehrgelenkübung ist hocheffektiv für die Beinmuskeln. Es ist eine hervorragende Grundlagenübung, die den gesamten Körper kräftigt – aber sie muss mit Sorgfalt ausgeführt werden.

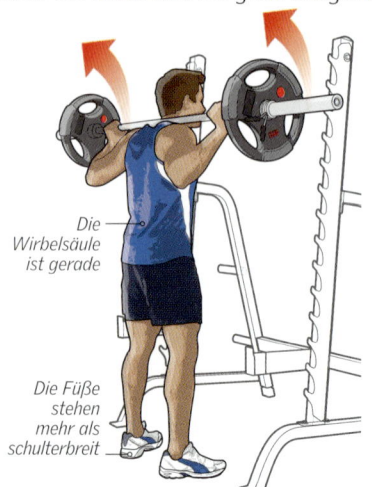

Die Wirbelsäule ist gerade

Die Füße stehen mehr als schulterbreit

Geradeaus blicken

Den Brustkorb anheben

1 Die Langhantel noch im Regal ausbalanciert greifen. Unter die Hantel ducken und mit den Füßen direkt darunterstellen. Einen Schritt zurückgehen und aufrichten. Die Langhantel ruht auf dem oberen Rücken.

2 Tief einatmen, Bauch- und Gesäßmuskeln anspannen, in die Kniebeuge gehen. Die Füße sind leicht nach außen gedreht, damit die Knie den Füßen folgen, wenn die Knie gebeugt und die Hüften zurückgekippt werden.

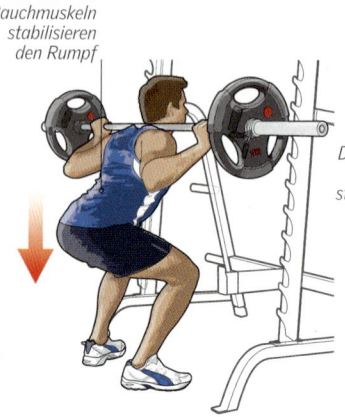

Rücken- und Bauchmuskeln stabilisieren den Rumpf

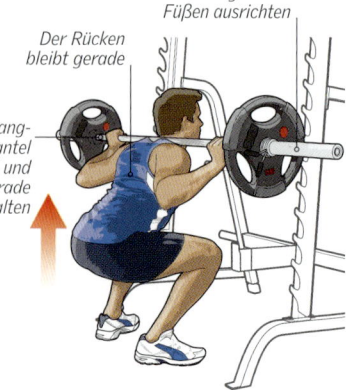

Die Langhantel mittig zu den Füßen ausrichten

Der Rücken bleibt gerade

Die Langhantel stabil und gerade halten

3 Noch tiefer in die Knie gehen, die Wirbelsäule dabei gerade halten. Den Körper langsam und kontrolliert senken und die Hüften zurückkippen. Die Knie befinden sich oberhalb der Zehen.

4 Die Kniebeuge vertiefen, bis die Oberschenkel parallel zum Boden sind, und die Hüften zurückkippen. Oberkörper und Schenkel bilden einen rechten Winkel. Beim Aufrichten ausatmen.

Beine

Frontkniebeuge

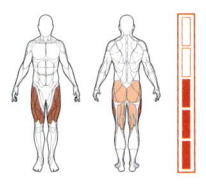

Bei dieser Multigelenkübung ruht das Gewicht vorn auf den Schultern. Sie erfordert eine aufrechtere Haltung als die Kniebeuge mit Langhantel hinter dem Kopf und belastet Quadrizeps und Rumpf stärker.

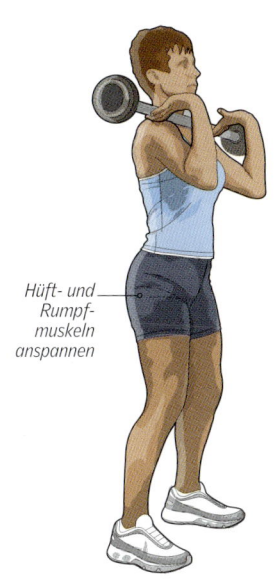

Hüft- und Rumpfmuskeln anspannen

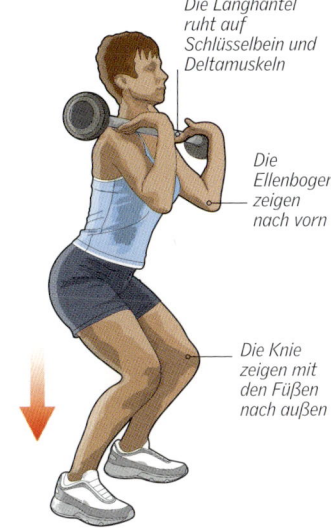

Die Langhantel ruht auf Schlüsselbein und Deltamuskeln

Die Ellenbogen zeigen nach vorn

Die Knie zeigen mit den Füßen nach außen

1 Langhantel mit mehr als schulterbreitem Griff oder wie beim Standumsetzen (s. S. 122–123) aus dem Ständer nehmen. Aufrecht stehen, die Füße sind etwas mehr als schulterbreit und leicht nach außen gedreht.

2 Den Brustkorb heben, tief einatmen und in die Kniebeuge gehen. Die Hüften zurückkippen, die Ellenbogen zeigen weiterhin nach vorn.

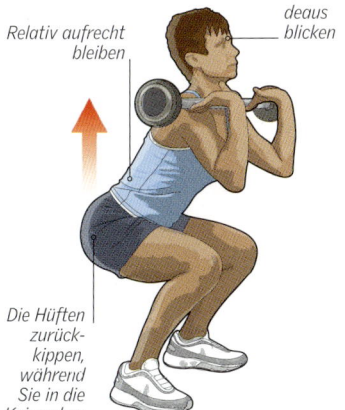

Relativ aufrecht bleiben

Geradeaus blicken

Die Hüften zurückkippen, während Sie in die Knie gehen

3 Der Kopf bleibt gerade, der Brustkorb angehoben. Die Knie werden gebeugt, bis die Oberschenkel möglichst parallel zum Boden sind. In die Ausgangsposition zurückkehren und beim Aufrichten ausatmen.

VORSICHT!

Der Körper bleibt während der ganzen Übung aufrecht. Die Fersen nicht vom Boden heben. Die Ellenbogen nicht senken, sie dürfen die Knie auch in der Kniebeuge nicht berühren. Nie auf Kosten einer korrekten Ausführung ein überhöhtes Gewicht stemmen.

Beine

Kreuzheben mit Langhantel

Diese manchmal »Königsübung« genannte Übung ist hocheffektiv, um Muskeln an Beinen und Rücken aufzubauen. Das Kreuzheben ist auch Teil des Kraftdreikampfs.

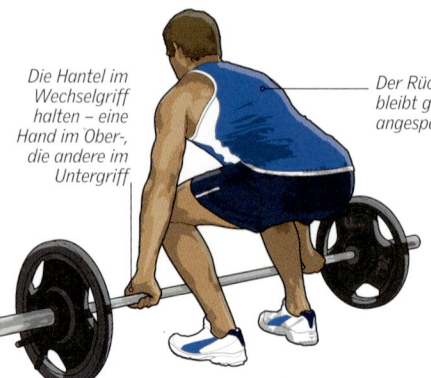

Die Hantel im Wechselgriff halten – eine Hand im Ober-, die andere im Untergriff

Der Rücken bleibt gerade und angespannt

1 In die Hocke gehen. Die Füße sind unter der Hantel, die Hantel berührt die Schienbeine. Hantel im Wechselgriff halten, damit sie sich nicht dreht. Die Hände sind etwas mehr als schulterbreit auseinander.

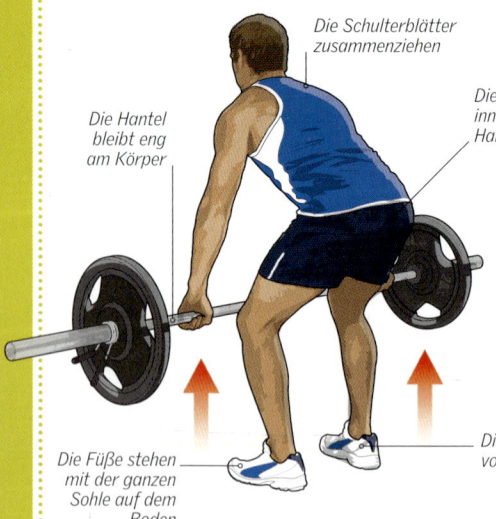

Die Schulterblätter zusammenziehen

Die Hüften nach innen Richtung Hantel drücken

Die Hantel bleibt eng am Körper

2 Die Hantel heben, indem Sie kräftig die Beine in den Boden drücken, Knie und Hüften strecken. Gebeugt bleiben, bis die Hantel die Knie passiert hat.

Die Füße stehen mit der ganzen Sohle auf dem Boden

Die Bewegung geht von den Füßen aus

VORSICHT!

Bei dieser Übung steht und fällt alles mit der richtigen Technik. Die Hantel nie mit einem krummen Rücken heben. Das ist nicht nur ineffektiv, sondern birgt auch Verletzungsgefahren. Schultern und Hüften immer gemeinsam heben bzw. senken. Die Hantel eng am Körper halten und am Ende der Bewegung nicht fallen lassen, sondern stets kontrolliert ablassen.

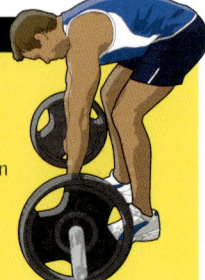

Beine

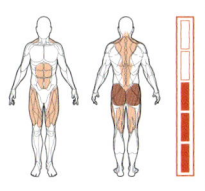

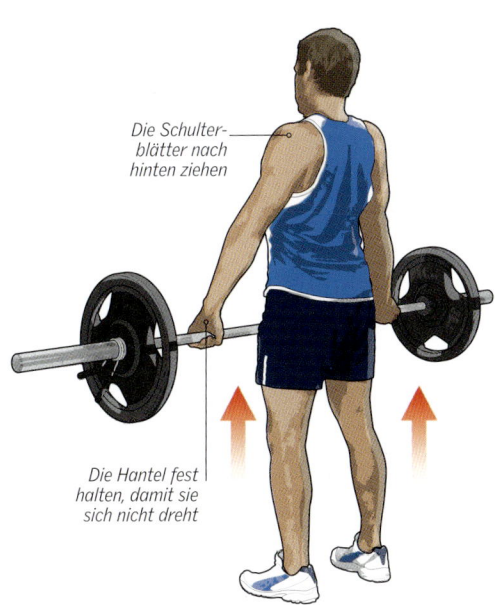

*Die Schulter-
blätter nach
hinten ziehen*

*Die Hantel fest
halten, damit sie
sich nicht dreht*

3 Die Hantel weiter
anheben, als wollten Sie
den Boden mit den Füßen
wegdrücken, bis Sie mit
gestreckten Knien aufrecht
stehen.

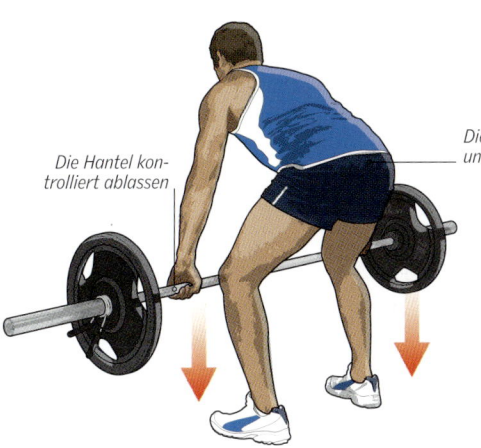

*Die Hantel kon-
trolliert ablassen*

*Die Hüften nach hinten
und unten bringen*

4 Die Knie beugen,
den Rücken gerade und
angespannt lassen, den Kopf
gerade halten. Die Hantel
kontrolliert ablassen. Die
Knie sollten gebeugt sein,
wenn die Hantel sie passiert.

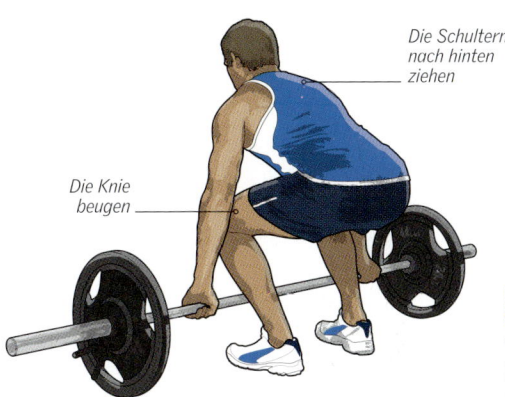

*Die Schultern
nach hinten
ziehen*

*Die Knie
beugen*

5 Hüften und Schultern
langsam einander annähern,
während Sie in die Ausgangsposition zurückkehren. Die
Hantel nicht fallen lassen.

Ausfallschritt mit Langhantel

Diese Übung trainiert das Gleichgewicht und bezieht die Schulter- und Rückenmuskeln mit ein. Es ist eine fantastische Übung, um Kraft und Schnellkraft für Kontaktsportarten zu entwickeln.

1 Aufrecht stehen. Die Füße sind hüftbreit auseinander. Die Hantel im weiten Obergriff über den Kopf strecken, die Ellenbogen dabei leicht beugen.

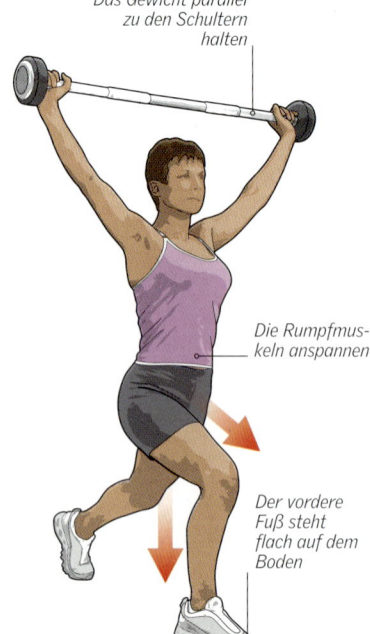

Das Gewicht parallel zu den Schultern halten

Die Rumpfmuskeln anspannen

Der vordere Fuß steht flach auf dem Boden

2 Die Rumpfmuskeln anspannen, ein Bein mit einem großen Schritt nach vorn setzen und das hintere Knie fast bis zum Boden bringen. Dabei normal weiteratmen.

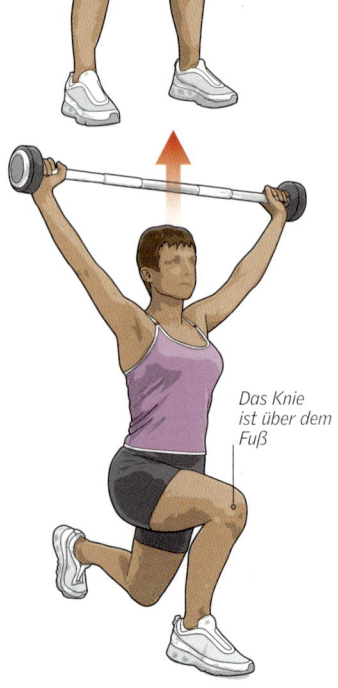

Das Knie ist über dem Fuß

3 Halten, dann das vordere Bein strecken und das Gewicht auf das hintere Bein verlagern. In Position 1 zurückkehren, den Satz beenden und mit dem anderen Bein wiederholen.

Kreuzheben mit gestreckten Beinen

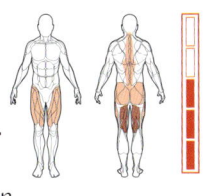

Diese oft unterschätzte Übung kräftigt den unteren Rücken und die Bein- und Gesäßmuskeln. Für viele Rugbystürmer ist sie Standard.

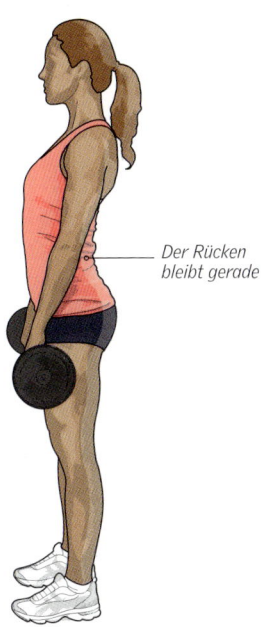

Der Rücken bleibt gerade

1 Aufrecht stehen, die Füße sind hüftbreit auseinander. Die Hantel ruht auf den Oberschenkeln und wird im Obergriff gehalten.

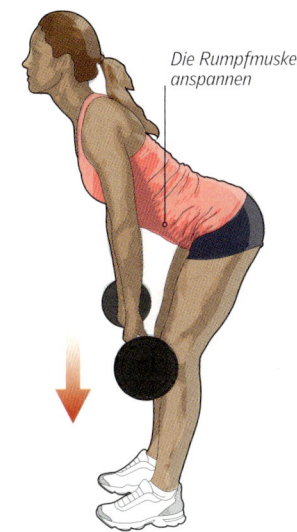

Die Rumpfmuskeln anspannen

2 Nach vorn blicken. Die Knie nicht ganz durchdrücken. Dann aus der Taille vorbeugen und die Hantel ablassen. Dabei einatmen.

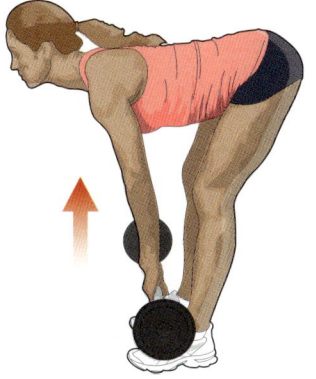

3 Den Rumpf kontrollieren und ange- spannt lassen. Dann aus der Hüfte heraus aufrichten und in den Stand kom- men. Dabei ausatmen.

VARIANTE

Wer eine bewegliche Hüfte hat, kann sich auf eine Plattform stellen und von dort die Hantel noch tiefer ablassen. Das intensiviert dieses Training. Sie sollten die Muskeln allerdings nur so weit strecken, wie es sich noch angenehm anfühlt, und immer auf eine fließende Bewegung achten. »Wip- pen« Sie sich nicht in die Tiefe.

Beine

Einbeinige Kniebeuge mit Kurzhanteln

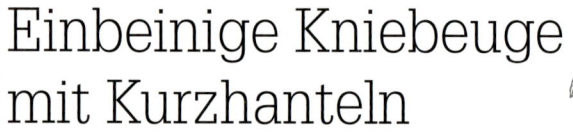

Diese Übung baut auf dem einfachen Ausfallschritt (s. S. 48–49) auf, nur dass man schwerere Gewichte hebt. Sie fördert die Beweglichkeit der Hüften, eine korrekte Schulterhaltung und kräftigt den Quadrizeps.

>> DIESE ÜBUNG BAUT AUF DEM **EINFACHEN AUSFALLSCHRITT** AUF UND FÖRDERT **HÜFT-BEWEGLICHKEIT** UND **SCHULTERHALTUNG.** <<

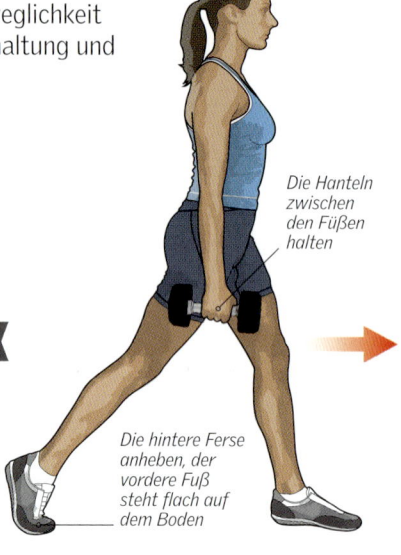

Die Hanteln zwischen den Füßen halten

Die hintere Ferse anheben, der vordere Fuß steht flach auf dem Boden

1 Aufrecht stehen, die Arme hängen seitlich locker herab, die Füße stehen schulterbreit. Einen Ausfallschritt nach vorn machen. Der Brustkorb ist angehoben, der Blick geht nach vorn.

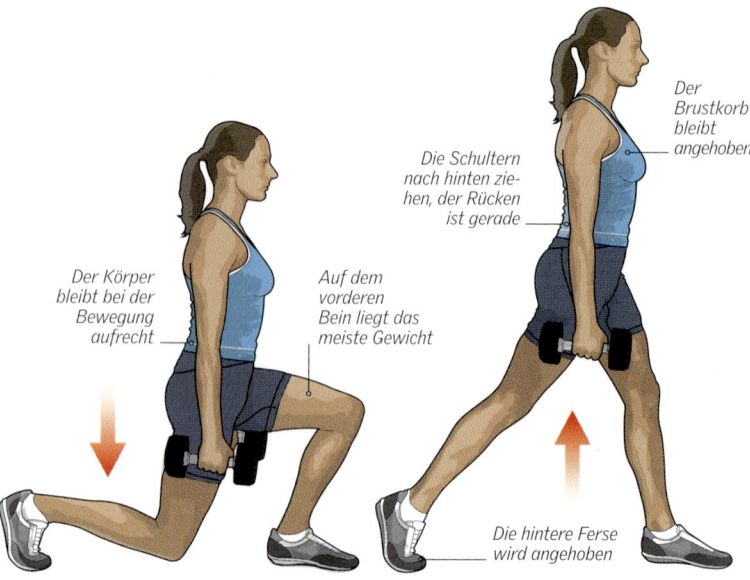

Die Schultern nach hinten ziehen, der Rücken ist gerade

Der Brustkorb bleibt angehoben

Der Körper bleibt bei der Bewegung aufrecht

Auf dem vorderen Bein liegt das meiste Gewicht

Die hintere Ferse wird angehoben

2 Knie und Hüfte langsam beugen. Das vordere Knie darf nicht über die Fußspitze hinausragen, das hintere Knie wird nicht auf dem Boden abgestützt.

3 In die Ausgangsposition zurückkehren und die geforderten Wiederholungen mit einem Bein ausführen. Die Übung mit dem anderen Bein wiederholen.

Beine

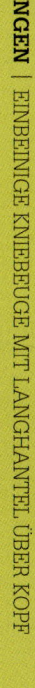

Einbeinige Kniebeuge mit Langhantel über Kopf

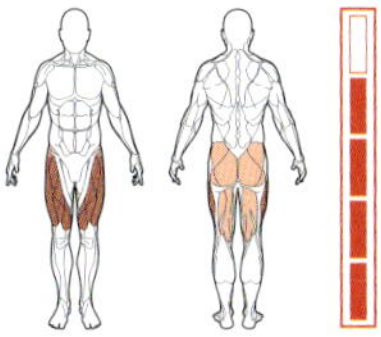

Die einbeinige Kniebeuge mit Langhantel über Kopf erfordert eine gute Schulter- und Hüftbeweglichkeit. Sie fordert den Körper als Ganzes und kräftigt Rumpf und Beine.

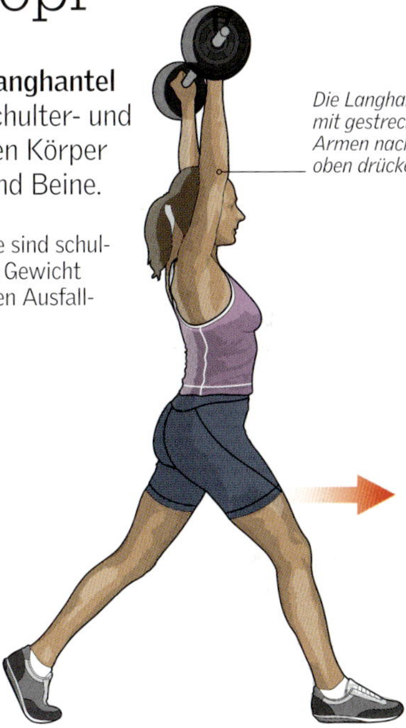

Die Langhantel mit gestreckten Armen nach oben drücken

1 Aufrecht stehen, die Füße sind schulterbreit auseinander. Das Gewicht über den Kopf heben und einen Ausfallschritt nach vorn machen.

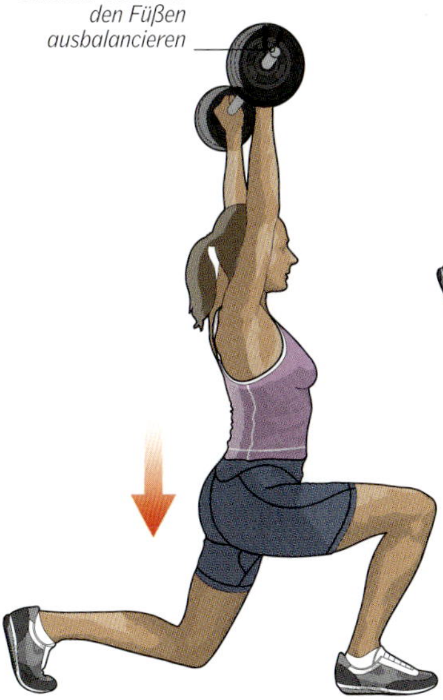

Das Gewicht über dem Schwerkraftzentrum zwischen den Füßen ausbalancieren

Das Gewicht senkrecht über den Schultergelenken halten

2 Langsam in den Ausfallschritt gehen. Das vordere Knie darf nicht über die Zehen ragen, das hintere Knie wird nicht auf dem Boden abgelegt.

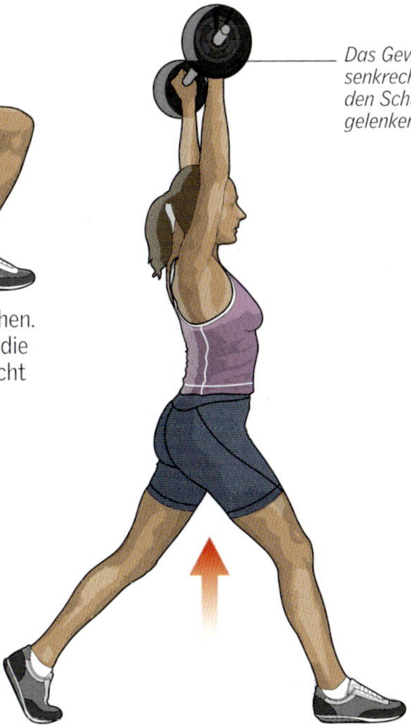

3 Das vordere Bein strecken und in die Ausgangsposition zurückkehren. Nach einem Satz die Beine wechseln und die Übung zur anderen Seite wiederholen.

Treppensteigen mit Langhantel

Diese hervorragende Übung trainiert Quadrizeps, Schenkel und Gesäßmuskeln. Die Wadenmuskeln wirken unterstützend, wenn die Rumpfmuskeln sich anspannen, damit Ihr Körper sich nicht vorbeugt oder dreht. Die Übung beansprucht auch Herz und Lunge. Anfänger sollten erst nur mit dem Körpergewicht trainieren, bis sie die Übung beherrschen.

»DIESE ÜBUNG TRAINIERT QUADRIZEPS, SCHENKEL UND GESÄSS. SIE BEANSPRUCHT AUCH HERZ UND LUNGE.«

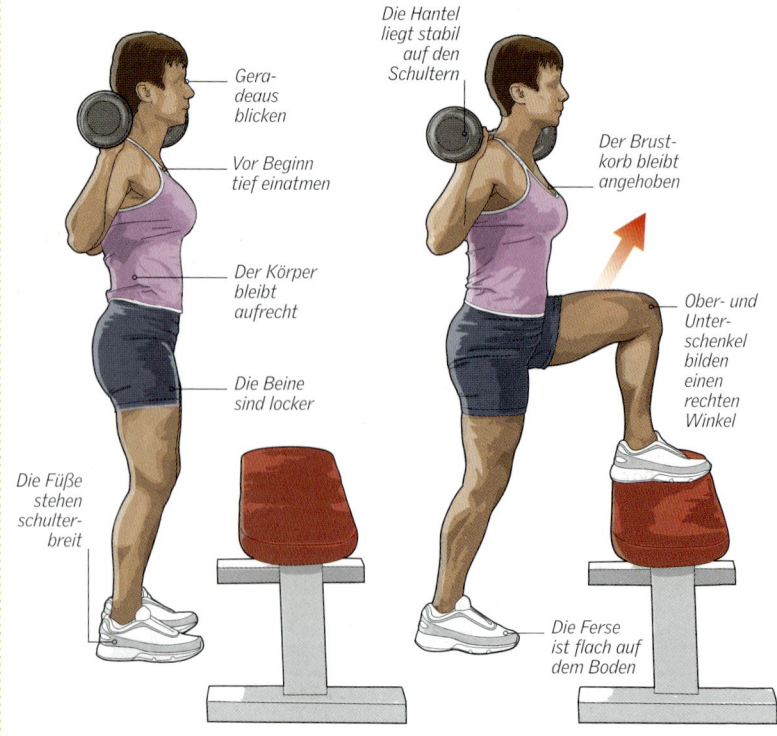

Gera-deaus blicken

Vor Beginn tief einatmen

Der Körper bleibt aufrecht

Die Beine sind locker

Die Füße stehen schulter-breit

Die Hantel liegt stabil auf den Schultern

Der Brust-korb bleibt angehoben

Ober- und Unter-schenkel bilden einen rechten Winkel

Die Ferse ist flach auf dem Boden

1 Stellen Sie sich vor eine Bank. Die Langhantel liegt auf Ihren Schultern hinter dem Kopf. Die Hantel etwas weiter als schulterbreit fassen. Aufrecht stehen, die Füße sind parallel.

2 Den linken Fuß einschließlich Ferse auf die Bank stellen. Die Bank sollte so hoch sein, dass Ober- und Unterschenkel einen rechten Winkel bilden.

VARIANTE

Halten Sie während der Übung Kurzhanteln mit seitlich herabhängenden Armen. Kurzhanteln sind einfacher zu stemmen oder in Position zu halten als eine Langhantel, und man kann sie leichter fallen lassen, wenn man das Gleichgewicht verliert. Trainieren Sie zunächst ganz ohne Gewichte.

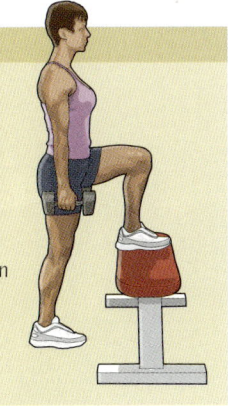

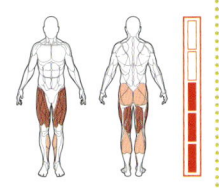

VORSICHT!

Beim Treppensteigen den Rücken immer gerade halten. Den Oberkörper nie nach vorn beugen oder drehen oder den Rücken krümmen.

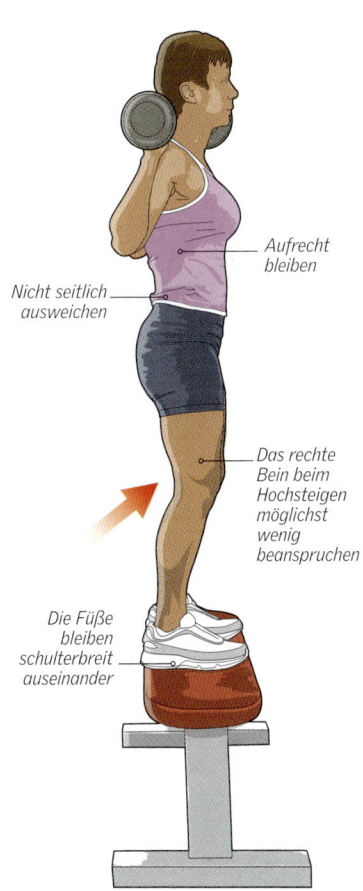

Nicht seitlich ausweichen

Aufrecht bleiben

Das rechte Bein beim Hochsteigen möglichst wenig beanspruchen

Die Füße bleiben schulterbreit auseinander

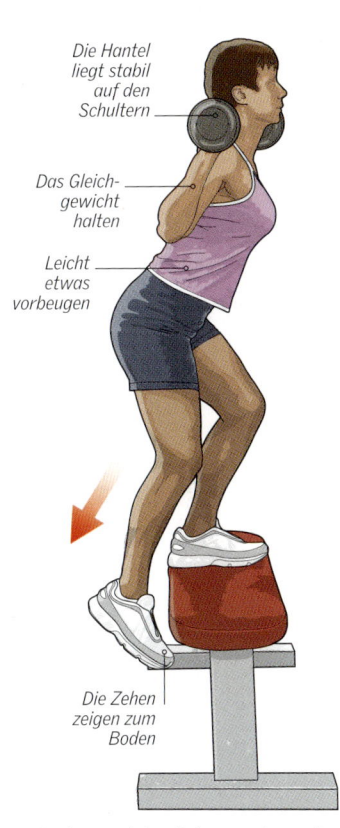

Die Hantel liegt stabil auf den Schultern

Das Gleichgewicht halten

Leicht etwas vorbeugen

Die Zehen zeigen zum Boden

3 Die linke Ferse in die Bank drücken, die linke Schenkel- und Gesäßmuskulatur anspannen, den Körper anheben und den rechten Fuß auf die Bank setzen. Dabei ausatmen.

4 Mit dem rechten Bein zuerst von der Bank steigen. Der Körper bleibt aufrecht, der Brustkorb angehoben. Den Satz beenden. Den nächsten Satz mit dem rechten Bein beginnen.

Bulgarische Kniebeuge

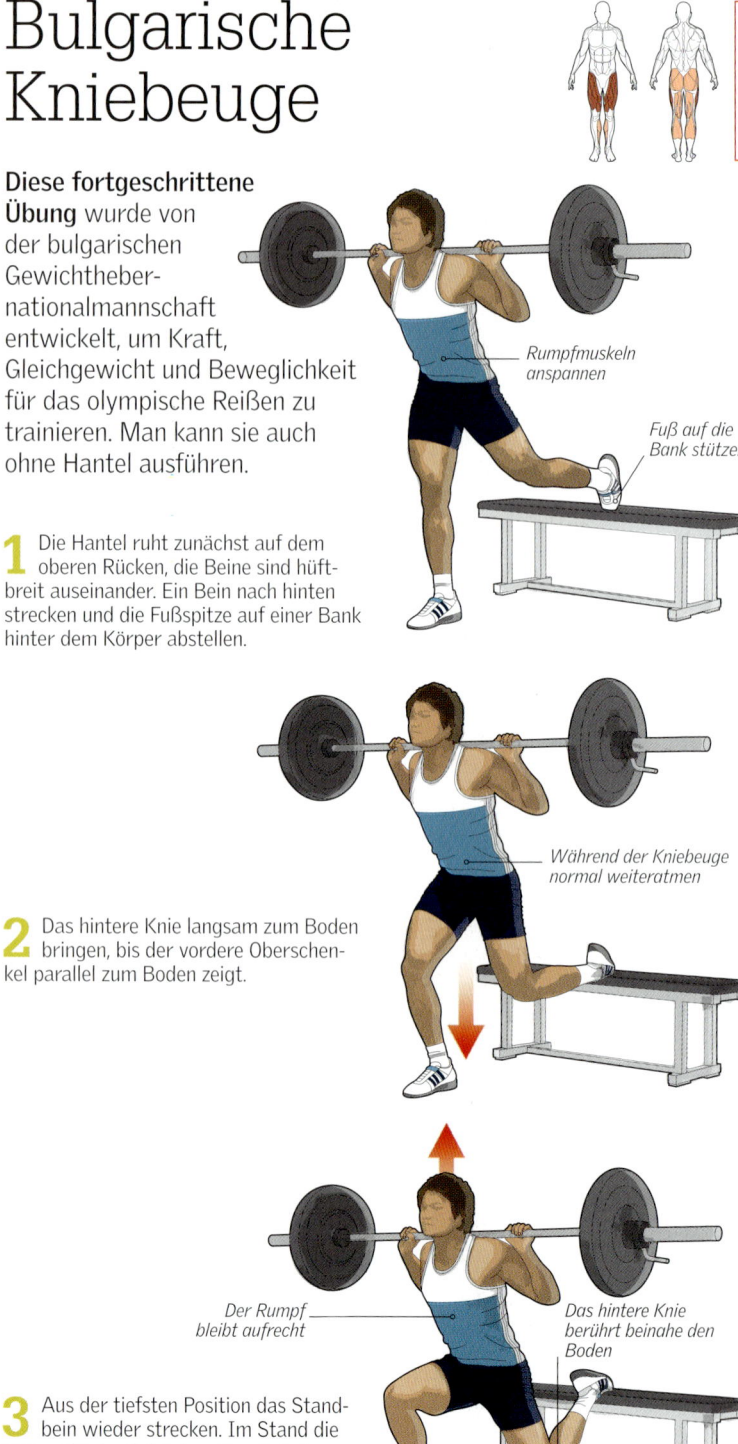

Diese fortgeschrittene Übung wurde von der bulgarischen Gewichtheber-nationalmannschaft entwickelt, um Kraft, Gleichgewicht und Beweglichkeit für das olympische Reißen zu trainieren. Man kann sie auch ohne Hantel ausführen.

Rumpfmuskeln anspannen

Fuß auf die Bank stützen

1 Die Hantel ruht zunächst auf dem oberen Rücken, die Beine sind hüftbreit auseinander. Ein Bein nach hinten strecken und die Fußspitze auf einer Bank hinter dem Körper abstellen.

Während der Kniebeuge normal weiteratmen

2 Das hintere Knie langsam zum Boden bringen, bis der vordere Oberschenkel parallel zum Boden zeigt.

Der Rumpf bleibt aufrecht

Das hintere Knie berührt beinahe den Boden

3 Aus der tiefsten Position das Standbein wieder strecken. Im Stand die Knie nicht durchdrücken. Den Satz beenden und die Übung mit dem anderen Bein wiederholen.

Beine

Rumpfbeuge mit Langhantel

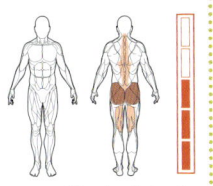

Diese Übung bereitet auf Kniebeugen und Kreuzheben vor. Sie trainiert die Gesäßmuskeln und Schenkelbeuger, während der große Rückenstrecker den Rücken gerade hält. Je beweglicher Sie werden, desto besser werden Sie den Oberkörper parallel zum Boden beugen können.

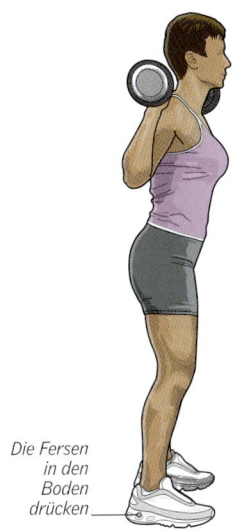

Die Fersen in den Boden drücken

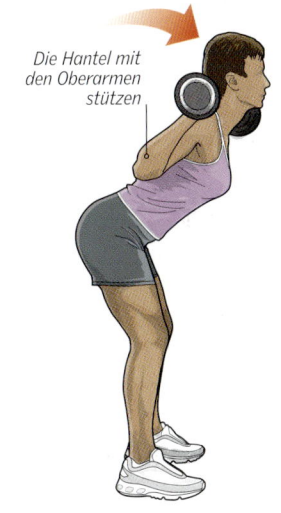

Die Hantel mit den Oberarmen stützen

1 Aufrecht stehen, die Langhantel hinter dem Kopf auf den oberen Rücken legen. Die Knie sind leicht gebeugt, der Rücken wird aufgerichtet.

2 In den Knien und Hüften kontrolliert ein wenig nach vorn beugen. Das Kinn anheben, um zu verhindern, dass Sie den Rücken krümmen.

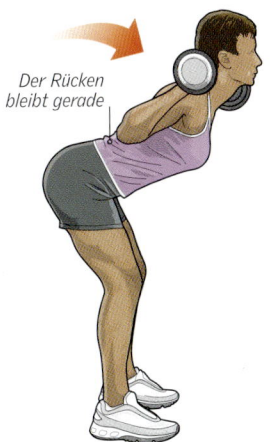

Der Rücken bleibt gerade

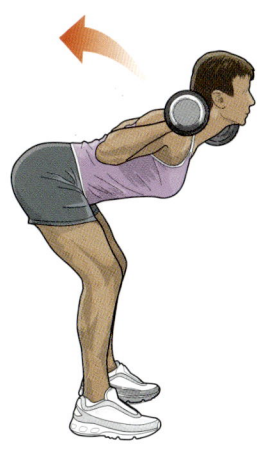

3 Aus der Hüfte heraus noch weiter vorbeugen. Die Brust noch weiter nach unten bringen. Der Rücken bleibt gerade, die Knie sind leicht gebeugt.

4 So weit vorbeugen wie möglich: Mit etwas Übung können Sie Ihren Oberkörper bald parallel zum Boden halten. Beim Aufrichten ausatmen.

Standumsetzen

Diese technisch anspruchsvolle Übung ist fantastisch, um generell Kraft aufzubauen. Als Aufwärmübung verwenden Sie einfach leichtere Gewichte.

1 In die Hocke gehen, die Füße stehen hüftbreit unter der Langhantel. Die Hüften sind höher als die Knie. Die Hantel im Obergriff etwas mehr als schulterbreit greifen.

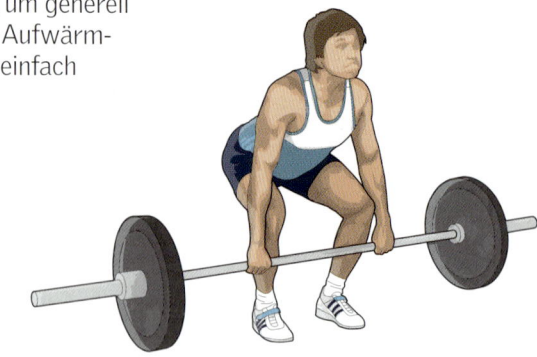

Die Schultern so lange wie möglich über der Hantel halten

2 Die Hantel über die Knie heben, die Hüften nach vorn schieben und die Beine kraftvoll strecken, um dem Gewicht Schwung zu geben.

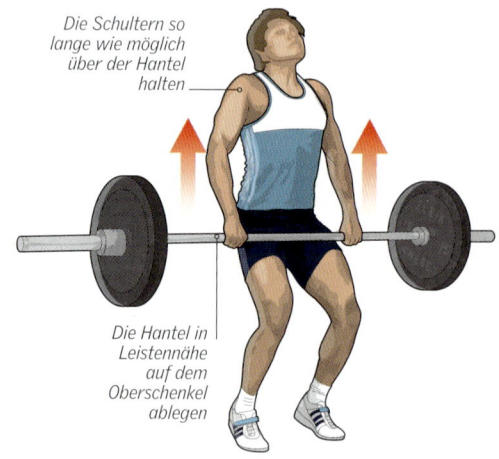

Die Hantel in Leistennähe auf dem Oberschenkel ablegen

Die Ellenbogen senken, wenn die Schultern ganz oben sind

3 Hochschnellen und Hüften, Knie und Knöchel kraftvoll strecken. Die Hantel dabei nah am Körper halten. Die Schultern kräftig hochziehen.

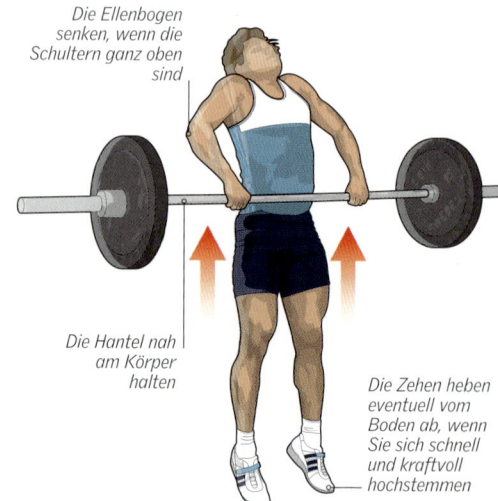

Die Hantel nah am Körper halten

Die Zehen heben eventuell vom Boden ab, wenn Sie sich schnell und kraftvoll hochstemmen

Beine

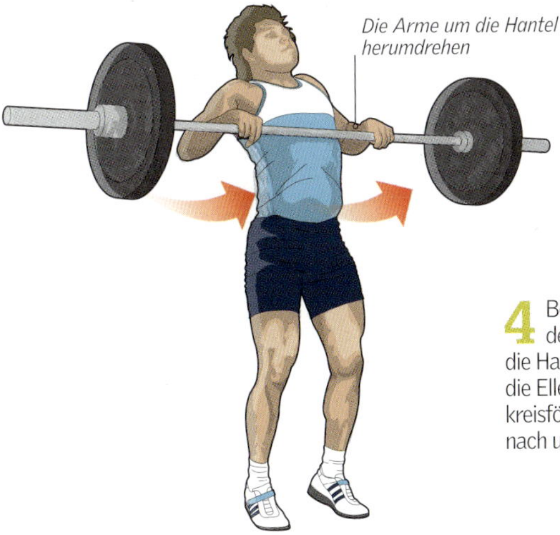

Die Arme um die Hantel herumdrehen

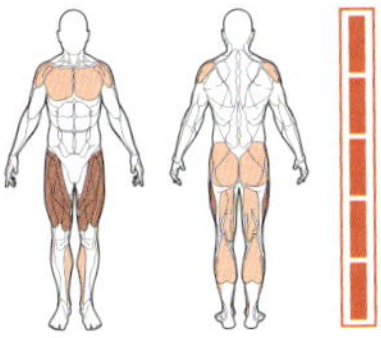

4 Bei voller Streckung den Körper unter die Hantel bringen und die Ellenbogen in einer kreisförmigen Bewegung nach unten bringen.

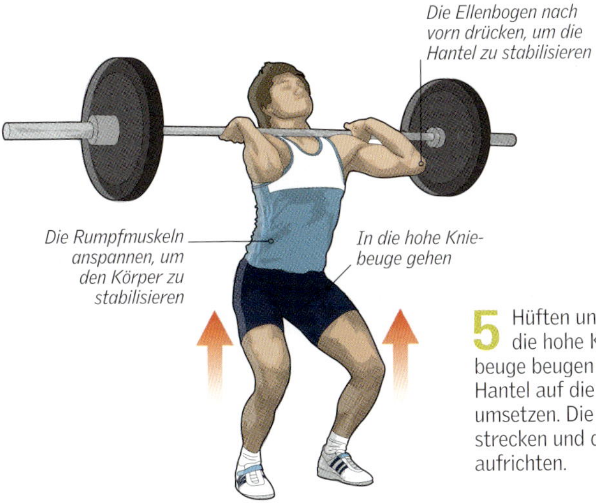

Die Ellenbogen nach vorn drücken, um die Hantel zu stabilisieren

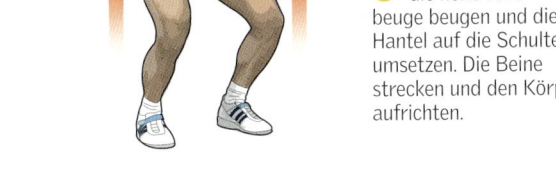

Die Rumpfmuskeln anspannen, um den Körper zu stabilisieren

In die hohe Kniebeuge gehen

5 Hüften und Knie in die hohe Kniebeuge beugen und die Hantel auf die Schultern umsetzen. Die Beine strecken und den Körper aufrichten.

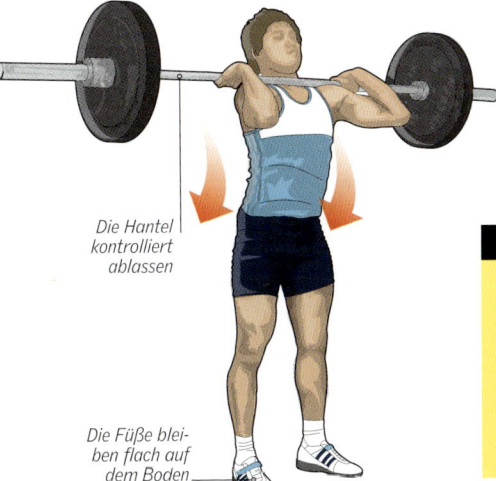

6 Die Hantel kontrolliert zu den Oberschenkeln ablassen, den Rücken gerade halten. Von hier die Hantel zurück auf den Boden legen.

Die Hantel kontrolliert ablassen

VORSICHT!

Alle dynamischen Gewichthebe-Übungen bedürfen einer Plattform. Diese komplexe Bewegung erfordert exzellente Technik, gutes Gleichgewicht und Kontrolle. Mit leichten Gewichten einüben, am besten unter Anleitung eines qualifizierten Trainers.

Die Füße bleiben flach auf dem Boden

Beine

Standreißen

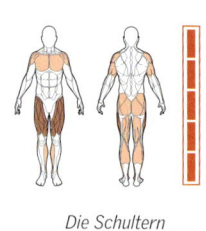

Diese schnelle, technisch anspruchsvolle Übung ist ein optimales Allround-Krafttraining. Üben Sie die Bewegung mit leichten Gewichten ein.

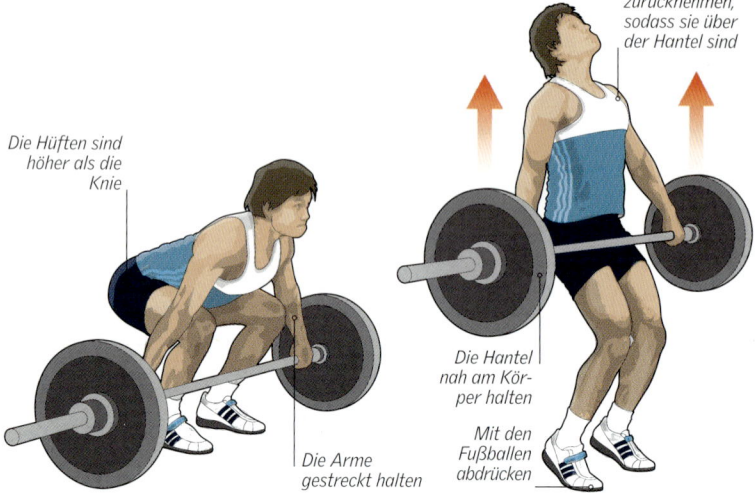

Die Hüften sind höher als die Knie

Die Arme gestreckt halten

Die Schultern zurücknehmen, sodass sie über der Hantel sind

Die Hantel nah am Körper halten

Mit den Fußballen abdrücken

1 So weit in die Hocke gehen, dass Sie die Hantel im Obergriff möglichst nah bei den Gewichtscheiben greifen können. Die Füße stehen hüftbreit unter der Hantel.

2 Die Hantel über die Knie heben, die Hüften nach vorn schieben und die Beine vom Boden abdrücken, um dem Gewicht Schwung zu verleihen.

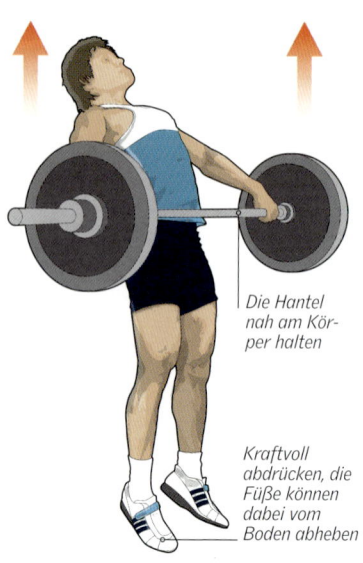

Die Hantel nah am Körper halten

Kraftvoll abdrücken, die Füße können dabei vom Boden abheben

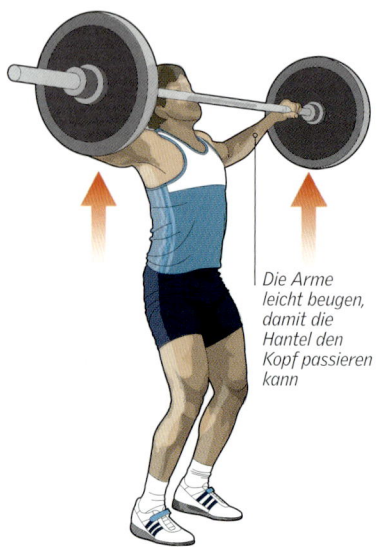

Die Arme leicht beugen, damit die Hantel den Kopf passieren kann

3 Hochschnellen und dabei Hüften, Knie und Knöchel kraftvoll strecken. Die Hantel nah am Körper halten. Die Schultern kräftig hochziehen.

4 Den Körper unter die hochkommende Hantel ducken, die Ellenbogen invertieren (= im Bogen senken) und unter die Hantel bringen.

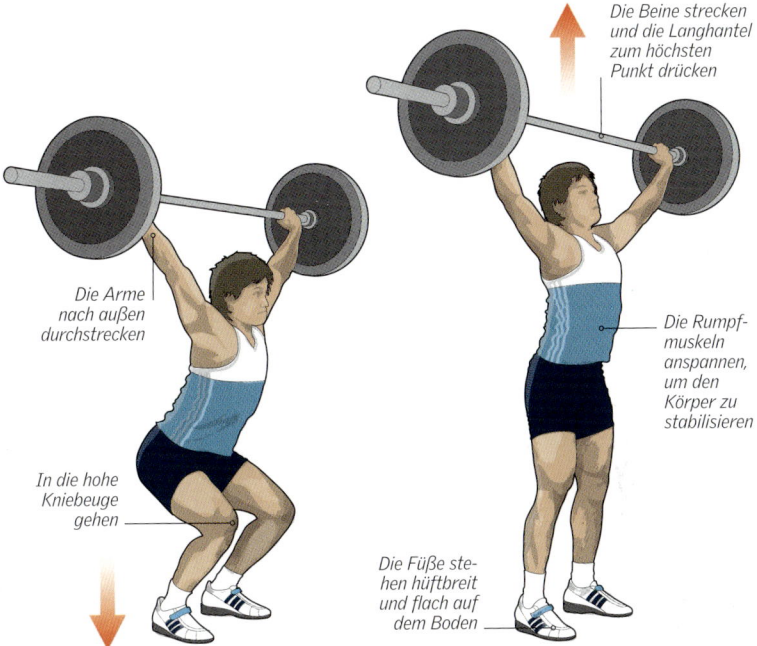

Die Beine strecken und die Langhantel zum höchsten Punkt drücken

Die Arme nach außen durchstrecken

Die Rumpfmuskeln anspannen, um den Körper zu stabilisieren

In die hohe Kniebeuge gehen

Die Füße stehen hüftbreit und flach auf dem Boden

5 In die Hocke gehen und die Hantel auf Armlänge abhalten. Die Arme kraftvoll strecken und die Hantel mit durchgedrückten Ellenbogen fangen.

6 Darauf achten, dass Sie die Hantel gut ausbalanciert im Griff haben, bevor Sie Ihren Körper aufrichten. Die Rückenmuskeln bleiben angespannt, der Kopf gerade.

VORSICHT!

Das Standreißen ist eine sehr schnelle Übung – noch schneller als das Standumsetzen. Bei fehlerhafter Technik riskieren Sie Rückenverletzungen. Der Rücken muss konstant angespannt und gerade sein.

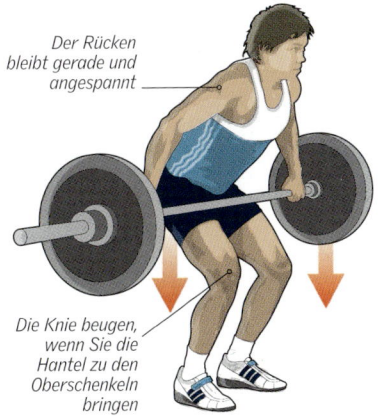

Der Rücken bleibt gerade und angespannt

Die Knie beugen, wenn Sie die Hantel zu den Oberschenkeln bringen

7 Die Hantel nah am Körper kontrolliert ablassen. Die Knie beugen und die Hantel erst bis auf den oberen Oberschenkel senken, bevor Sie sie auf den Boden legen.

》》DIESE SCHNELLE, TECHNISCH ANSPRUCHSVOLLE ÜBUNG IST EIN OPTIMALES ALLROUNDKRAFTTRAINING.《

Bauchpressen

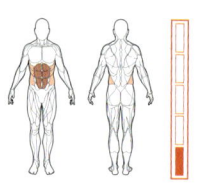

Das Bauchpressen ist eine einfache, sehr beliebte Basisübung. Sie sorgt für kräftige Rumpfmuskeln und verbessert die Haltung – vorausgesetzt, die Ausführung ist korrekt.

1 Legen Sie sich auf eine Matte, die Knie sind gebeugt, die Füße flach. Die Hände liegen seitlich am Kopf.

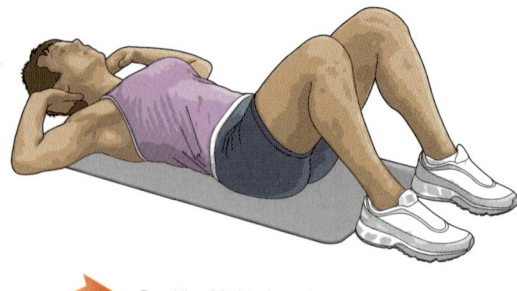

2 Die Rumpfmuskeln anspannen, Schultern und oberen Rücken vom Boden lösen. Die Position kurz halten.

Das Kinn bleibt oben, der Nacken ist gestreckt

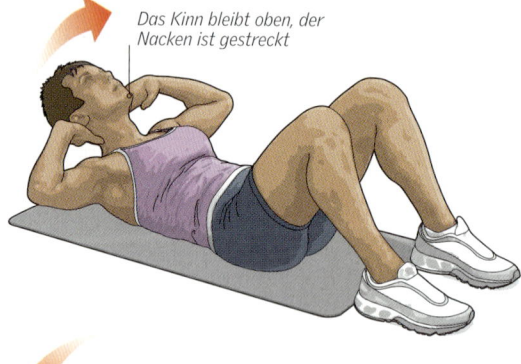

3 Den Oberkörper wieder langsam und kontrolliert zum Boden absenken, dabei aber nicht in die Schwerkraft fallen lassen.

Die Hüften werden nicht bewegt

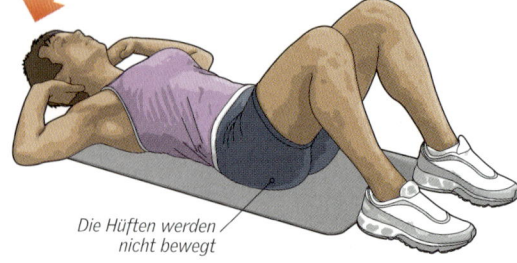

VARIANTE

Um den Bauch noch effektiver zu trainieren, halten Sie oben inne und streichen mit den Handflächen an den Oberschenkeln ab und wieder auf. Der Bewegungsradius ist gering, aber wenn Sie die Muskeln jedes Mal stärker zusammenziehen, bringt das zusätzliche Kraft. Bei jeder Wiederholung etwa fünf »Mini-Bauchpressen« einbauen.

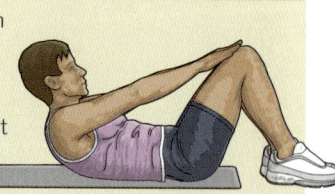

Rumpf- und Bauchmuskeln

Rumpfbeuge

Die klassische Rumpfbeuge ist noch heute Teil vieler Trainingsprogramme. Sie ist eine ausgezeichnete Bauchübung – allerdings nicht bei Problemen im unteren Rücken oder bei schwachen Rumpfmuskeln.

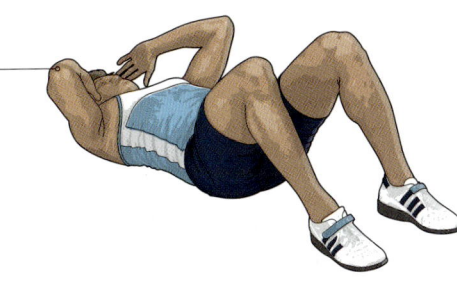

Ellenbogen beugen und die Finger an die Schläfen legen

1 Legen Sie sich auf den Rücken, die Füße stehen flach, die Knie sind gebeugt, damit die Wirbelsäule nicht unnötig belastet wird.

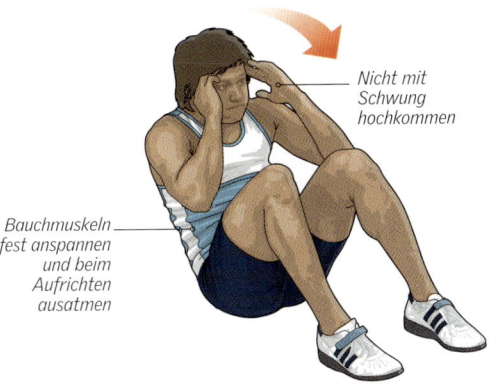

Nicht mit Schwung hochkommen

2 Die Rumpfmuskeln anspannen, den Oberkörper so vom Boden lösen, dass nur noch das Gesäß und die Füße den Boden berühren.

Bauchmuskeln fest anspannen und beim Aufrichten ausatmen

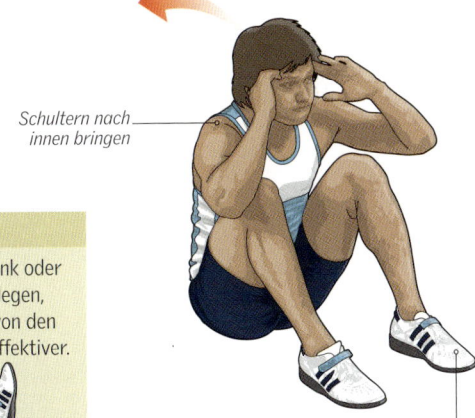

3 Oben kurz pausieren, dann langsam in die Ausgangsposition absenken.

Schultern nach innen bringen

VARIANTE

Wenn Sie die Beine auf eine Bank oder eine andere erhöhte Plattform legen, isoliert das die Bauchmuskeln von den Hüftbeugern und trainiert sie effektiver.

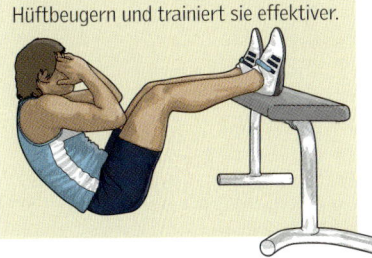

Die Füße bleiben flach auf dem Boden

Rumpf- und Bauchmuskeln

Verkehrtes Bauchpressen

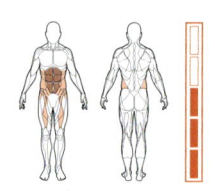

Bei dieser Version des Bauchpressens (s. S. 126) bewegt man die Beine, nicht den Oberkörper. Die Übung trainiert die unteren Bauchmuskeln, die geraden Muskeln der Oberschenkel und die Hüftbeuger. Sie ist für viele Sportarten als allgemeines Konditionstraining zu empfehlen.

>> DIESE VARIANTE TRAINIERT **DIE UNTEREN BAUCH-MUSKELN,** DIE **GERADEN OBER-SCHENKEL-MUSKEL** UND DIE **HÜFTBEUGER.** <<

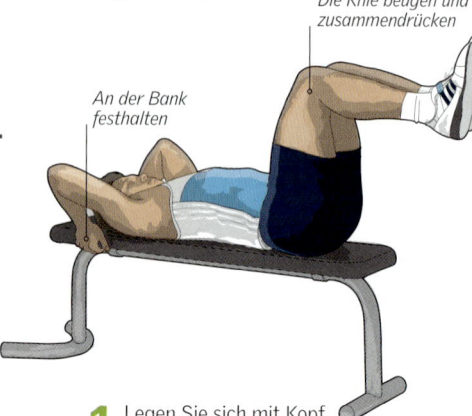

Die Knie beugen und zusammendrücken

An der Bank festhalten

1 Legen Sie sich mit Kopf, Schultern und Gesäß auf eine stabile Bank. Hüften und Knie im rechten Winkel beugen.

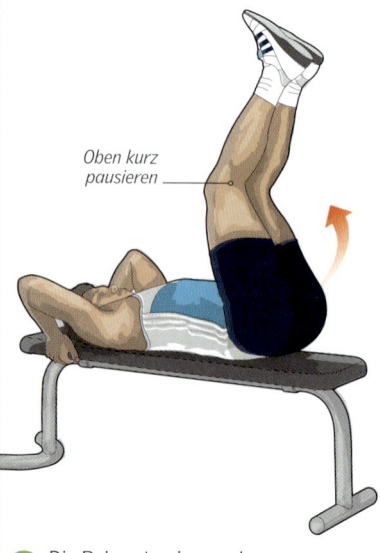

Oben kurz pausieren

2 Die Beine strecken und das Gesäß langsam von der Bank lösen, und zwar mithilfe der Bauchmuskeln und nicht mit Schwung.

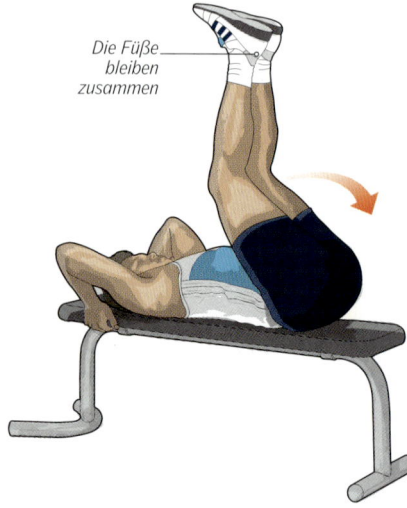

Die Füße bleiben zusammen

3 Die Bauchmuskeln anspannen und mit den Beinen langsam in die Ausgangsposition zurückkehren. Das Gesäß sollte nur knapp auf der Bank aufliegen.

Rumpf- und Bauchmuskeln

Bauchpressen mit erhöhten Beinen

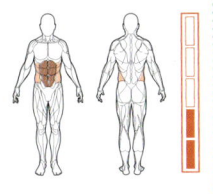

Diese eher leichte Übung trainiert vor allem den oberen Teil des geraden Bauchmuskels und nimmt den Druck vom unteren Rücken. Führen Sie sie mit gebeugten Knien und fest verankerten Füßen aus.

VORSICHT!

Die Füße einfach nur auf die Bank legen, nicht unter der Bank einhaken, um einen Hebel zu erzeugen. Das belastet den unteren Rücken. Auch nicht an Kopf oder Nacken ziehen! Achten Sie darauf, dass der untere Rücken und das Gesäß stets Kontakt zum Boden haben. Kopf und Arme nicht nach vorn reißen, wenn die Bauchmuskeln zu ermüden beginnen.

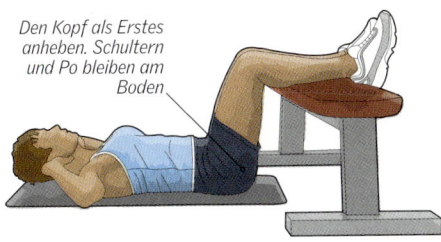

Den Kopf als Erstes anheben. Schultern und Po bleiben am Boden

1 Legen Sie sich auf eine Matte. Die Knie sind im 90°-Winkel gebeugt, die Waden liegen auf der Bank, die Fersen hängen über die hintere Kante.

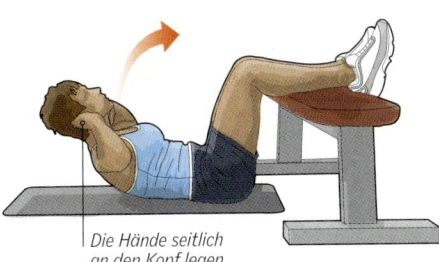

Die Hände seitlich an den Kopf legen

2 Tief einatmen und die Schultern vom Boden heben. Die Bauchmuskeln aktiv zusammenziehen und den Oberkörper zu den Knien bringen.

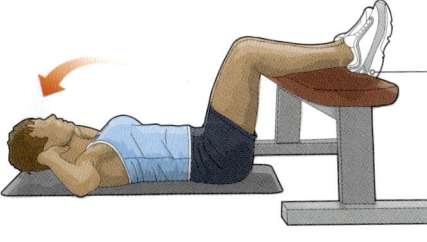

Die Fersen an der hinteren Kante der Bank einhaken

3 Ausatmen und am Ende der Bewegung kurz pausieren. Dann kontrolliert und langsam in die Ausgangsposition zurückkehren.

VARIANTE

Drehen Sie den Rumpf leicht zur Seite, wenn Sie mit dem Oberkörper hochkommen. Das trainiert zusätzlich die äußeren und inneren schrägen Bauchmuskeln.

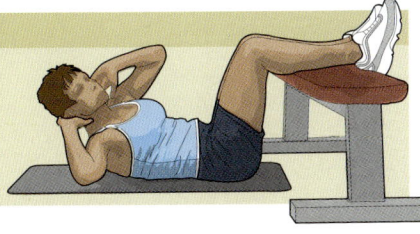

Rumpf- und Bauchmuskeln

Bauchpressen schräg

Diese recht anspruchsvolle Übung trainiert vor allem den geraden Bauchmuskel und den äußeren schrägen Bauchmuskel. Sie ist ein gutes Konditionstraining.

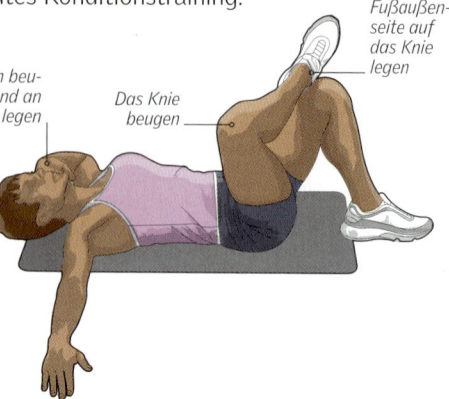

Die Fußaußenseite auf das Knie legen

Den Ellenbogen beugen und die Hand an die Schläfe legen

Das Knie beugen

1 Legen Sie sich auf eine Matte, die Knie sind gebeugt. Den rechten Arm strecken, das rechte Bein auf das linke Knie legen.

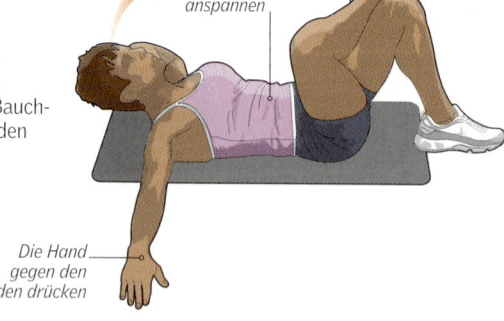

Die Bauchmuskeln anspannen

2 Den Kopf heben und zum gebeugten Knie blicken. Gleichzeitig die Bauchmuskeln anspannen und den linken Ellenbogen heben.

Die Hand gegen den Boden drücken

VORSICHT!

Um die Ausgangsposition einnehmen zu können, müssen Sie recht beweglich sein. Zwingen Sie Ihren Körper nicht in eine unangenehme Haltung, sondern passen Sie die Übung Ihren Möglichkeiten an. Steigern Sie Ihre Beweglichkeit durch spezielle Übungen (s. S. 41–43). Nie an Kopf oder Nacken ziehen, das kann zu Verletzungen der Wirbelsäule führen.

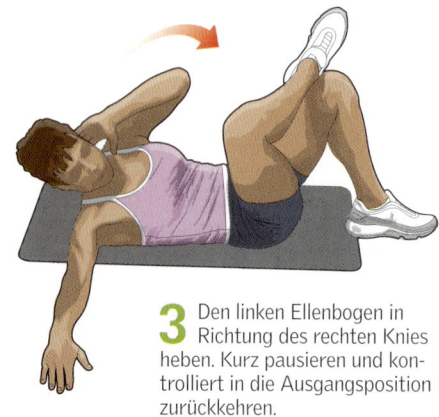

3 Den linken Ellenbogen in Richtung des rechten Knies heben. Kurz pausieren und kontrolliert in die Ausgangsposition zurückkehren.

Beinstrecken auf der Bank

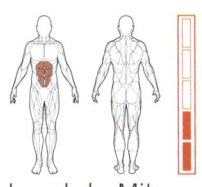

Diese Übung ist ein kraftvolles Workout für die Bauchmuskeln. Mit einem Gewicht zwischen den Knöcheln lässt sich ihre Intensität noch erhöhen. Stellen Sie sicher, dass die Bank, auf der Sie trainieren, stabil steht.

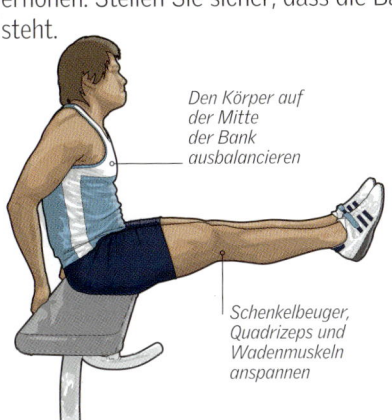

Den Körper auf der Mitte der Bank ausbalancieren

Schenkelbeuger, Quadrizeps und Wadenmuskeln anspannen

》DIESE ÜBUNG IST EIN **KRAFTVOLLES WORKOUT** FÜR DIE **BAUCHMUSKELN.**《

1 Setzen Sie sich auf die Bank und halten Sie sich an der hinteren Kante fest. Beide Beine gleichzeitig heben, die Zehen sind gestreckt.

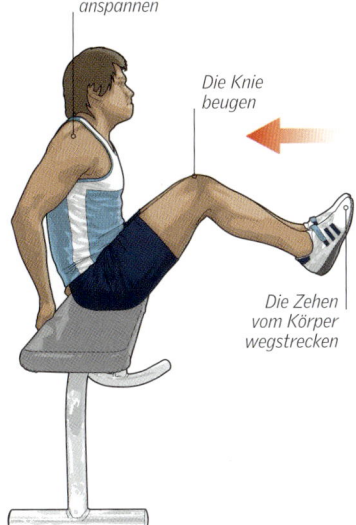

Die Position halten, indem Sie die Muskeln im Schultergürtel anspannen

Die Knie beugen

Die Zehen vom Körper wegstrecken

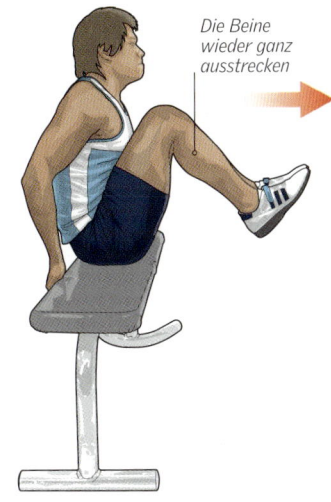

Die Beine wieder ganz ausstrecken

2 Füße und Knie geschlossen halten, Knie beugen und an die Brust ziehen. Den Oberkörper leicht vorbeugen, um das Gleichgewicht zu halten.

3 Die Knie möglichst nah an den Körper ziehen. Dann Hüfte und Knie strecken, den Oberkörper leicht zurücklehnen und in Position 1 zurückkehren.

Rumpf- und Bauchmuskeln

Unterarmstütz vorwärts

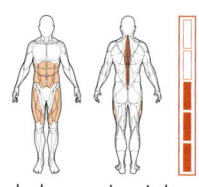

Diese statische Bodenübung trainiert die Rumpfmuskeln sowie viele große Muskelgruppen des Ober- und Unterkörpers in einer statischen Haltung. Damit beugt sie Problemen am unteren Rücken vor.

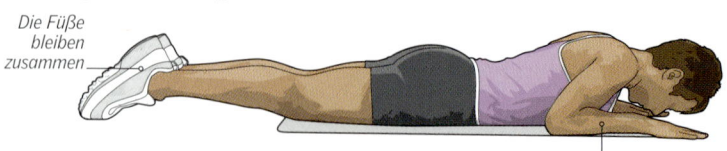

Die Füße bleiben zusammen

Die Unterarme liegen auf dem Boden

1 Gehen Sie auf einer Matte in Bauchlage. Die Ellenbogen liegen neben dem Körper, die Hände flach neben dem gerade gehaltenen Kopf.

Der Rücken bleibt gerade und angespannt

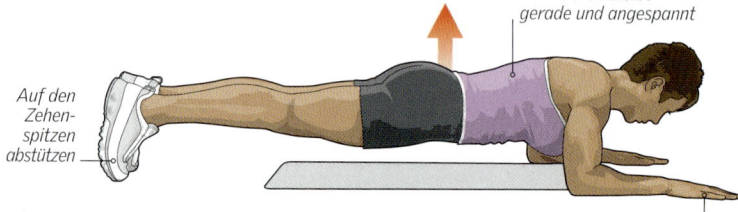

Auf den Zehenspitzen abstützen

Die Hände liegen flach auf

2 Spannen Sie die Rumpf- und Beinmuskeln an und heben Sie den Körper. Das Gewicht liegt auf Unterarmen und Zehen. Normal weiteratmen.

Die Knöchel strecken

In die Bauchlage zurückkehren

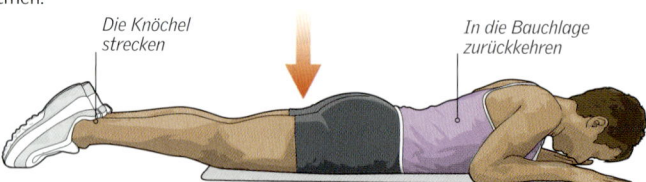

3 Zu Anfang etwa 20 Sekunden im Unterarmstütz bleiben, dann langsam und kontrolliert in die Ausgangsposition zurückkehren.

VARIANTE

Noch anstrengender wird die Übung, wenn Sie gleichzeitig einen Arm und das gegenüberliegende Bein strecken. Dies ist ein ausgezeichnetes Gleichgewichtstraining. Einfacher wird der Unterarmstütz dagegen, wenn Sie Ihren

Unterkörper nicht mit den Zehen, sondern mit den Knien abstützen.

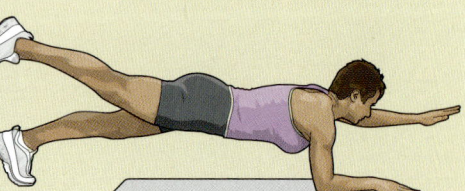

Rumpf- und Bauchmuskeln

Unterarmstütz seitwärts

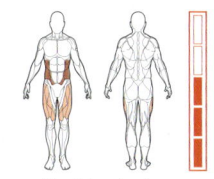

Das ist eine hervorragende Übung für zu Hause, um die Muskeln seitlich am Oberkörper zu trainieren. Diese sind für eine gute Haltung wichtig. Der Unterarmstütz seitwärts modelliert außerdem die Taille.

1 Legen Sie sich auf die Seite, und stützen Sie sich auf einen Fuß und einen Unterarm. Der Oberarm ist senkrecht zum Boden und der Unterarm senkrecht zum Körper. Die Beine sind gestreckt.

Der Unterarm liegt auf der Hüfte

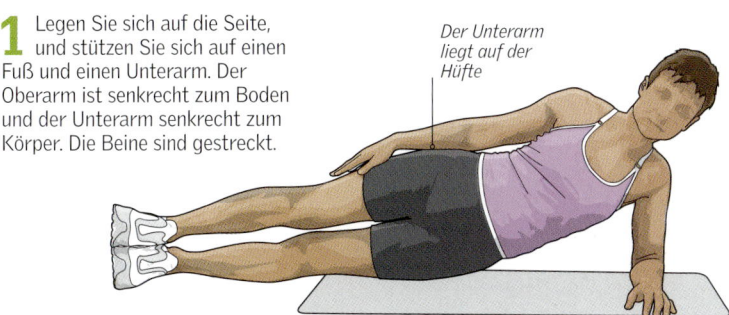

2 Die Hüfte sanft vom Boden lösen, bis Kopf und Wirbelsäule eine gerade Linie bilden. Gleichzeitig den oberen Arm in eine senkrechte Position bringen und dabei normal weiteratmen.

Mit den Seiten der aufeinanderliegenden Füße abstützen

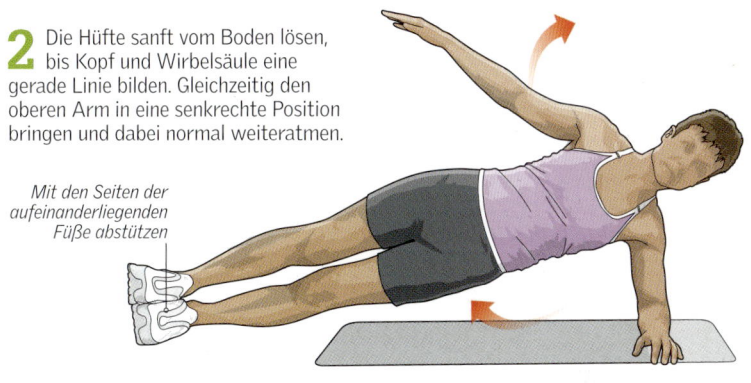

3 Die Position 20 Sekunden halten, dann Oberarm und Hüfte langsam wieder absenken. Den Satz beenden und zur anderen Seite wiederholen.

Gesäß und Rumpf anspannen

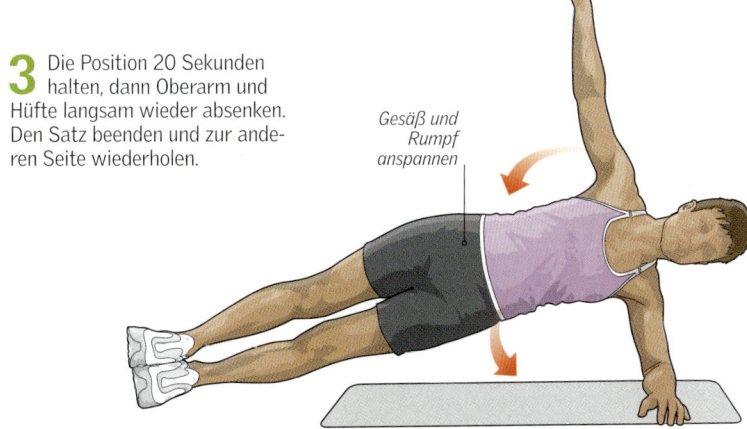

Rumpf- und Bauchmuskeln

Seitbeuge auf der römischen Liege

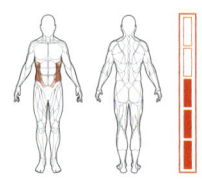

Wer seine schrägen Bauchmuskeln trainieren will, übt am besten auf einer römischen Liege. Sie besitzt eine Leiste, die die Füße sichert. Man kann auch eine normale Bank verwenden, aber dann muss ein Partner Ihre Füße festhalten.

Die Hände sind auf Kopfhöhe oder über der Brust verschränkt

1 Legen Sie sich seitlich auf die römische Liege. Stellen Sie sie so ein, dass sich der Oberkörper aus der Hüfte heraus nach unten beugen kann.

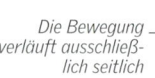

Die Bewegung verläuft ausschließlich seitlich

2 Beugen Sie sich langsam seitlich nur so weit Richtung Boden, wie es angenehm ist. Nicht vor- oder zurückbeugen. Dabei einatmen.

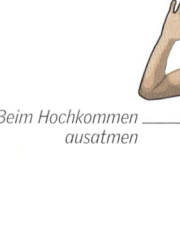

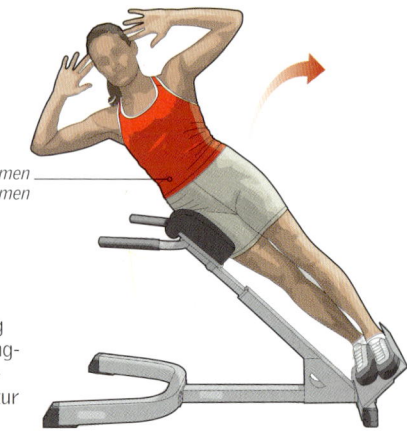

Beim Hochkommen ausatmen

3 Am Ende der Bewegung kurz pausieren, dann langsam in Position 1 zurückkehren. Den Satz beenden und zur anderen Seite wiederholen.

Rumpf- und Bauchmuskeln

Bauchpressen mit Ball

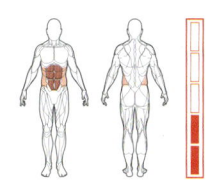

Wenn Sie die Bauchpressen auf einem Gymnastikball trainieren, müssen Sie die Bauch- und Rumpfmuskeln ständig anspannen. Die tiefe Rumpfmuskulatur spielt bei der Stabilisierung des Körpers auf dem beweglichen Ball eine wichtige Rolle.

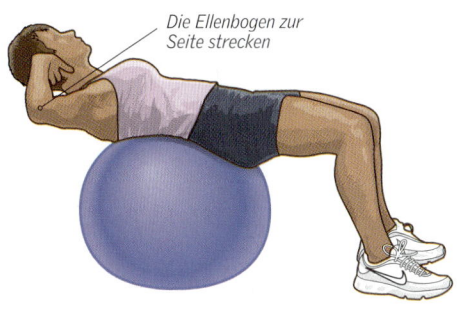

Die Ellenbogen zur Seite strecken

VORSICHT!

Achten Sie darauf, dass Sie auf dem Ball nicht das Gleichgewicht verlieren. Die Füße fest in den Boden drücken. Den Kopf nicht nach vorn ziehen, wenn Sie mit dem Oberkörper hochkommen, und langsam und konzentriert bewegen.

1 Die Füße stehen flach auf dem Boden, Ober- und Unterschenkel bilden einen rechten Winkel. Die Hände liegen seitlich am Kopf.

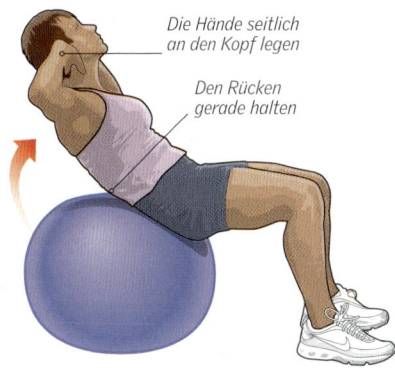

Die Hände seitlich an den Kopf legen

Den Rücken gerade halten

2 Den unteren Rücken in den Ball drücken, die Bauchmuskeln anspannen und die Schultern heben. Dabei die Bauchmuskeln Richtung Hüften pressen.

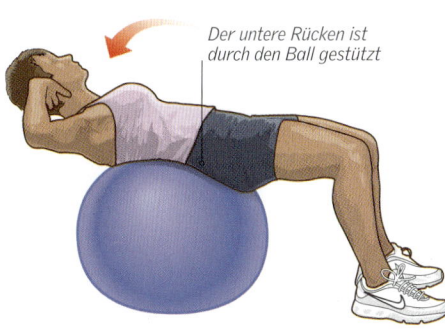

Der untere Rücken ist durch den Ball gestützt

3 Den Oberkörper kontrolliert in die Ausgangsposition zurückführen, die Bauchmuskeln angespannt lassen.

Rumpf- und Bauchmuskeln

Bauchpressen schräg mit Ball

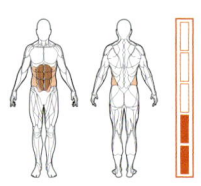

Diese Übung kräftigt neben den Bauchmuskeln auch die Muskeln, die den Oberkörper drehen. Außerdem wird das Gleichgewicht trainiert, wovon man bei der Ausübung von Sportarten wie Golf oder Surfen profitiert.

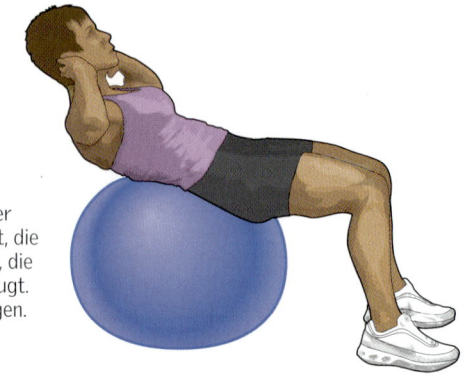

1 Legen Sie sich auf den Ball, der untere Rücken ist gut gestützt, die Füße stehen flach auf dem Boden, die Knie sind im rechten Winkel gebeugt. Die Hände seitlich an den Kopf legen.

Den Kopf nicht mit den Händen nach vorn ziehen

Mit den Füßen den Körper stabilisieren

2 Wenn Ihr Körper stabil ist, den Oberkörper anheben. Etwa auf halber Höhe den Rumpf zu einer Seite drehen und die Ellenbogen seitlich abstrecken, um die Balance zu halten.

Die Finger liegen ohne Ausübung von Kraft seitlich am Kopf

Die Bauchmuskeln kraftvoll kontrahieren

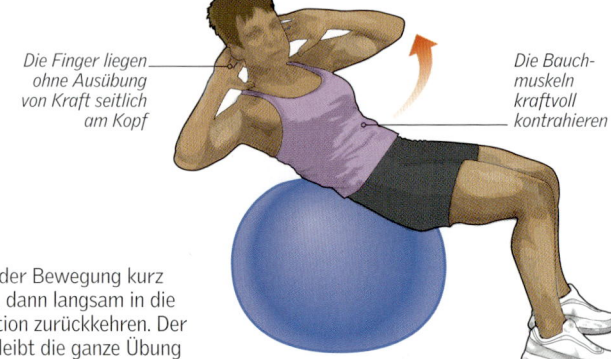

3 Am Ende der Bewegung kurz pausieren, dann langsam in die Ausgangsposition zurückkehren. Der Unterkörper bleibt die ganze Übung hindurch statisch.

Rumpf- und Bauchmuskeln

Rückenstrecken mit Ball

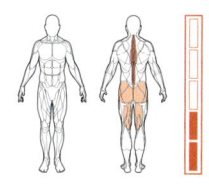

Diese Übung hilft, den Oberkörper auszubalancieren, indem die gegenüber den Bauchmuskeln arbeitenden unteren Rückenmuskeln trainiert werden. Ein kräftiger Oberkörper schützt vor Rückenverletzungen.

VORSICHT!

Bevor Sie mit der Übung beginnen, sollten Sie überprüfen, ob der Ball die richtige Größe für Sie hat. Sie müssen den Boden mit gestreckten Armen berühren können, wenn Sie auf dem Ball liegen. Langsam und kontrolliert bewegen. Wenn Sie den Oberkörper zu schnell strecken, riskieren Sie Wirbelstauchungen und Ischiasprobleme. Strecken Sie den Oberkörper nicht über das normale Maß, denn das birgt Verletzungsgefahr.

1 Legen Sie sich mit den Bauchmuskeln und den Oberschenkeln »um« den Ball. Die Zehenspitzen berühren den Boden.

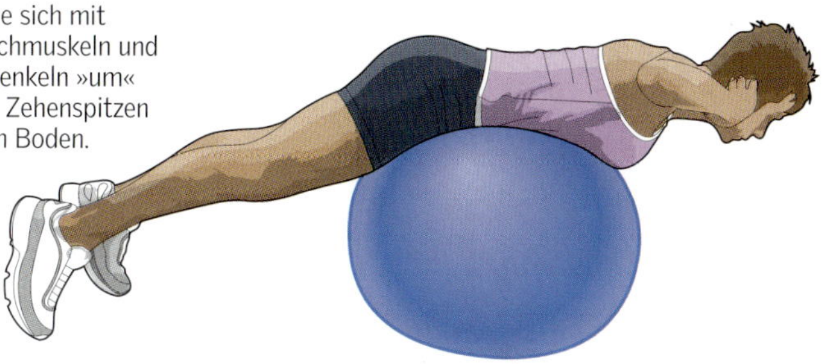

2 Die Fingerspitzen berühren seitlich den Kopf. Mit dem Einatmen den Körper langsam strecken und aufrichten.

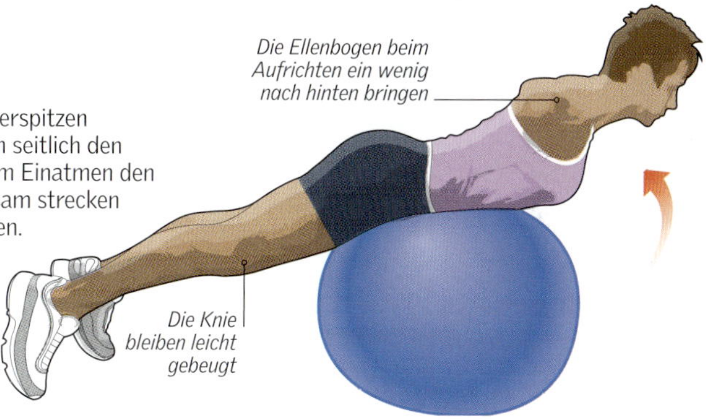

Die Ellenbogen beim Aufrichten ein wenig nach hinten bringen

Die Knie bleiben leicht gebeugt

Kontrolliert absenken, indem Sie die Rückenmuskeln anspannen

3 Mit dem Ausatmen den Oberkörper langsam und kontrolliert in die Ausgangsposition zurückbringen.

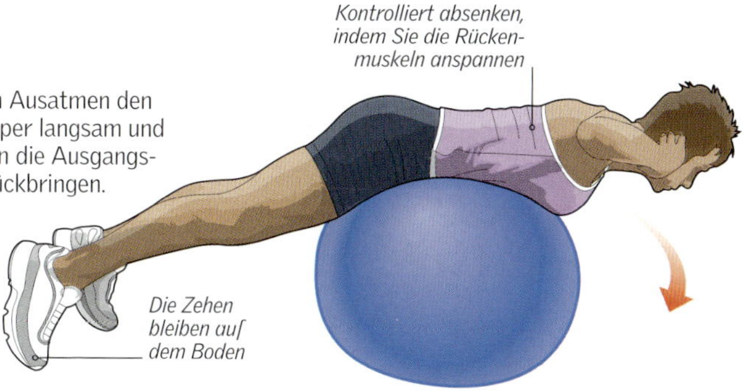

Die Zehen bleiben auf dem Boden

Rumpf- und Bauchmuskeln

Liegestütze mit Ball

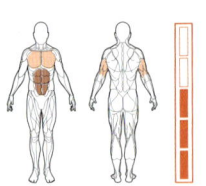

Bei dieser Übung liegen die Füße auf einem Gymnastikball, um Brust, Schultern und Oberarme härter als bei normalen Liegestützen (s. S. 52) zu trainieren. Rumpf-, Oberkörper- und Hüftmuskeln sind ständig aktiv, um den Körper auf dem Ball zu stabilisieren.

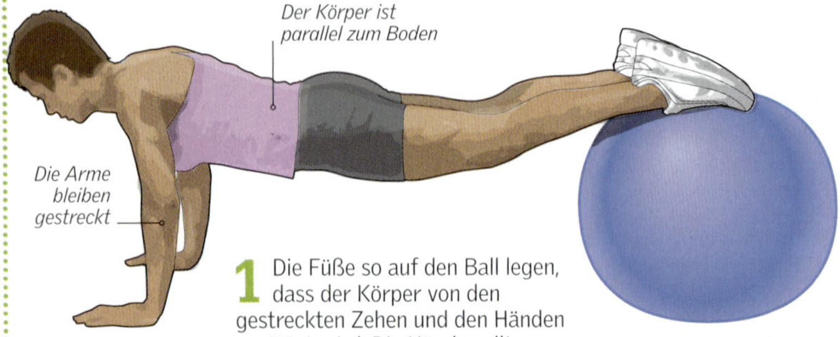

Der Körper ist parallel zum Boden

Die Arme bleiben gestreckt

1 Die Füße so auf den Ball legen, dass der Körper von den gestreckten Zehen und den Händen gestützt wird. Die Hände sollten sich unterhalb der Schultergelenke befinden.

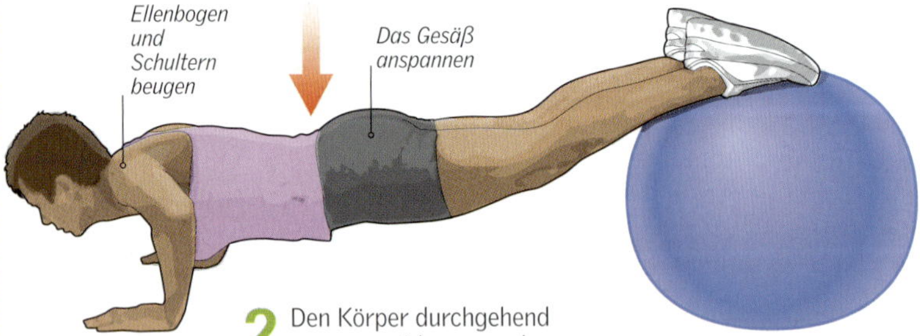

Ellenbogen und Schultern beugen

Das Gesäß anspannen

2 Den Körper durchgehend angespannt lassen und möglichst weit nach unten bringen. Anschließend in die Ausgangsposition zurückstemmen.

»LIEGESTÜTZEN AUF DEM BALL TRAINIEREN BRUST, SCHULTERN UND OBERARME HÄRTER ALS REGULÄRE. **«**

VORSICHT!

Der Körper muss während der gesamten Übung gestreckt bleiben. Hängen Sie in der Körpermitte nicht durch, denn das belastet den Rücken stark. Beim Hochstemmen ausatmen und beim Absenken einatmen.

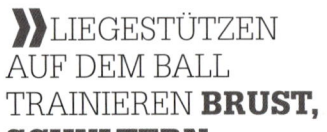

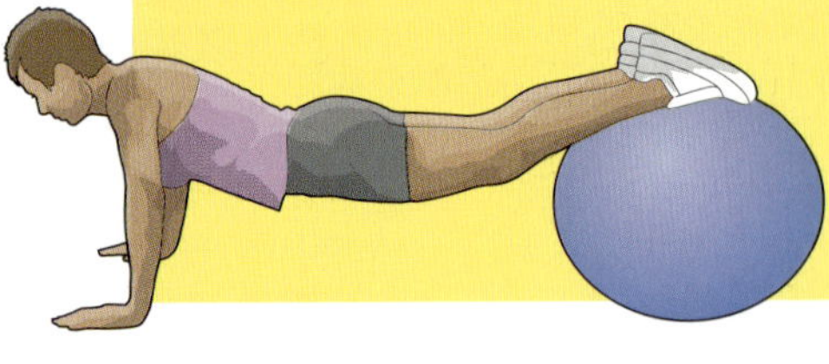

Rumpf- und Bauchmuskeln

Klappmesser mit Ball

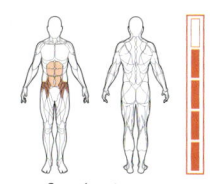

Diese wertvolle, aber relativ anspruchsvolle Übung erfordert ein gutes Gleichgewicht. Sie trainiert die Rumpfmuskeln, die die Hüften beugen, sowie die Bauchmuskeln.

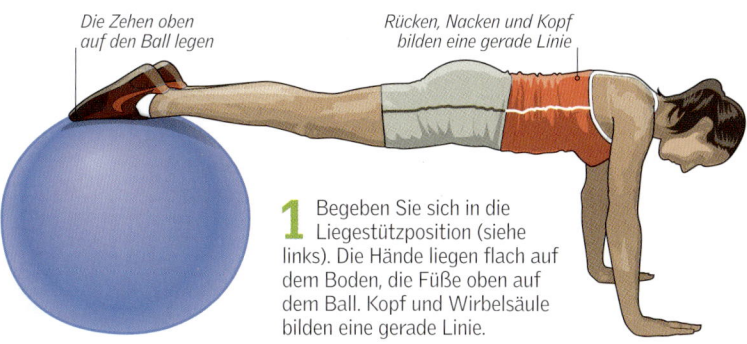

Die Zehen oben auf den Ball legen

Rücken, Nacken und Kopf bilden eine gerade Linie

1 Begeben Sie sich in die Liegestützposition (siehe links). Die Hände liegen flach auf dem Boden, die Füße oben auf dem Ball. Kopf und Wirbelsäule bilden eine gerade Linie.

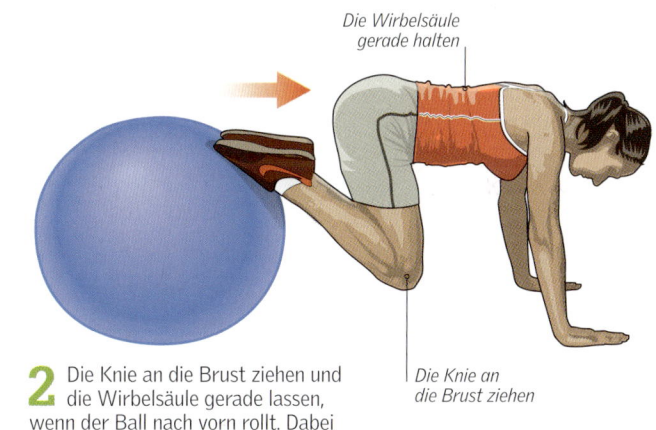

Die Wirbelsäule gerade halten

2 Die Knie an die Brust ziehen und die Wirbelsäule gerade lassen, wenn der Ball nach vorn rollt. Dabei gehen die Hüften ein wenig nach oben.

Die Knie an die Brust ziehen

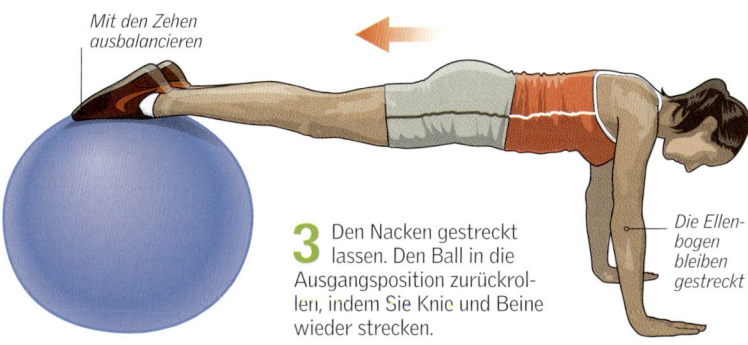

Mit den Zehen ausbalancieren

3 Den Nacken gestreckt lassen. Den Ball in die Ausgangsposition zurückrollen, indem Sie Knie und Beine wieder strecken.

Die Ellenbogen bleiben gestreckt

Rumpf- und Bauchmuskeln

Holzhacken

Diese kräftige Drehübung entwickelt die Rumpfmuskeln und ist ein ideales Training für Wurf- oder Schlagsportarten, bei denen Drehbewegungen zum Einsatz kommen.

>> DAS HOLZHACKEN IST EINE **KRÄFTIGE DREHÜBUNG** UND ENTWICKELT DIE **RUMPFMUSKELN.** <<

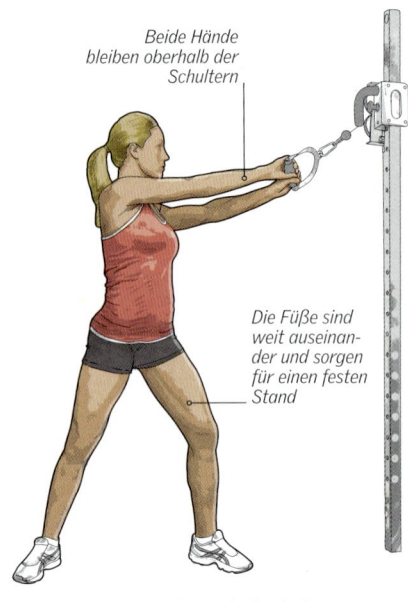

Beide Hände bleiben oberhalb der Schultern

Die Füße sind weit auseinander und sorgen für einen festen Stand

1 Den Kabelzug über Schulterhöhe befestigen und das gewünschte Gewicht wählen. Seitlich zum Kabelzug aufstellen, den Oberkörper drehen und mit beiden Händen den Griff nehmen.

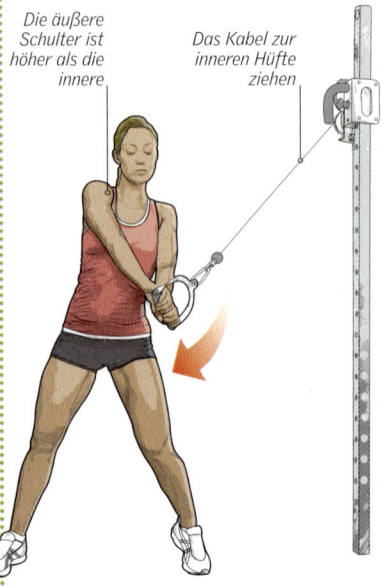

Die äußere Schulter ist höher als die innere

Das Kabel zur inneren Hüfte ziehen

3 Den Bügel in einer steten Bewegung weiter nach unten ziehen, Knie und Hüften drehen sich leicht.

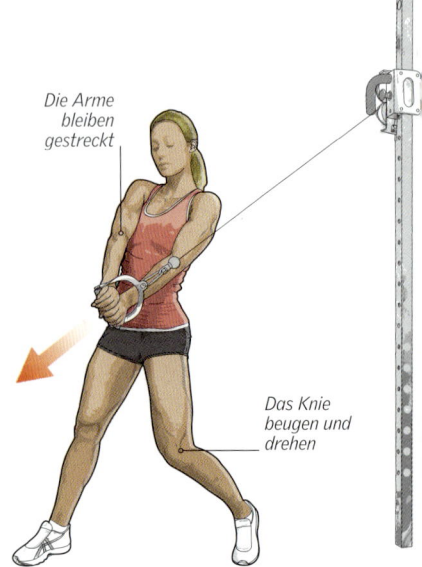

Die Arme bleiben gestreckt

Das Knie beugen und drehen

4 Die Arme gestreckt lassen und die Drehung fortsetzen. Schultern und Hüften bleiben in einer Linie, und der Kopf folgt der Bewegung der Hände.

Rumpf- und Bauchmuskeln

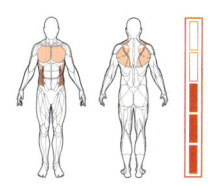

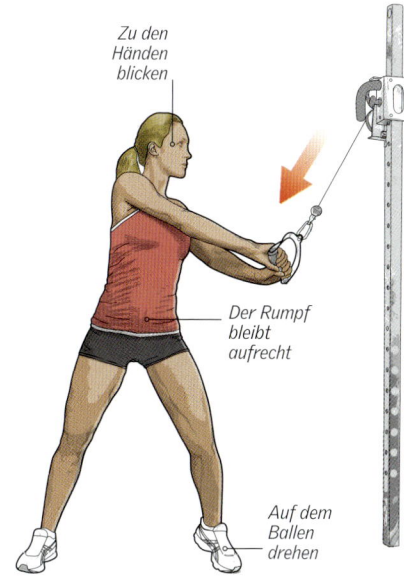

Zu den Händen blicken

Der Rumpf bleibt aufrecht

Auf dem Ballen drehen

VORSICHT!

Wärmen Sie sich gründlich auf, bevor Sie mit dem Holzhacken beginnen. Die Übung setzt Ihren unteren Rücken starken Drehbewegungen aus, die zu Verletzungen führen können. Das Holzhacken baut schnell Kraft auf, insbesondere wenn es flott ausgeführt wird. Trainieren Sie stets beide Seiten gleichmäßig, damit es zu keinen muskulären Ungleichheiten kommt.

2 Ziehen Sie den Griff nach unten und zur inneren Hüfte, als wollten Sie mit einer Axt einen Baum fällen. Den Körper zur Mitte drehen.

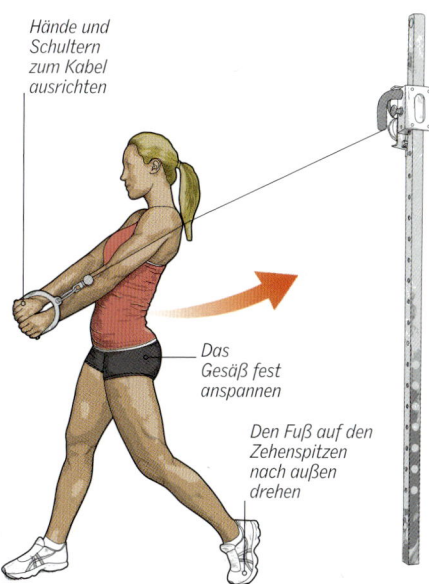

Hände und Schultern zum Kabel ausrichten

Das Gesäß fest anspannen

Den Fuß auf den Zehenspitzen nach außen drehen

VARIANTE

Statt des Bügels können Sie auch mit einer Stange trainieren. Zu Beginn sind Sie vom Kabelzug abgewandt, die Füße stehen hüftbreit. Drehen Sie sich mit gestreckten Armen zum Kabelzug, die Füße bleiben, wo sie sind. Am Ende der Bewegung sollten Sie über die Schulter zum Kabelzug blicken. Die Stange mit gestreckten Armen nach unten ziehen, bis sich Ihre nähere Hand auf Höhe der Hüfte gegenüber befindet.

5 Drehen Sie sich, bis Kopf, Schultern, Hüften und Hände eine gerade Linie bilden. In die Ausgangsposition zurückkehren, den Satz beenden und zur anderen Seite wiederholen.

Rumpf- und Bauchmuskeln

Seitbeuge

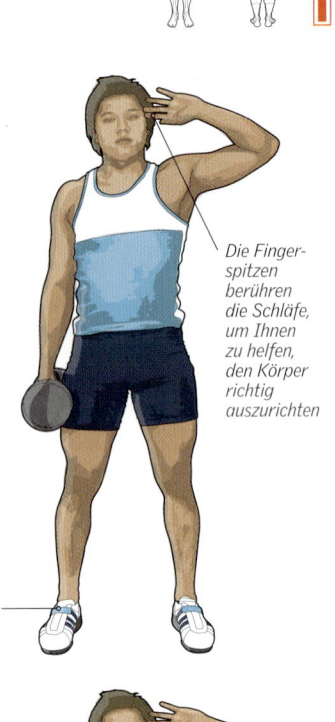

Seitbeugen sind die einfachste Methode, die schrägen Bauchmuskeln zu trainieren. Sie stabilisieren den Rumpf und sorgen für eine gute Haltung, die wiederum für alle anderen Widerstandsübungen wichtig ist. Die schrägen Bauchmuskeln unterstützen kräftige Drehbewegungen, wie sie bei vielen Wurfsportarten vorkommen.

1 Aufrecht stehen, die Knie sind leicht gebeugt, eine Hantel ruht auf der Oberschenkelaußenseite. Der sie haltende Arm bleibt gerade.

Die Fingerspitzen berühren die Schläfe, um Ihnen zu helfen, den Körper richtig auszurichten

Die Füße bleiben flach auf dem Boden

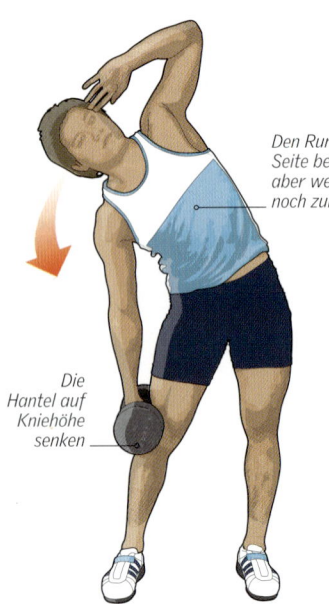

Den Rumpf zur Seite beugen, aber weder vor noch zurück

Die Hantel auf Kniehöhe senken

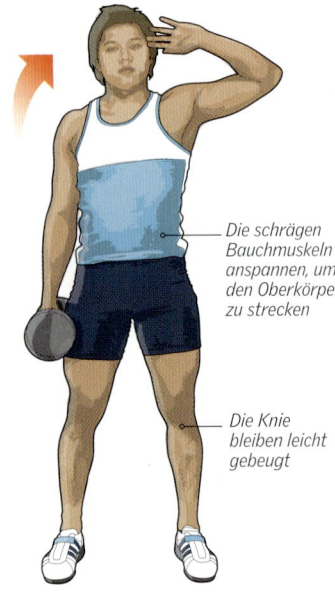

Die schrägen Bauchmuskeln anspannen, um den Oberkörper zu strecken

Die Knie bleiben leicht gebeugt

2 Langsam seitlich beugen und die Hantel außen am Oberschenkel bis auf Kniehöhe absenken, dabei einatmen. Das Gewicht nicht schwenken.

3 Den Oberkörper aufrichten, indem Sie die dem Gewicht gegenüberliegenden schrägen Bauchmuskeln anspannen. Dabei ausatmen.

Einarmiges Kreuzheben

Diese zu selten praktizierte Übung trainiert den ganzen Körper. Bewegen Sie den Körper als Ganzes wie beim Kreuzheben und beugen Sie nicht den Rumpf.

1 In der Ausgangsposition ist die Kugelhantel an der Fußaußenseite, die Hüften sind höher als die Knie, der Rücken ist flach und angespannt.

>> DIESES **KREUZHEBEN TRAINIERT** DEN **GANZEN KÖRPER.** <<

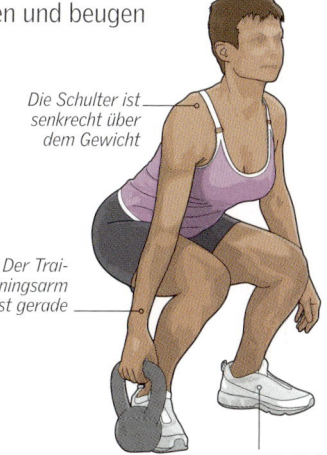

Die Schulter ist senkrecht über dem Gewicht

Der Trainingsarm ist gerade

Die Füße und Knie zeigen nach außen

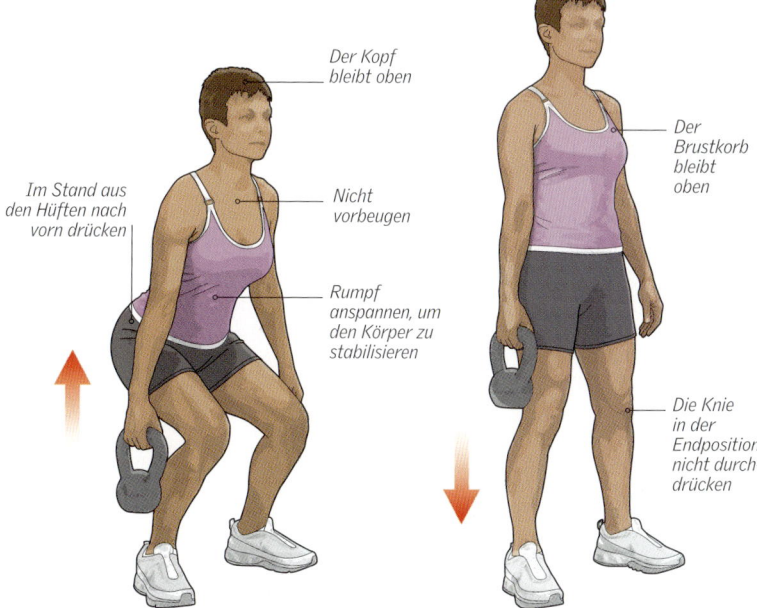

Der Kopf bleibt oben

Im Stand aus den Hüften nach vorn drücken

Nicht vorbeugen

Rumpf anspannen, um den Körper zu stabilisieren

Der Brustkorb bleibt oben

Die Knie in der Endposition nicht durchdrücken

2 Die richtige Haltung während der Übung beibehalten. Kräftig mit den Beinen hochdrücken, als würden Sie die Füße in den Boden pressen.

3 Aufrecht stehen, das Gewicht ist außen am Oberschenkel. In Position 1 zurückkehren, den Satz beenden und mit der anderen Seite wiederholen.

Rumpf- und Bauchmuskeln

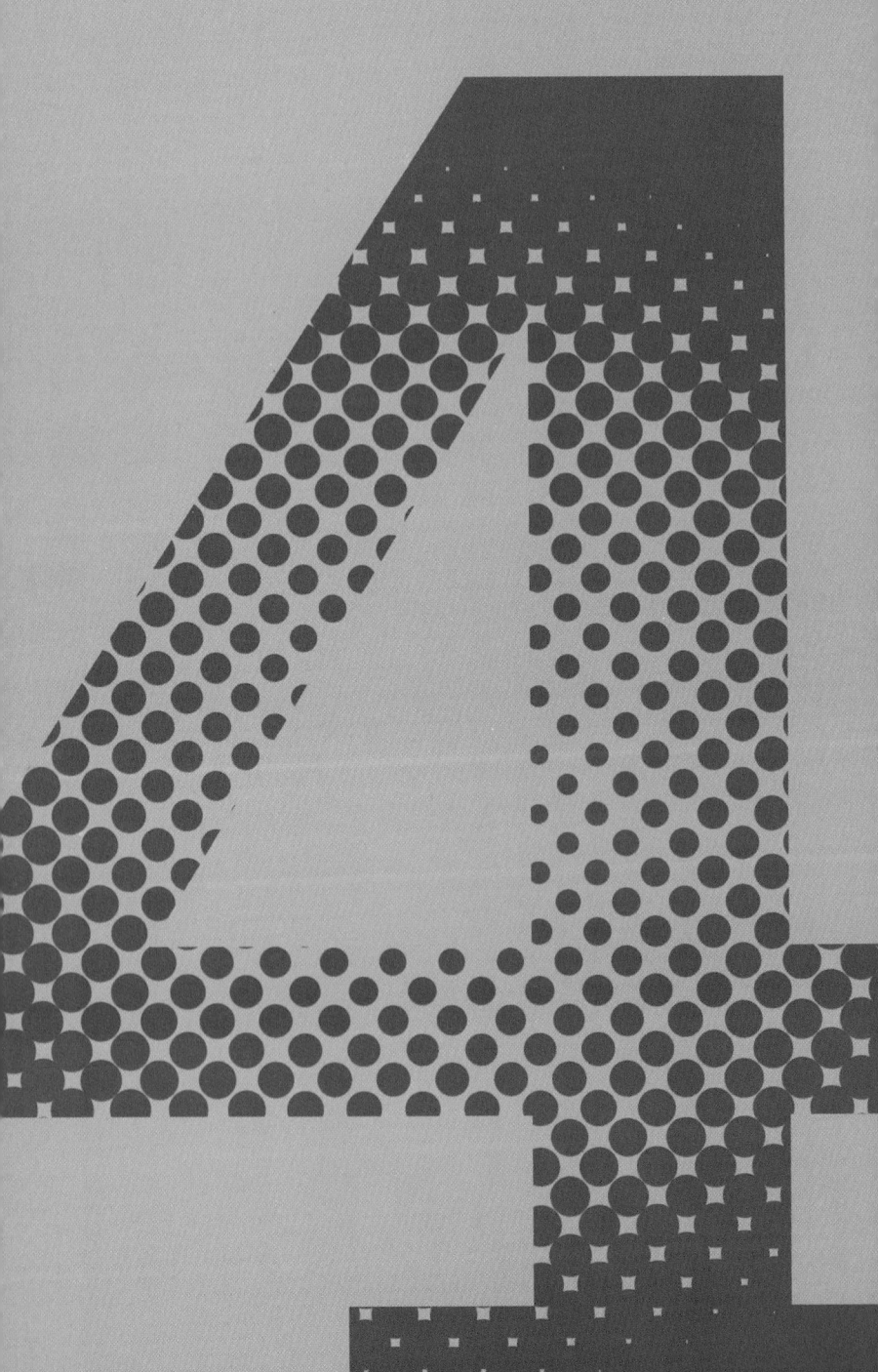

Abkühlen

Oberer Rücken

Diese leichte Dehnübung macht die Muskeln im oberen Rücken beweglicher. Sie ist für viele Sportarten geeignet, vor allem für Wurfsportarten.

Die Finger so verschränken, dass die Handflächen vom Körper wegzeigen. Die Hände auf Brusthöhe bringen und die Arme strecken. Die Ellenbogen durchstrecken und die Schultern nach vorn schieben.

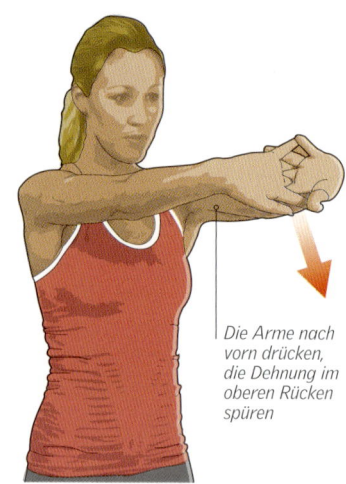

Die Arme nach vorn drücken, die Dehnung im oberen Rücken spüren

Schulter

Diese einfache und effektive Übung dehnt vor allem die Muskeln um die Schultergelenke. Sie ist besonders für Gewichtheber und für all jene geeignet, die Wurfsportarten praktizieren.

Einen Arm diagonal vor den Körper strecken. Den anderen Unterarm über dessen Ellenbogen legen und sanft zum Körper ziehen, bis Sie die Schulter des gestreckten Arms spüren. Zur anderen Seite wiederholen.

Sanft drücken

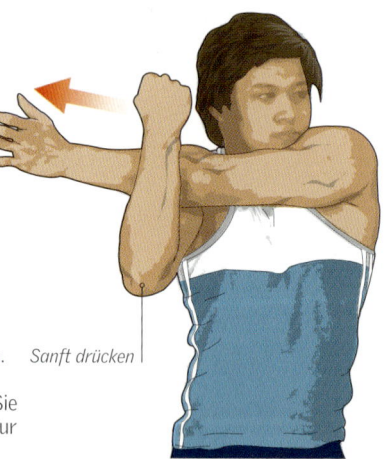

Rückenstrecker

Diese Dehnung zielt auf die Muskeln des Rückenstreckers, die parallel zur Wirbelsäule verlaufen.

Die Knie sanft an die Brust ziehen

Legen Sie sich mit dem Rücken auf eine Matte. Die Knie an die Brust ziehen und mit den Armen umfassen. Sanft an den Körper ziehen, bis Sie die Dehnung im Rücken spüren.

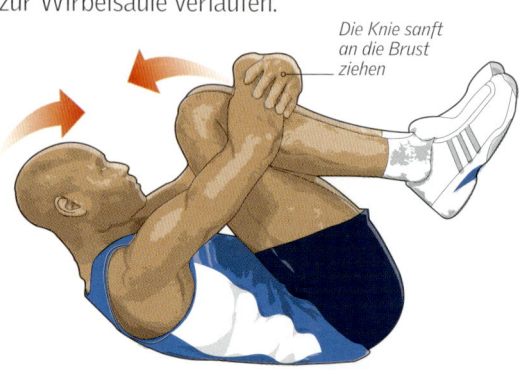

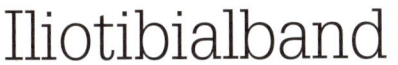

Iliotibialband

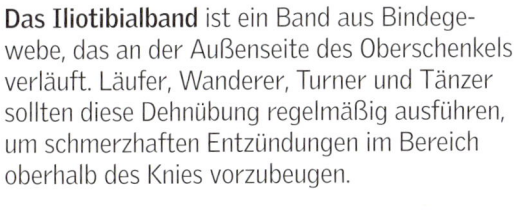

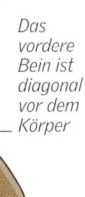

Das Iliotibialband ist ein Band aus Bindegewebe, das an der Außenseite des Oberschenkels
verläuft. Läufer, Wanderer, Turner und Tänzer
sollten diese Dehnübung regelmäßig ausführen,
um schmerzhaften Entzündungen im Bereich
oberhalb des Knies vorzubeugen.

Aufrecht stehen, die Füße sind hüftbreit
auseinander. Ein Bein diagonal vor das
andere setzen, dabei den gegenüberliegenden Arm über den Kopf strecken, um das
Gleichgewicht zu halten. Die Übung zur
anderen Seite wiederholen.

VARIANTE

Setzen Sie sich mit gestreckten Beinen
auf den Boden. Ein Bein beugen und
den Fuß außen neben dem gestreckten
Bein aufstellen. Den Arm auf
der Seite mit dem gebeugten
Knie aufstützen und mit der
freien Hand sanft am Knie
ziehen, bis Sie die Deh-
nung im Iliotibial-
band spüren.

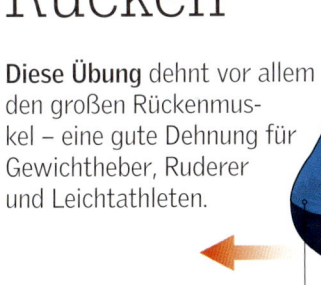

*Das
vordere
Bein ist
diagonal
vor dem
Körper*

Rücken

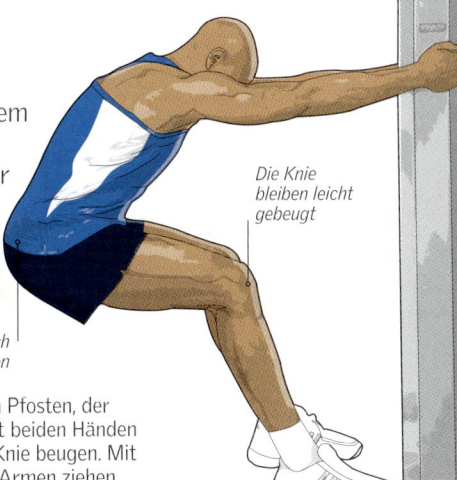

Diese Übung dehnt vor allem
den großen Rückenmus-
kel – eine gute Dehnung für
Gewichtheber, Ruderer
und Leichtathleten.

*Die Knie
bleiben leicht
gebeugt*

*Die Hüften nach
hinten schieben*

Stellen Sie sich vor einen stabilen Pfosten, der
Ihr Gewicht hält. Den Pfosten mit beiden Händen
umfassen, zurücklehnen und die Knie beugen. Mit
den Beinen drücken und mit den Armen ziehen.

Quadrizeps in 3 Schritten

Diese Übung dehnt den Quadrizeps auf der Oberschenkelvorderseite und verbessert die Beweglichkeit des Kniegelenks. Die einfache Übung ist nach jeder Art von Beinarbeit sinnvoll.

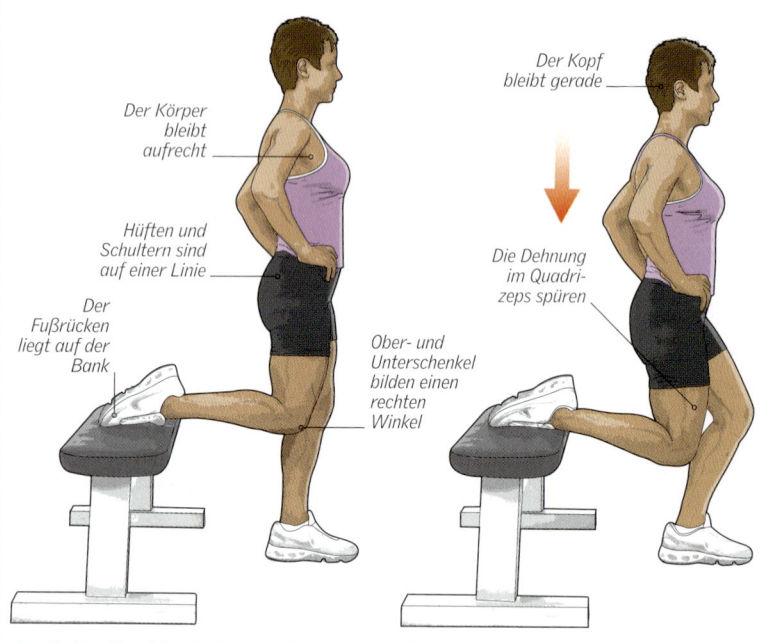

Der Körper bleibt aufrecht

Hüften und Schultern sind auf einer Linie

Der Fußrücken liegt auf der Bank

Ober- und Unterschenkel bilden einen rechten Winkel

Der Kopf bleibt gerade

Die Dehnung im Quadrizeps spüren

1 Stellen Sie sich mit dem Rücken vor eine Bank. Ein Knie beugen und den Fußrücken auf die Bank legen. Der Körper bleibt aufrecht, der Kopf gerade.

2 Das Standbein langsam beugen und so weit nach unten kommen, bis Sie die Dehnung im anderen Oberschenkel spüren.

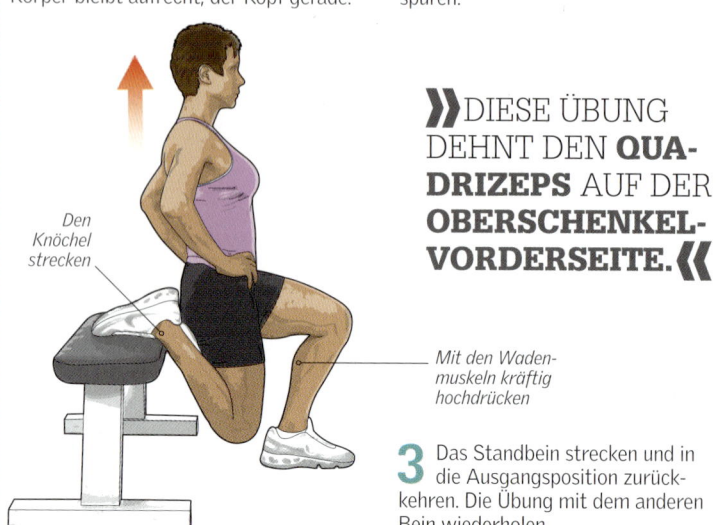

Den Knöchel strecken

Mit den Wadenmuskeln kräftig hochdrücken

»DIESE ÜBUNG DEHNT DEN QUADRIZEPS AUF DER OBERSCHENKELVORDERSEITE.«

3 Das Standbein strecken und in die Ausgangsposition zurückkehren. Die Übung mit dem anderen Bein wiederholen.

Schenkelbeuger 1

Wird das Knie in häufigen Wiederholungen gebeugt, wie beim Laufen oder Radfahren, kann das den Schenkelbeuger verkürzen. Diese Dehnübung wirkt dem entgegen.

Legen Sie sich mit gestreckten Beinen auf den Rücken. Die Beine im Wechsel heben. Das Knie ist gestreckt, die Zehen werden zum Körper gezogen. Wenn Sie sehr gelenkig sind, können Sie die Dehnung vertiefen, indem Sie das Bein ein wenig heranziehen.

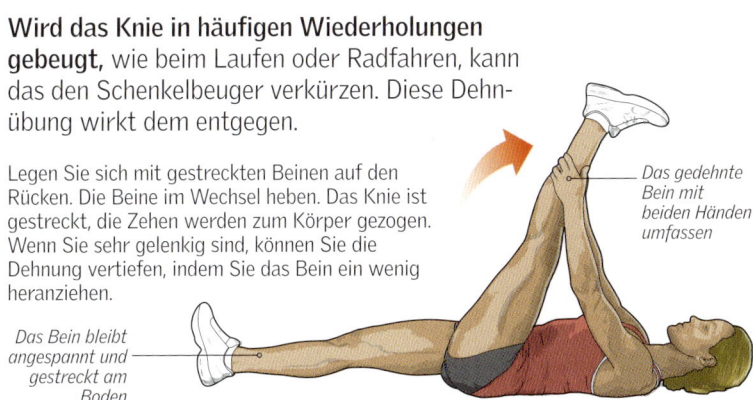

Das gedehnte Bein mit beiden Händen umfassen

Das Bein bleibt angespannt und gestreckt am Boden

Schenkelbeuger 2

Das ist eine leichte allgemeine Dehnübung für die Schenkelbeuger. Sie löst auch Verspannungen im unteren Rücken. Langsam dehnen und nicht mit Schwung arbeiten.

Legen Sie sich mit gestreckten Beinen auf den Rücken. Ein Knie beugen, mit beiden Händen umfassen und sanft an die Brust ziehen, bis Sie die Dehnung im Oberschenkel spüren. Den Kopf nicht anheben.

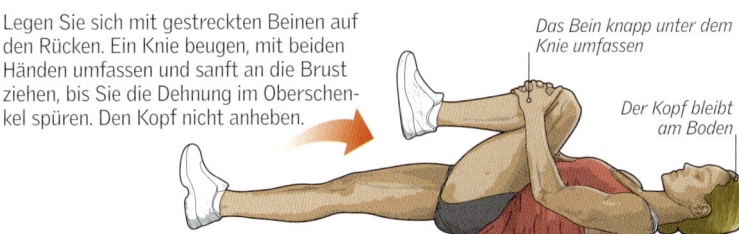

Das Bein knapp unter dem Knie umfassen

Der Kopf bleibt am Boden

Schenkelbeuger 3

Für diese Übung brauchen Sie nur wenig Platz, und sie lässt sich überall durchführen.

Einen Fuß nach vorn setzen und das Standbein beugen. Das vordere Bein bleibt gestreckt, beide Füße stehen flach auf dem Boden. Das Becken leicht vorkippen. Die Position mehrere Sekunden halten und die Übung anschließend mit dem anderen Bein wiederholen.

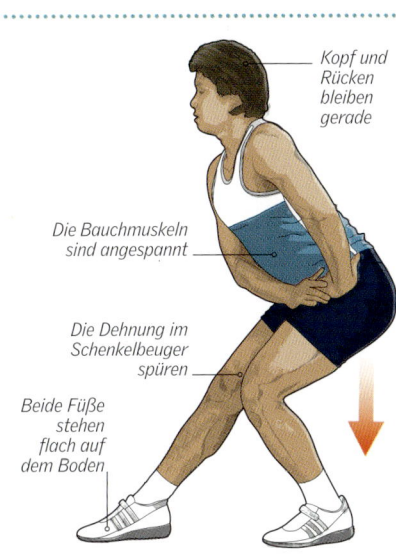

Kopf und Rücken bleiben gerade

Die Bauchmuskeln sind angespannt

Die Dehnung im Schenkelbeuger spüren

Beide Füße stehen flach auf dem Boden

Quadrizeps 1

Wenn Sie die großen Muskeln auf der Oberschenkelvorderseite dehnen, beugen Sie Verletzungen vor und lindern Muskelkater. Man kann die Beine einzeln oder beide gleichzeitig dehnen.

Legen Sie sich bäuchlings auf eine Matte und beugen Sie ein Knie. Mit der Hand derselben Seite den Knöchel umfassen und sanft zum Körper ziehen, bis Sie die Dehnung im Quadrizeps spüren.

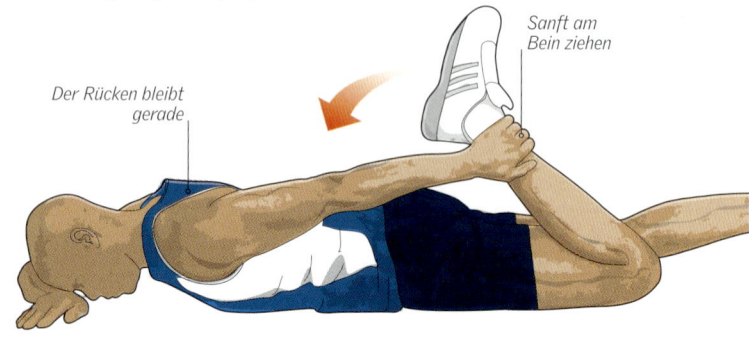

Sanft am Bein ziehen

Der Rücken bleibt gerade

Quadrizeps 2

Diese anspruchsvolle Dehnübung fördert die Beweglichkeit der Hüften. Sie dehnt außerdem die Adduktoren auf den Schenkelinnenseiten.

Setzen Sie sich aufrecht hin. Die Fußsohlen berühren sich. Halten Sie die Füße mit den Händen zusammen.

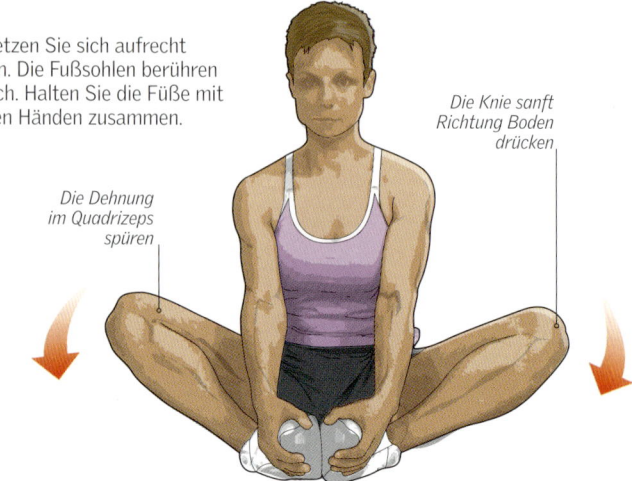

Die Knie sanft Richtung Boden drücken

Die Dehnung im Quadrizeps spüren

Adduktoren 1

Das Dehnen der Adduktoren oder Leistenmuskeln sorgt für eine bewegliche Hüfte und ist für viele Sportarten unverzichtbar.

Aufrecht stehen, die Hände auf die Hüften legen. Ein Bein so beugen, dass das Knie nicht über den Fuß hinausragt. Das andere Bein zur Seite strecken, der Fuß steht flach auf dem Boden. Sanft von einer Seite zur anderen schaukeln.

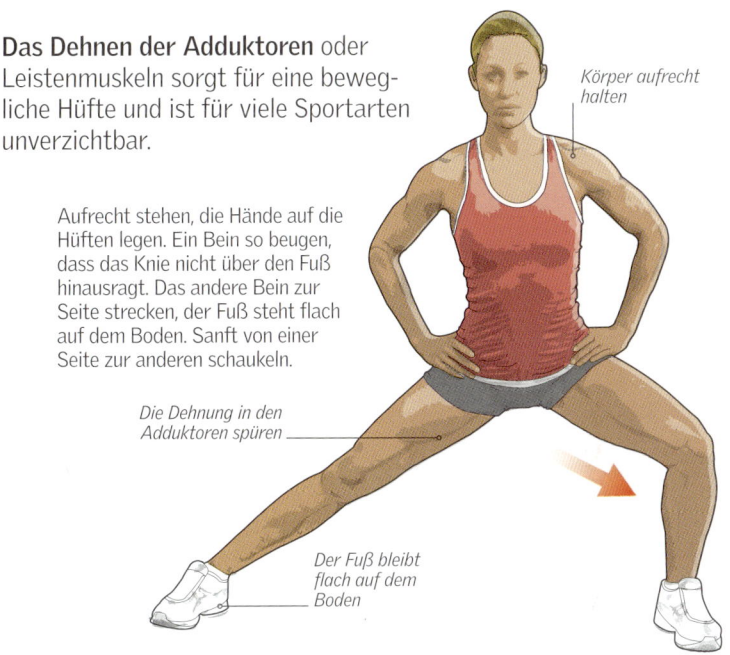

Körper aufrecht halten

Die Dehnung in den Adduktoren spüren

Der Fuß bleibt flach auf dem Boden

Adduktoren 2

Diese anspruchsvollere Dehnübung erfordert mehr Beweglichkeit, um in die gestreckte Position zu kommen: Sie ist ideal für Turner und Hürdenläufer.

Mit beiden Beinen in die Hocke gehen, dann ein Bein zur Seite strecken und mit der Ferse aufstellen. Noch weiter nach unten kommen, um die Adduktoren zu dehnen, dabei aber nicht mit Schwung arbeiten.

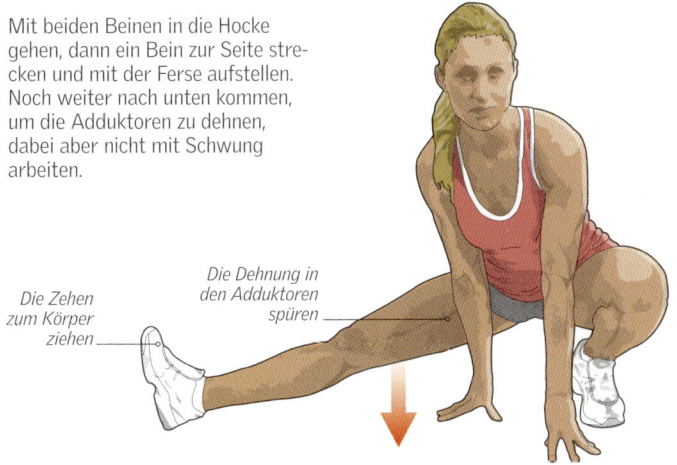

Die Dehnung in den Adduktoren spüren

Die Zehen zum Körper ziehen

Schenkelbeuger im Sitzen

Verspannte Gesäßmuskeln führen oft zu Schmerzen im unteren Rücken. Diese anspruchsvolle Übung dehnt die Gesäßmuskeln, die Muskeln im unteren Rücken und die Schenkelbeuger.

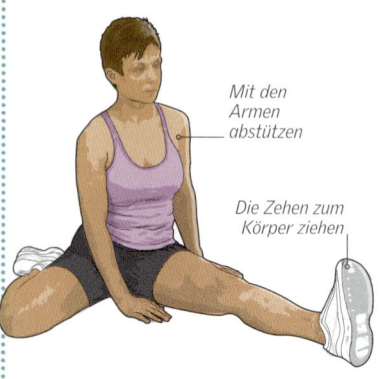

Mit den Armen abstützen

Die Zehen zum Körper ziehen

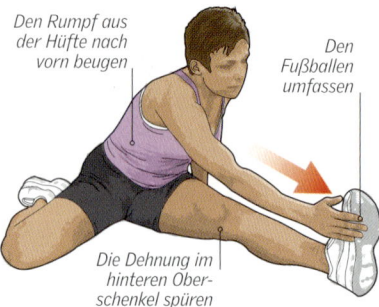

Den Rumpf aus der Hüfte nach vorn beugen

Den Fußballen umfassen

Die Dehnung im hinteren Oberschenkel spüren

1 Strecken Sie am Boden ein Bein nach vorn, das andere hinter dem Körper anwinkeln. Schultern über Hüften lassen.

2 Langsam aus der Hüfte zum gestreckten Bein vorbeugen. Wenn Sie den Fuß fassen können sanft anziehen.

Wade 1

Verspannte Wadenmuskeln sind ein Verletzungsrisiko bei Sportarten mit explosiven Bewegungsabläufen wie Sprinten. Diese einfache Dehnübung ist Pflicht für jeden Läufer.

Aufrecht stehen, einen großen Schritt nach vorn machen, die Füße stehen hüftbreit. Das vordere Bein beugen, das Knie bleibt über dem Fuß.

Die Dehnung in der Wade spüren

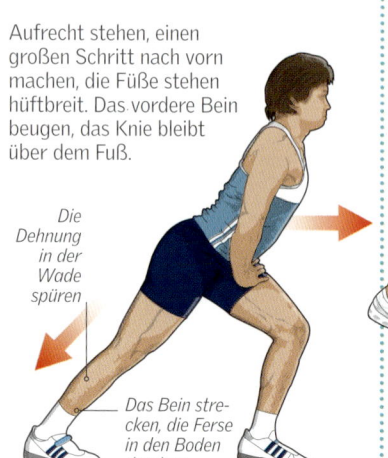

Das Bein strecken, die Ferse in den Boden drücken

Wade 2

Bei dieser anspruchsvolleren Übung werden der zweiköpfige Wadenmuskel und der tiefere Schollenmuskel gedehnt.

Die Dehnung in den Waden spüren

Die Hüften oben lassen

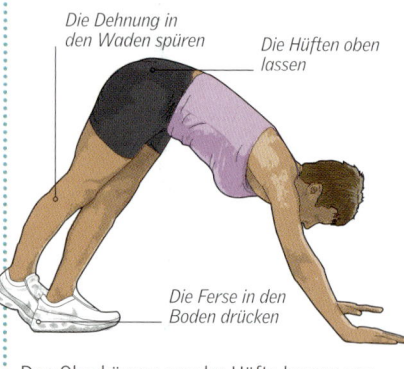

Die Ferse in den Boden drücken

Den Oberkörper aus der Hüfte heraus vorbeugen, Beine gestreckt. Einen Fuß hinter den anderen Knöchel bringen. Beine strecken, hintere Ferse in den Boden drücken.

Ausfallschritt

Das ist eine sehr effektive Übung, die die gesamte Hüftregion beweglicher macht.

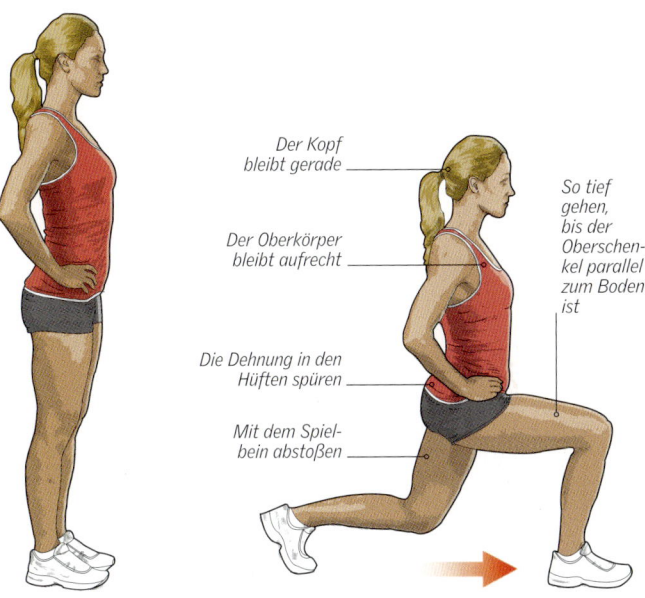

Der Kopf bleibt gerade

So tief gehen, bis der Oberschenkel parallel zum Boden ist

Der Oberkörper bleibt aufrecht

Die Dehnung in den Hüften spüren

Mit dem Spielbein abstoßen

1 Stellen Sie sich hin, die Füße sind hüftbreit auseinander, Schultern, Hüften und Füße bilden eine Linie.

2 Einen großen Schritt nach vorn machen, der Oberkörper bleibt aufrecht. Ober- und Unterschenkel bilden einen rechten Winkel.

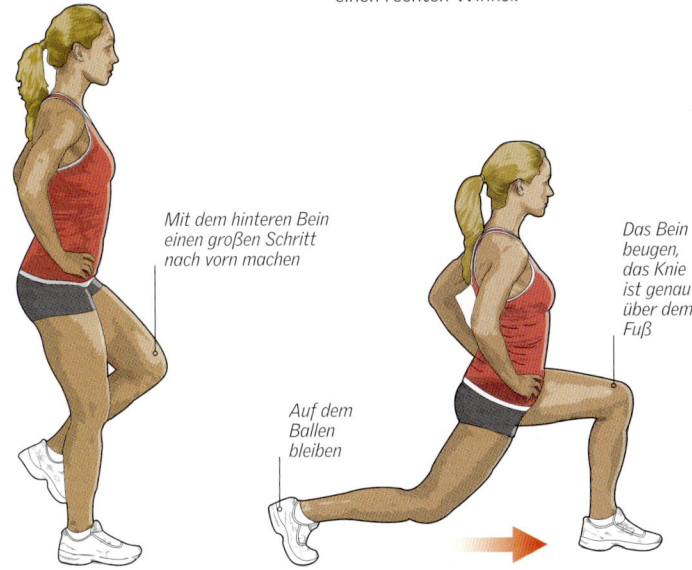

Mit dem hinteren Bein einen großen Schritt nach vorn machen

Das Bein beugen, das Knie ist genau über dem Fuß

Auf dem Ballen bleiben

3 Hinteres Bein vom Boden abstoßen. Oberkörper aufrecht, Kopf gerade.

4 Mit dem Vorwärtsschritt Beine wechseln. Oberkörper bleibt gerade.

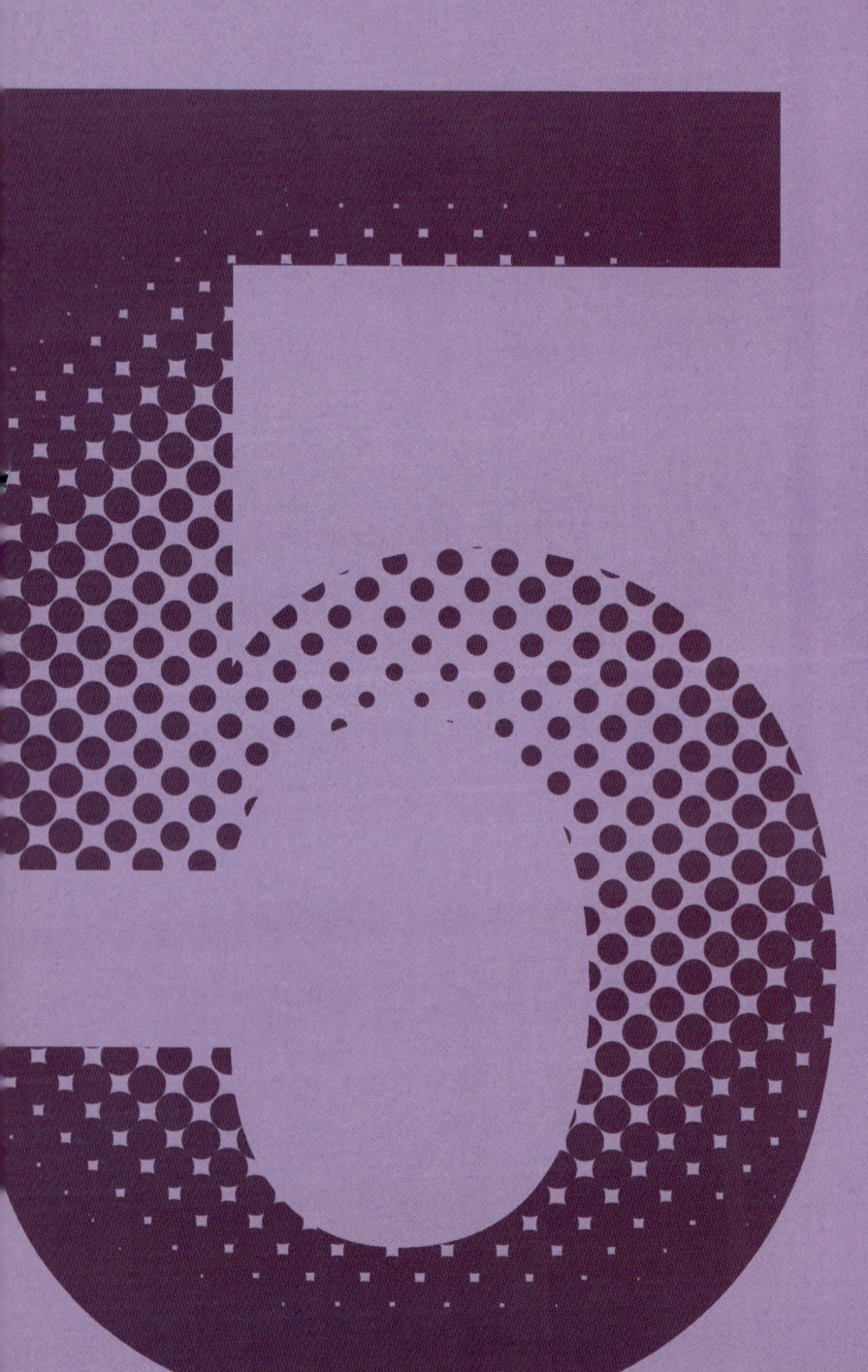

Trainings-
programme

Einleitung

Die Trainingsprogramme in diesem Buch sind so aufgebaut, dass die Workouts möglichst effektiv sind, und zwar unabhängig von Geschlecht, Alter, Trainingserfahrung oder Fitnesslevel. Die praxiserprobten Programme decken drei große Ziele des Widerstandstrainings ab – Kraft, Muskelaufbau und Bodybuilding. Jede Trainingseinheit dauert höchstens 30–40 Minuten.

F | WAS KANN ICH VON DEN PROGRAMMEN ERWARTEN?

A | Die Programme helfen Ihnen, das Training so zu gestalten, dass Sie Ihre Ziele erreichen können: Sie sind spezifisch und sorgen auf diese Weise für bestmögliche Ergebnisse.

Die Programme bestehen aus Übungen mit freien Gewichten, aus solchen, bei denen man mit dem eigenen Körpergewicht trainiert, und aus Widerstandsübungen an Maschinen. Alle Programme sind relativ kurz. Die Zeiten, in denen ein Workout aus Dutzenden merkwürdiger Übungen bestand, sind vorbei. Sportwissenschaftler haben erkannt, dass einfache, funktionale Programme mit spezifischen Trainingszielen, die zwei bis drei Mal pro Woche absolviert werden, viel effektiver (und weniger zeitaufwendig) sind.

Wann immer es ging, wurden die Programme möglichst funktional gestaltet (s. S. 23). Das bedeutet, dass die Übungen auch alltagstauglich und damit nützlich für Bewegungen zu Hause, am Arbeitsplatz und auf dem Sportplatz sind. Es werden also nicht nur einzelne Muskeln isoliert trainiert. Zusammengefasst kann man sagen, dass die Übungen natürliche Bewegungsabläufe widerspiegeln und dadurch für schnellere, bessere Ergebnisse sorgen.

F | WORIN UNTERSCHEIDET SICH DAS TRAINING MIT FREIEN GEWICHTEN VON DEM MIT DEM EIGENEN KÖRPERGEWICHT UND DEM AN WIDERSTANDSMASCHINEN?

A | Freie Gewichte sind am funktionalsten, da man damit Bewegungen ausführt, die den alltäglichen Bewegungsabläufen ähneln. Es gibt keine Hilfestellung wie beim Training an der Maschine, dafür sind die Bewegungen auch weniger gleichför-

>> DIE ÜBUNGEN **SPIEGELN NATÜR- LICHE BEWEGUNGS- ABLÄUFE** WIDER, DAS SORGT FÜR **BESSERE ERGEBNISSE.** <<

GRUNDPRINZIPIEN	
Egal, welches Programm Sie absolvieren, folgende Grundprinzipien treffen immer zu:	
Überlastung	Das Training sollte Ihre Muskeln stärker beanspruchen, als Sie das im Alltag gewohnt sind.
Erholung	Erholung ist ein unverzichtbarer Bestandteil eines jeden Trainings. Nur in den Ruhephasen kann sich der Körper anpassen und kräftigen. Anschließend darf er in der nächsten Trainingseinheit erneut überlastet werden.
Fortschritt	Ihr Körper passt sich den an ihn gestellten Anforderungen an. Wenn Sie diese nicht steigern, machen Sie auch keine Fortschritte mehr. Deshalb müssen Sie die Anzahl der Sätze und Wiederholungen sowie die Gewichte (einzeln oder in Kombination) kontinuierlich vorsichtig erhöhen.

mig. Da der Körper nicht durch Maschinen gestützt wird, muss er neben den ohnehin trainierten Muskeln weitere, kleinere Muskeln anspannen, um sich zu stabilisieren. Das macht die Workouts effektiver.

Auch das Training mit dem eigenen Körpergewicht ist sehr funktional und effektiv, außerdem benötigt man dafür kaum Ausrüstung. Andererseits ist es natürlich durch das eigene Körpergewicht begrenzt – was nicht heißt, dass Übungen mit dem eigenen Körpergewicht einfacher sind als andere Trainingsmethoden.

Maschinen haben in der Regel Polster, die den Körper stützen. Die meisten Übungen lassen sich im Sitzen ausführen, die Muskeln werden also isolierter trainiert. Für Anfänger kann das sehr nützlich sein, auch für alle, die ganz spezifische Muskeln trainieren wollen. Trotzdem wurden die Übungen an Maschinen, die in unseren Programmen vorkommen, unter dem Gesichtspunkt der größtmöglichen Funktionalität ausgewählt.

F | WARUM MUSS ICH MICH VORHER AUFWÄRMEN UND ANSCHLIESSEND ABKÜHLEN?

A | Das Aufwärmen ist unerlässlich, weil es den Körper auf das Workout vorbereitet. Dadurch wird das Verletzungsrisiko gesenkt. Außerdem maximiert es das Lern- und Verbesserungspotenzial. Auch das Abkühlen ist wichtig, da es den Körper kontrolliert in den Ruhezustand zurückbringt. Das Aufwärmen und Abkühlen also niemals ausfallen lassen, denn sonst riskiert man Verletzungen und verspannte, schmerzende Muskeln.

• Ein gutes Aufwärmtraining besteht aus zehn Minuten Seilspringen, Joggen oder Training auf dem Crosstrainer. Darauf folgen zehn Minuten Beweglichkeitsübungen (s. S. 36–49). Wer will, kann die Aufwärmübungen noch genauer an die eigenen Ziele anpassen.
• Das Abkühlen besteht aus fünf bis zehn Minuten langsamen Joggens oder Gehens. Dadurch sinken Körpertemperatur und Puls, und die Muskeln schleusen Abfallprodukte wie Milchsäure aus.
• Daran schließen sich weitere fünf bis zehn Minuten mit Dehnübungen an. Sie entspannen die Muskelfasern, sorgen dafür, dass sie sich neu ausrichten und ihre normale Länge und ihren gewohnten Bewegungsradius zurückerhalten (s. S. 146–153).

VORSICHT!

Trainieren Sie nicht mehr, als das Programm vorschlägt, denn das kann zu Verletzungen führen. Besprechen Sie jedes der Programme vorab mit einem qualifizierten Arzt (s. auch S. 176).

SO LESEN SIE DIE TABELLEN

Folgende Fachbegriffe sollten Sie kennen, um die Tabellen richtig zu verstehen:

Sätze	Eine Gruppe von Wiederholungen, zum Beispiel zwei Sätze à fünf Wiederholungen
Wiederholungen	Die Male, die ein Gewicht gehoben werden sollte
Gewicht	Das zu hebende Gewicht, ausgedrückt in RM (maximalen Wiederholungen): 1 RM bezeichnet das Gewicht, das Sie maximal einmal heben können, 12 RM ein Gewicht, das Sie zwölfmal heben können, bis der Muskel erschöpft ist.
Muskelerschöpfung	Der Punkt, an dem Sie keine weitere Wiederholung einer Übung eines Satzes schaffen
Programmdauer	Jedes Programm enthält Angaben dazu, wie viele Wochen es absolviert werden sollte. Diesen Zeitraum sollten Sie nicht überschreiten.
Trainingsfrequenz	Das ist die Anzahl der empfohlenen Trainingseinheiten oder Workouts pro Woche sowie die Ruhetage, die Sie dazwischen einhalten sollten.
Erholungszeit	Die in Sekunden oder Minuten gemessene Ruhezeit zwischen den einzelnen Übungen

Rumpfkraft

Hinter Rumpfkraft steckt mehr als ein Waschbrettbauch. Im Rumpf gibt es zwei Schichten von Muskeln: die oberflächlichen (wie den geraden Bauchmuskel), die man bei schlanken Menschen deutlich erkennen kann, und die tief liegenden, die nicht sichtbar sind.

F | WAS ENTHALTEN DIE TABELLEN?
A | Die Tabellen enthalten zwei verschiedene Arten von Training. Die erste trainiert die Rumpfmuskeln isoliert, die zweite ist ein funktionales, aber ebenso effektives Training in zwei Varianten.

F | WAS LEISTET DAS ISOLIERTE TRAINING?
A | Hier wird der Rumpf fast als separate Region betrachtet und mit bestimmten Übungen gezielt gekräftigt. Beginnen Sie damit, dass Sie von jeder Übung 1–2 Sätze mit je 10 Wiederholungen ausführen. Dann steigern Sie die Wiederholungen um je zweimal bis zu zwei Sätzen mit 50 Wiederholungen – aber nur, wenn Sie die Übungen dann noch stets korrekt ausführen können.

F | WAS LEISTET DAS FUNKTIONALE TRAINING?
A | Viele Coaches, die Profis trainieren, bevorzugen ein integriertes – funktionales – Training, bei dem der Rumpf zusammen mit anderen Bewegungen trainiert wird, um auf entscheidende Schlüsselmomente vorbereitet zu sein.

F | FÜR WELCHES TRAINING SOLL ICH MICH ENTSCHEIDEN?
A | Das funktionale ist das beste Training. Gewichtheber erzielen ihre phänomenale Rumpfkraft, indem sie funktionale, anspruchsvolle Bewegungen im Stehen ausführen. Doch das bleibt nicht nur Spitzensportlern vorbehalten: Jeder kann lernen, Übungen wie Kniebeugen und Kreuzheben auszuführen. Das isolierte Training erscheint auf den ersten Blick weniger nützlich, ist aber ein gutes Training für die Figur oder das Bodybuilding.

ISOLIERTES RUMPFTRAINING

Aufwärmtraining mit Beweglichkeitsübungen (S. 36–49) 10 Min.

ÜBUNG	SÄTZE	WH.
Bauchpressen (s. S. 126–127) Bauchpressen mit Ball (s. S. 135)	1–2	10–50
Verkehrtes Bauchpressen (s. S. 128)	1–2	10–50
Bauchpressen schräg (s. S. 130)	1–2	10–50
Klappmesser mit Ball (s. S. 139)	1–2	10–50
Seitbeuge (s. S. 142)	1–2	10–50
Beinstrecken auf der Bank (s. S. 131)	1–2	10–50
Unterarmstütz vorwärts (s. S. 132)	1	ME*
Unterarmstütz seitwärts (s. S. 133)	1	ME*

ABKÜHLEN

Abkühlen mit Joggen usw. 5 Min.

Dehnübungen (S. 146–153) 15 Min.

DAUER DES PROGRAMMS 4–6 Wochen

TRAININGSFREQUENZ
2–3 Workouts pro Woche, dazwischen 1–2 Tage Pause

ERHOLUNGSZEIT
30 Sek.–1 Min. zwischen den Übungen

*ME – Muskuläre Erschöpfung

FUNKTIONALES RUMPFTRAINING

VARIANTE 1: Aufwärmtraining mit
Beweglichkeitsübungen (S. 36–49) 10 Min.

ÜBUNG	SÄTZE	WH.	GEWICHT (RM)
Standumsetzen (s. S. 122–123)	2–6	6	6
Rudern im Stehen am Kabelzug (s. S. 68)	2–6	6	6
Bankdrücken mit Langhantel (s. S. 58)	2–6	6	6
Rudern vorgebeugt (s. S. 74–75)	2–6	6	6
Frontdrücken (s. S. 98)	2–6	6	6
Frontkniebeuge (s. S. 111)	2–6	6	6
Kreuzheben mit Langhantel (s. S. 112–113)	2–6	6	6

ABKÜHLEN

Abkühlen 5 Min.

Dehnübungen
(S. 146–153) 15 Min.

DAUER DES PROGRAMMS 4–6 Wochen

TRAININGSFREQUENZ
2–3 Workouts pro Woche,
dazwischen 1–2 Tage Pause

ERHOLUNGSZEIT
2–5 Min. zwischen den Übungen

FUNKTIONALES RUMPFTRAINING

VARIANTE 2: Aufwärmtraining mit
Beweglichkeitsübungen (S. 36–49) 10 Min.

ÜBUNG	SÄTZE	WH.	GEWICHT (RM)
Standreißen (s. S. 124–125)	2–6	6	6
Liegestütze (s. S. 52)	2–6	6	6
Rudern mit einem Arm (s. S. 73)	2–6	6	6
Einarmiges Kreuzheben (s. S. 143)	2–6	6	6
Kniebeuge mit Langhantel (s. S. 110)	2–6	6	6
Ausfallschritt mit Langhantel (s. S. 114)	2–6	6	6
Kreuzheben mit gestreckten Beinen (s. S. 115)	2–6	6	6

ABKÜHLEN

Abkühlen 5 Min.

Dehnübungen
(S. 146–153) 15 Min.

DAUER DES PROGRAMMS 4–6 Wochen

TRAININGSFREQUENZ
2–3 Workouts pro Woche,
dazwischen 1–2 Tage Pause

ERHOLUNGSZEIT
2–5 Min. zwischen den Übungen

Muskelausdauer

Grundlegendes Krafttraining sorgt dafür, dass wir den Alltag bewältigen, ohne übermäßig erschöpft zu sein oder uns zu verletzen. Dazu gehören wiederholte Zug-, Drück- und Hebebewegungen sowie Treppensteigen.

F | WAS WERDE ICH ERREICHEN?

A | Die Programme unterstützen Sie bei der Entwicklung von Kraftausdauer – der Fähigkeit, ein relativ leichtes Gewicht viele Male zu bewegen.

F | WAS ENTHALTEN DIE TABELLEN?

A | Drei verschiedene Programme für Widerstandstraining an Maschinen, mit dem eigenen Körpergewicht oder mit freien Gewichten. Während einer Trainingseinheit sollten Sie nur ein Programm absolvieren und nicht Übungen verschiedener Programme mischen.

F | WIE LESE ICH DIE TABELLEN?

A | Absolvieren Sie das jeweilige Trainingsprogramm von oben nach unten, beginnend mit dem Aufwärmtraining. Zu jeder Übung ist angegeben, auf welcher Seite sie Schritt für Schritt erklärt wird. Die Spalten rechts davon nennen die geforderte Anzahl der Sätze bzw. Wiederholungen und das zu verwendende Gewicht. Darunter steht das Programm zum Abkühlen. Das Gewicht wird mit Ihrer persönlichen RM (max. Wiederholung) angegeben. Beim Training mit dem eigenen Körpergewicht dagegen wiederholen Sie die Übungen, bis Sie kurz vor der muskulären Erschöpfung (ME) stehen. Die ungefähre Programmdauer, die Trainingsfrequenz und die Erholungszeiten zwischen den einzelnen Sätzen entnehmen Sie der letzten Zeile der Tabelle.

F | WIE MACHE ICH FORTSCHRITTE?

A | Zentral beim Widerstandstraining sind Überlastung und Progression. Sobald Sie einen Satz leicht bewältigen, erhöhen Sie das Gewicht um 1–2 kg (Oberkörper) bzw. um 2–4 kg (Unterkörper). Sie können auch eine Wiederholung hinzufügen, bis maximal 20.

AN DER MASCHINE

Aufwärmtraining mit Beweglichkeitsübungen (S. 36–49) 10 Min.

ÜBUNG	SÄTZE	WH.	GEWICHT (RM)
Bankdrücken an der Maschine (s. S. 54)	2–3	12+	12
Rudern im Sitzen (s. S. 67) oder **Fliegende Bewegung** (s. S. 55)	2–3	12+	12
Rudern im Stehen am Kabelzug (s. S. 68)	2–3	12+	12
Rückenzug (s. S. 69)	2–3	12+	12
Beinpressen (45°) (s. S. 106)	2–3	12+	12
Wadenheben (s. S. 107)	2–3	12+	12

ABKÜHLEN

Abkühlen mit Joggen usw. 5 Min.

Dehnübungen (S. 146–153) 15 Min.

DAUER DES PROGRAMMS 6 Wochen

TRAININGSFREQUENZ
3 Workouts pro Woche, dazwischen 1–2 Tage Pause

ERHOLUNGSZEIT
30 Sek. – 1 Min. zwischen den Übungen

MIT DEM EIGENEN KÖRPERGEWICHT

Aufwärmtraining mit Beweglichkeitsübungen (S. 36–49) 10 Min.

ÜBUNG	SÄTZE	GEWICHT
Liegestütze (s. S.52)	2–3	ME*
Klimmzug (s. S.64–65) oder **Klimmzug mit Hilfestellung** (s. S.70)	2–3	ME*
Kniebeuge (s. S.104)	2–3	ME*
Verkehrtes Bauchpressen (s. S.128)	2–3	ME*
Unterarmstütz vorwärts (s. S.132)	2–3	ME*
Unterarmstütz seitwärts (s. S.133)	2–3	ME*
Runpfbeuge (s. S.127)	2–3	ME*

ABKÜHLEN

Abkühlen mit Joggen usw. 5 Min.

Dehnübungen
(S.146–153) 15 Min.

DAUER DES PROGRAMMS 6 Wochen

TRAININGSFREQUENZ
3 Workouts pro Woche,
dazwischen 1–2 Tage Pause

ERHOLUNGSZEIT
30 Sek.–1 Min. zwischen den Übungen

MIT FREIEN GEWICHTEN

Aufwärmtraining mit Beweglichkeitsübungen (S. 36–49) 10 Min.

ÜBUNG	SÄTZE	WH.	GEWICHT (RM)
Kniebeuge mit Langhantel (s. S.110)	2–3	12+	12
Bankdrücken mit Kurzhanteln (s. S.59)	2–3	12+	12
Klimmzug (Variante) (s. S.65)	2–3	12+	12
Schulterpressen mit Kurzhanteln (s. S.99)	2–3	12+	12
Rudern mit einem Arm (s. S.73)	2–3	12+	12
Kreuzheben mit Langhantel (s. S.112–113)	2–3	12+	12

ABKÜHLEN

Abkühlen mit Joggen usw. 5 Min.

Dehnübungen
(S.146–153) 15 Min.

DAUER DES PROGRAMMS 6 Wochen

TRAININGSFREQUENZ
3 Workouts pro Woche,
dazwischen 1–2 Tage Pause

ERHOLUNGSZEIT
30 Sek.–1 Min. zwischen den Übungen

*ME – Muskuläre Erschöpfung

Muskeldefinition

Viele, die mit Krafttraining beginnen, wünschen sich eine bessere Figur. Damit meinen sie mehr und besser definierte Muskeln. Diese erzielt man, indem man Muskeln auf-, aber auch Fett abbaut. Was vorher aussah wie ein Golfball unter einer Steppdecke, ist anschließend ein Fußball unter einem Laken. Das Ziel: eine Top-Strandfigur!

F | Wie stelle ich die Übungen mit freien Gewichten zusammen?

A | Das Programm mit freien Gewichten teilt die Übungen nach Körperregionen ein, beginnend mit der Brust bis zum Bizeps. Sie können diese selbst zu einem Programm zusammenstellen, indem Sie je Körperregion eine Übung aussuchen und die angegebene Anzahl Sätze und Wiederholungen ausführen. Dauer des Programms, Trainingsfrequenz und Erholungszeiten sind am Ende angegeben.

AN DER MASCHINE

Aufwärmtraining mit Beweglichkeitsübungen (S. 36–49) 10 Min.

ÜBUNG	SÄTZE	WH.	GEWICHT (RM)
Bankdrücken an der Maschine oder **Fliegende Bewegung*** (s. S. 54–55)	3–6	6–12	12
Rudern im Sitzen am Kabelzug (s. S. 67)	3–6	6–12	12
Schulterpressen mit Kurzhanteln (s. S. 99) oder **Rudern aufrecht*** (s. S. 100–101)	3–6	6–12	12
Rückenzug (s. S. 69)	3–6	6–12	12
Trizepsdrücken (s. S. 82)	3–6	6–12	12
Beinstrecken an der Maschine (s. S. 108) oder **Beinpressen (45°)*** (s. S. 106)	3–6	6–12	12
Wadenheben (s. S. 107)	3–6	6–12	12
Armbeuge am Kabelzug (s. S. 80) oder **Armbeuge im Obergriff*** (s. S. 81)	3–6	6–12	12

ABKÜHLEN

Abkühlen mit Joggen usw. 5 Min.

Dehnübungen (S. 146–153) 15 Min.

*Nach jedem Workout wechseln

MIT DEM EIGENEN KÖRPERGEWICHT

Aufwärmtraining mit Beweglichkeitsübungen (S. 36–49) 10 Min.

ÜBUNG	SÄTZE	GEWICHT (RM)
Liegestütze (s. S. 52)	3–6	ME*
Klimmzug (s. S. 64–65) oder **Klimmzug mit Hilfestellung** (s. S. 70)	3–6	ME*
Kniebeuge (s. S. 104)	3–6	ME*
Barrendip (s. S. 79)	3–6	ME*
Verkehrtes Bauchpressen (s. S. 128)	3–6	ME*
Unterarmstütz vorwärts (s. S. 132)	3–6	ME*
Unterarmstütz seitwärts (s. S. 133)	3–6	ME*
Rumpfbeuge (s. S. 127)	3–6	ME*

DAUER DES PROGRAMMS 6–8 Wochen

TRAININGSFREQUENZ
3 Workouts pro Woche, dazwischen 2 Tage Pause

ERHOLUNGSZEIT
30 Sek. – 1 Min. zwischen den Übungen

*ME – Muskuläre Erschöpfung

MIT FREIEN GEWICHTEN (SELBST ZU KOMBINIEREN)

Aufwärmtraining mit Beweglichkeitsübungen (S. 36–49) 10 Min.

ÜBUNG	SÄTZE	WH.	GEWICHT (RM)
RÜCKEN (eine Übung auswählen)			
Rudern mit einem Arm (s. S. 73)	3–6	6–12	12–14
Rudern vorgebeugt (s. S. 74–75)	3–6	6–12	12–14
Rückenzug (s. S. 69)	3–6	6–12	12–14
Überzug mit Langhantel (s. S. 76–77)	3–6	6–12	12–14
UNTERER RÜCKEN (eine Übung auswählen)			
Rumpfbeuge mit Langhantel (s. S. 121)	3–6	6–12	12–14
Kreuzheben mit gestreckten Beinen (s. S. 115)	3–6	6–12	12–14
Rückenstrecken (s. S. 66)	3–6	6–12	12–14
Rückenstrecken mit Ball (s. S. 137)	3–6	6–12	12–14
RUMPF (eine Übung auswählen)			
Bauchpressen oder Rumpfbeuge (s. S. 126–127)	3–6	6–12	12–14
Beinstrecken auf der Bank (s. S. 131)	3–6	6–12	12–14
Unterarmstütz vorwärts (s. S. 132)	3–6	6–12	12–14
Unterarmstütz seitwärts (s. S. 133)	3–6	6–12	12–14
BEINE (eine Übung auswählen)			
Kniebeuge mit Langhantel hinter dem Kopf (s. S. 110)	3–6	6–12	12–14
Frontkniebeuge (s. S. 111)	3–6	6–12	12–14
Ausfallschritt nach vorn (s. S. 105) oder Einbeinige Kniebeuge (s. S. 116)	3–6	6–12	12–14
Treppensteigen mit Langhantel (s. S. 118–19)	3–6	6–12	12–14

ÜBUNG	SÄTZE	WH.	GEWICHT (RM)
SCHULTERN (eine Übung auswählen)			
Schulterpressen mit Kurzhanteln (s. S. 99)	3–6	6–12	12–14
Rudern aufrecht (Variante) (s. S. 100–101)	3–6	6–12	12–14
Frontdrücken (s. S. 98)	3–6	6–12	12–14
TRIZEPS (eine Übung auswählen)			
Trizepsstrecken mit Kurz- oder Langhantel (s. S. 90–91)	3–6	10–12	12–14
Bankdrücken im engen Griff (s. S. 92–93)	3–6	10–12	12–14
Trizepsdrücken (s. S. 82)	3–6	10–12	12–14
Bankdip oder Barrendip (s. S. 78–79)	3–6	10–12	12–14
BRUST (eine Übung auswählen)			
Bankdrücken mit Kurzhanteln (s. S. 59)	3–6	6–12	12–14
Bankdrücken mit Langhantel (s. S. 58)	3–6	6–12	12–14
Fliegende Bewegung auf der Schrägbank (s. S. 62–63)	3–6	6–12	12–14

ABKÜHLEN

Abkühlen mit Joggen usw. 5 Min.

Dehnübungen (S. 146–153) 15 Min.

DAUER DES PROGRAMMS 8 Wochen

TRAININGSFREQUENZ
3 Workouts pro Woche, dazwischen 2 Tage Pause

ERHOLUNGSZEIT
30 Sek.–1 Min. zwischen den Übungen

Bodybuilding

Beim Bodybuilding geht es darum, möglichst viel Muskelmasse aufzubauen. Aber auch der Körperfettanteil soll reduziert werden, damit sich die Muskeln deutlicher unter der Haut abzeichnen. Bodybuilding verbessert das äußere Erscheinungsbild und ist gleichzeitig eine Wettkampfdisziplin. Der berühmteste Bodybuilding-Champion ist der frühere Mister Universum und Mister Olympia, Arnold Schwarzenegger.

VORSICHT!

Seien Sie realistisch, was den Muskelzuwachs betrifft. Nur sehr wenige Menschen haben die genetische Veranlagung, richtige Muskelberge aufzubauen. Der Durchschnittsmensch würde ernstlich übertrainieren, wenn er versuchen würde, ein Trainingsprogramm für Profi-Bodybuilder zu befolgen. Selbst wenn er es durchhielte, ohne körperlich zusammenzubrechen, fiele es ihm trotzdem schwer, solche Muskeln zu entwickeln. Das liegt daran, dass sich die Muskeln der meisten Menschen zwischen den sehr häufigen, intensiven Workouts nicht schnell genug erholen, geschweige denn größer werden können.

F | WAS ENTHALTEN DIE TABELLEN?

A | Die Programme, die in den Tabellen rechts vorgestellt werden, sind ein sehr intensives Bodybuildingtraining in Kurzform. Die Programme bieten eine Auswahl sehr effektiver Übungen, die entweder an der Maschine oder mit freien Gewichten ausgeführt werden.

》》BEIM BODYBUILDING WIRD MÖGLICHST VIEL **MUSKELMASSE AUFGEBAUT** UND DER **KÖRPERFETTANTEIL** VERRINGERT.《《

F | WIE WENDE ICH DIE PROGRAMME AN?

A | Diese Programme trainieren den ganzen Körper. Absolvieren Sie sie, wie in der Tabelle von oben nach unten aufgeführt. Beginnen Sie stets mit dem Aufwärmtraining. Zu jeder Übung ist die Seite angegeben, auf welcher sie Schritt für Schritt erklärt wird. In den Spalten daneben finden Sie die jeweilige Anzahl der Sätze, der Wiederholungen und das zu verwendende Gewicht. Daran schließt sich das Abkühlen an. Das Gewicht ist mit Ihrer persönlichen RM (max. Wiederholung) angegeben. Die Programmdauer, die Trainingsfrequenz und die Erholungszeiten zwischen den einzelnen Sätzen finden Sie in der letzten Zeile der Tabelle.

F | SOLL ICH HÄRTER TRAINIEREN, UM NOCH MEHR MUSKELN AUFZUBAUEN?

A | Nein. Der Schlüssel zum Erfolg beim Bodybuilding ist ein intelligentes, nicht ein hartes Training. In der Regel tun begeisterte Neueinsteiger eher zu viel als zu wenig.

F | WARUM GIBT ES KEINE ÜBUNGEN MIT DEM EIGENEN KÖRPERGEWICHT?

A | Die Bodybuilding-Programme enthalten keine Übungen mit dem eigenen Körpergewicht, weil man den Widerstand dabei nicht erhöhen kann. Das reicht für das Bodybuilding einfach nicht aus.

AN DER MASCHINE

Aufwärmtraining mit Beweglichkeitsübungen (S. 36–49) 10 Min.

ÜBUNG	SÄTZE	WH.	GEWICHT (RM)
Bankdrücken an der Maschine (s. S. 54)	3–6	6–12	12
Rudern im Sitzen am Kabelzug (s. S. 67)	3–6	6–12	12
Schulterpressen mit Kurzhanteln (s. S. 99) oder Rudern aufrecht (s. S. 100–101)	3–6	6–12	12
Rückenzug (s. S. 69)	3–6	6–12	12
Beinpressen (45°) (s. S. 106)	3–6	6–12	12
Armbeuge am Kabelzug (s. S. 80)	3–6	6–12	12
Trizepsdrücken (s. S. 82) oder Barrendip mit Hilfestellung (s. S. 79)	3–6	6–12	12

ABKÜHLEN

Abkühlen mit Joggen usw. 5 Min.

Dehnübungen (S. 146–153) 15 Min.

DAUER DES PROGRAMMS 6–8 Wochen

TRAININGSFREQUENZ
2–3 Workouts pro Woche, dazwischen 1–2 Tage Pause

ERHOLUNGSZEIT
30 Sek. – 1,5 Min. zwischen den Übungen

MIT FREIEN GEWICHTEN

Aufwärmtraining mit Beweglichkeitsübungen (S. 36–49) 10 Min.

ÜBUNG	SÄTZE	WH.	GEWICHT (RM)
Bankdrücken im engen Griff (s. S. 92–93)	3–6	6–12	12
Kniebeuge mit Langhantel (s. S. 110)	3–6	6–12	12
Rudern vorgebeugt (s. S. 74–75)	3–6	6–12	12
Fliegende Bewegung auf der Schrägbank (s. S. 62–63)	3–6	6–12	12
Klimmzug (im weiten Griff, Variante) (s. S. 65)	3–6	6–12	12
Frontdrücken (s. S. 98)	3–6	6–12	12
Armbeuge mit Langhantel (s. S. 86)	3–6	6–12	12

ABKÜHLEN

Abkühlen mit Joggen usw. 5 Min.

Dehnübungen (S. 146–153) 15 Min.

DAUER DES PROGRAMMS 6–8 Wochen

TRAININGSFREQUENZ
3 Workouts pro Woche, dazwischen 1–2 Tage Pause

ERHOLUNGSZEIT
30 Sek. – 1,5 Min. zwischen den Übungen

Maximalkraft

Das folgende Programm unterstützen Sie dabei, Ihren Körper von Kopf bis Fuß zu kräftigen, sodass Sie jede alltägliche Bewegung bewältigen können, die Ihnen abverlangt wird. Dafür sorgen eine Reihe funktionaler Übungen. Sie bauen auf dem Programm für Kraftausdauer auf den Seiten 160–161 auf und kräftigen Sie insgesamt über einen Zeitraum von acht Wochen hinweg.

F | WAS ENTHALTEN DIE TABELLEN?

A | Die Tabellen enthalten ein grundlegendes, aber sehr effektives Programm für den ganzen Körper. Mit diesem Programm können Sie Ihre Kraftziele effektiv erreichen. Zu jeder Übung gibt es einen Seitenverweis auf die Übungsbeschreibung im Hauptteil des Buchs. Diesem folgt die Anzahl der Sätze und Wiederholungen sowie die Angabe des Gewichts, gefolgt von einem Abkühlprogramm. Die ungefähre Dauer des Programms, die Trainingsfrequenz und die Erholungszeit zwischen den Sätzen wird ebenfalls angegeben.

F | WIE FOLGE ICH DEN PROGRAMMEN?

A | Beginnen Sie mit einem Gewicht, das Sie sechsmal korrekt heben können und das Ihnen ermöglicht, alle Sätze ohne Erschöpfung zu komplettieren. Das Ziel des Programms besteht darin, das größtmögliche Gewicht einmal zu heben. Alle zwei Wochen nimmt die Zahl der Wiederholungen ab, das Gewicht wird dagegen wöchentlich erhöht, und zwar um 1–2,5 kg für den Oberkörper und um 2–4 kg für den Unterkörper. Versuchen Sie in der letzten, der achten Woche, das schwerste Gewicht einmal zu heben.

GANZKÖRPERPROGRAMM

Aufwärmtraining mit Beweglichkeitsübungen (S. 36–49) 10 Min.

ÜBUNG	SÄTZE	WH.	GEWICHT (RM)
Bankdrücken mit Kurzhanteln (s. S. 59)	3	6	6
Kniebeuge mit Langhantel (s. S. 110)	3	6	6
Rückenzug (s. S. 69)	3	6	6
Frontdrücken (s. S. 98)	3	6	6
Rudern vorgebeugt (s. S. 74–75)	3	6	6

TRAININGSGEWICHT UND TRAININGSINTENSITÄT

WOCHE	SÄTZE	WH.	GEWICHT (RM)
Wochen 1–2	3	6	6
Wochen 3–4	3	4	4
Wochen 5–6	4	3	3
Wochen 7–8	4	1–2	2

ABKÜHLEN

Abkühlen mit Joggen usw. 5 Min.

Dehnübungen (S. 146–153) 15 Min.

DAUER DES PROGRAMMS 8 Wochen

TRAININGSFREQUENZ
3 Workouts pro Woche, dazwischen 2 Tage Pause

ERHOLUNGSZEIT
3–5 Min. zwischen den Übungen

Sportspezifische Übungen

Alle Übungen in diesem Buch sind für sich genommen ein ausgezeichnetes Krafttraining. Viele Übungen eignen sich darüber hinaus auch sehr gut als Training für bestimmte Sportarten. Fast alle Sportler verbringen viel Zeit im Fitnessstudio. Dort verbessern sie ihre Kraft und ihre Kondition, um in ihrer jeweiligen Disziplin Bestleistungen zu erbringen.

Die folgenden Tabellen fassen die meisten sportspezifischen Übungen aus dem Buch in »Übungsgruppen« zusammen. Benutzen Sie diese Tabellen zusammen mit dem sportspezifischen Übungsüberblick (s. S.168–169), um sich in Ihrer Sportart zu verbessern.

ÜBUNGSGRUPPE	ÜBUNGSGRUPPE
KNIEBEUGE	**RUDERN AM KABELZUG**
Kniebeuge mit Langhantel (s. S.110) Frontkniebeuge (s. S.111)	Rudern im Sitzen am Kabelzug (s. S.67) Rudern im Stehen am Kabelzug (s. S.68) Rudern in Bauchlage (s. S.72) Rudern mit einem Arm (s. S.73) Rudern vorgebeugt (s. S.74–75) Rudern aufrecht (s. S.100–101)
AUSFALLSCHRITTE UND EINBEINIGE KNIEBEUGEN	**SCHULTERPRESSEN/DRÜCKEN ÜBER DEN KOPF**
Einbeinige Kniebeuge mit Kurzhanteln (s. S.116) Einbeinige Kniebeuge mit Langhantel über Kopf (s. S.117) Bulgarische Kniebeuge (s. S.120) Ausfallschritt mit Langhantel (s. S.114) Ausfallschritt nach vorn (s. S.105)	Frontdrücken (s. S.98) Schulterpressen mit Kurzhanteln (s. S.99)
KREUZHEBEN (MIT GEBEUGTEN BEINEN)	**ZUGBEWEGUNGEN MIT GESTRECKTEN ARMEN**
Kreuzheben mit Langhantel (s. S.112–113) Einarmiges Kreuzheben (s. S.143) Kreuzheben mit gestreckten Beinen (s. S.115) Rumpfbeuge mit Langhantel (s. S.121)	Überzug mit Langhantel (s. S.76–77) Überzug mit Kurzhantel (s. S.77, Variante) Rückenzug mit gestreckten Armen (s. S.71)
ZUGBEWEGUNGEN UND KLIMMZÜGE	**DRUCKBEWEGUNGEN: DIE BRUST**
Klimmzug mit Hilfestellung (s. S.70) Rückenzug (s. S.69) Klimmzug (s. S.64–65) Rudern in Bauchlage (s. S.72)	Bankdrücken mit Langhantel (s. S.58) Bankdrücken mit Kurzhanteln (s. S.59) Liegestütze (s. S.52) Liegestütze mit Ball (s. S.52 Variante) Liegestütze auf Ständern (s. S.53) Bankdrücken im engen Griff (s. S.92–93) Liegestütze im engen Griff (s. S.93, Variante)

》》DIESE ÜBUNGEN SIND HILFREICH FÜR ALLE, DIE IHRE SPORTLICHE LEISTUNG VERBESSERN WOLLEN. 《《

Sportspezifischer Übungsüberblick

Der Begriff »sportspezifisch« gilt für die Übungen, die den Bewegungsablauf einer bestimmten Sportart trainieren. Man kann die einzelnen Sportarten nach typischen Bewegungsabläufen einteilen und diese gezielt trainieren, um das allgemeine Leistungsniveau zu verbessern.

Legende
In den Spalten rechts finden Sie die Übungsgruppen von den Seiten 50–143. In den Zeilen unten stehen die Sportarten, für die sie relevant sind.

■ Sehr relevant
□ Teilweise/generell relevant

	KNIEBEUGEN	AUSFALLSCHRITTE UND EINBEINIGE KNIEBEUGEN	KREUZHEBEN MIT GEBEUGTEN BEINEN	KREUZHEBEN MIT GESTRECKTEN BEINEN	ZUGBEWEGUNGEN UND KLIMMZÜGE	RUDERN IM SITZEN AM KABELZUG	RUDERN IM STEHEN	SCHULTERPRESSEN/ DRÜCKEN ÜBER DEN KOPF	ZUGBEWEGUNGEN MIT GESTRECKTEN ARMEN	DRUCKBEWEGUNGEN: BRUST
American/Canadian Football	■	■	□	□	□	□	■	■		□
Australian Football	■	■	□	□	□	□	■			□
Badminton	□	■			□	□	□	□	□	
Baseball/Softball	■	■			□	□	□	□	□	
Basketball	■	■		□	□			■		
Boxen	■	■			□		□	■		■
Kricket	■	■			□	□	□		□	
Eishockey	■	■								
Eislaufen	□	□								
Fechten	□	■								
Fußball	■	■		□						
Gewichtheben	■	■	■	□	□		□	■	□	
Gaelic Football	■	□			□	□	■			□
Golf	□	□			□	□	□			
Hammerwerfen	■	□	■	■		□	■	□		
Hockey	■	■		□						
Hürdenlaufen	□	■								
Hurling	■	■			□	□	□	□		
Judo	■	■	■	■	□	□	■	□		□
Kajak			□		□	■	■		□	
Kampfsportarten	■	■	■	■	■	■	■	■		■
Kanufahren			□		□	■	■		□	
Klettern	□	□			■	□	□			
Kugelstoßen & Diskuswerfen	■	■	□	□	□	□	□	■		■

F | WAS ENTHÄLT DIE TABELLE?

A | Die Tabelle verzeichnet die Relevanz der Übungsgruppen für die Bewegungsabläufe der aufgeführten Sportarten: Ein schwarzes Quadrat bedeutet »sehr relevant«, ein leeres Quadrat »teilweise oder generell relevant« und kein Quadrat bedeutet »keinerlei Relevanz«. Für Squash beispielsweise sind Ausfallschritte und einbeinige Kniebeugen sehr relevant. Die Kraft in beiden Beinen zu stärken ist sinnvoll (daher die generelle Relevanz von Kniebeugen), aber es ist wichtiger, die Kraft im einzelnen Bein für explosive Bewegungen in viele Richtungen zu trainieren. Kniebeugen sind relevant für Sportarten, bei denen beide Beine gleichzeitig belastet werden, wie Skifahren und Windsurfen. Doch auch beim Fußball spielen sie eine Rolle, z.B. wenn ein Fußballspieler für einen Kopfball springt.

Legende
In den Spalten rechts finden Sie die Übungsgruppen von den Seiten 50–143. In den Zeilen unten stehen die Sportarten, für die sie relevant sind.

■ Sehr relevant
□ Teilweise/generell relevant

	KNIEBEUGEN	AUSFALLSCHRITTE UND EINBEINIGE KNIEBEUGEN	KREUZHEBEN MIT GEBEUGTEN BEINEN	KREUZHEBEN MIT GESTRECKTEN BEINEN	ZUGBEWEGUNGEN UND KLIMMZÜGE	RUDERN IM SITZEN AM KABELZUG	RUDERN IM STEHEN	SCHULTERPRESSEN/DRÜCKEN ÜBER DEN KOPF	ZUGBEWEGUNGEN MIT GESTRECKTEN ARMEN	DRUCKBEWEGUNGEN: BRUST
Kraftdreikampf	■		■	■						■
Laufen	■	■		□						
Marathonlaufen	■	■	□							
Netzball	□	■							□	
Querfeldein	■	■			□	□	□			
Radfahren	■	□	□							
Ringen	■	■	■		□	□	■	□		■
Rudern	■		■	□	□	■	■			
Rugby League	■	■	□		□	□	□	■		■
Rugby Union	■	■	■	□	□	□	■	■		■
Schwimmen	□	□		□	□	□	□		□	
Skifahren	■	□								
Squash	□	■			□	□	□	□	□	
Speerwurf	■	■			□	□	□	□	□	
Sprinten	■	■		□						
Surfen	■	■								
Tennis	■	■			□	□	□	□	□	
Tischtennis		■								
Turnen	■	□	□		■	□	□	□	□	
Volleyball	■	■			□	□	□	□	□	
Wasserpolo	□				□	□	□	□		
Wasserski	■			□	□	□	■			
Weitsprung	■	■		□						
Windsurfen	■		□		□	□	□			

Glossar

%1 RM Das Gewicht, mit dem trainiert wird, ausgedrückt als Prozentsatz von *1RM* (einer maximalen Wiederholung oder »Repetition Maximum«).

1 RM (eine maximale Wiederholung, von engl. »One Repetition Maximum«) Das Maximalgewicht, das Sie einmal heben können.

Abduktor Ein Muskel, der Gliedmaßen vom Körper wegzieht.

Abkühlen Die Phase nach dem Training, bestehend aus langsamem Joggen, Gehen und dem Dehnen der wichtigsten Muskelgruppen. Dadurch wird der Körper wieder kontrolliert in den Zustand vor dem Training zurückgebracht.

Adduktor Ein Muskel, der Gliedmaßen zum Körper hinzieht.

Aufwärmtraining Eine Reihe von nicht sehr intensiven Übungen, die den Körper auf das *Workout* vorbereiten und in Maßen Herz, Lunge und Muskeln stimulieren.

Band Feste Bindegewebsstränge, die die Knochen an den Gelenken miteinander verbinden.

Bizeps Jeder Muskel, der über zwei *Muskelköpfe* verfügt. Der Begriff wird jedoch meist als Abkürzung für den zweiköpfigen Muskel des Oberarms verwendet.

Blutzuckerspiegel Die Konzentration des Blutzuckers oder der Glukose im Blut.

Dynamische Übung Jede Übung, bei der sich die Gelenke und Muskeln bewegen.

Erschöpfungstraining Training, bei dem man so viele *Wiederholungen* einer bestimmten Übung ausführt, bis man das Gewicht nicht mehr ohne fremde Hilfe heben kann.

Fette Eine Gruppe organischer Verbindungen. Dazu zählen tierische Fette wie Butter und Speck, aber auch pflanzliche Fette aus Samen und Keimen. Fette sind eine wichtige Energiequelle und spielen eine große Rolle beim Stoffwechsel.

Freie Gewichte Gewichte wie *Langhanteln*, *Kurzhanteln* oder *Kugelhanteln*, die nicht mit einem Metallkabel oder einer Maschine verbunden sind.

Gerader Rücken Als gerader Rücken gilt eine gute, gerade Haltung, bei der die natürliche Krümmung der Wirbelsäule erhalten bleibt.

GI (Glykämischer Index) Eine Maßangabe für die Auswirkungen von *Kohlenhydraten* auf den *Blutzuckerspiegel*, auf einer Skala von 0–100. Lebensmittel mit einem hohen glykämischen Index werden schnell verstoffwechselt und setzen gleich nach dem Verdauen Energie frei. Lebensmittel mit einem niedrigen GI schließen die Nahrung langsamer auf und geben die Energie über einen längeren Zeitraum hinweg an den Körper ab.

Glykogen *Ein Kohlenhydrat*, das in den Muskeln und in der Leber vorkommt und beim Krafttraining Energie liefert. Glykogen besteht aus Glukoseketten. Jede *Glukose*, die nicht sofort verbraucht wird, wird als Glykogen gespeichert.

Grundenergiebedarf Die Menge an *Kalorien*, die der Körper im Alltag verbraucht.

Grundumsatz Das Minimum an Energie (in *Kalorien*), das der Körper für die Aufrechterhaltung seiner Funktionen benötigt. Der Grundumsatz macht etwa zwei Drittel des täglichen Gesamtenergieverbrauchs aus.

Homöostase Die Selbstregulation des Körpers, die für gleich bleibende, stabile Bedingungen sorgt.

Hypertrophie Die Größenzunahme eines Gewebes oder einer Zelle, insbesondere das Muskelwachstum.

Iliotibialband Eine Gruppe von Bindegewebsfasern, die an der Außenseite des Oberschenkels verlaufen und das Bein beim Laufen stabilisieren.

Kabelzug Maschine für Widerstandstraining mit verschiedenem Zubehör (Griffe, Stange, Bügel, Seil), das über ein Metallkabel mit Gewichten verbunden ist. Die Kraft, die das Gewicht hebt, wird mit einem Flaschenzugsystem übertragen. An diesen Maschinen lassen sich zahlreiche Übungen absolvieren, bei denen der Widerstand über den gesamten Bewegungsradius gleich bleibt.

Kalorie Eine Maßeinheit für Energie, die man zu sich nimmt oder verbraucht.

Kohlenhydrate Eine Gruppe organischer Verbindungen, zu denen beispielsweise Zucker, Stärke und Zellulose zählen. Kohlenhydrate sind ein wichtiger Bestandteil jeder Ernährung und die häufigste Energiequelle für Lebewesen.

Körperfettanteil Das Gewicht des Körperfetts als Prozentsatz des Körpergewichts.

Kraftdreikampf Ein Sport, bei dem man eine möglichst schwere Langhantel heben muss. Er besteht aus drei Disziplinen – der Kniebeuge, dem Bankdrücken und dem Kreuzheben.

Krafttraining Eine Form des *Widerstandstrainings*, mit dem die *Skelettmuskeln* gekräftigt werden sollen.

Kurzhantel Ein *freies* Gewicht, bestehend aus einer kurzen Stange mit Gewichten an beiden Enden. Es kann mit einer Hand gehoben werden.

Langhantel Ein *freies Gewicht*, das aus einer Stange (normalerweise aus Metall) und Gewichten an beiden Enden besteht. Die Stange ist so lang, dass man sie mindestens schulterbreit halten kann. Die Gewichte können fest an der Stange fixiert sein, oder aber es sind Gewichtscheiben, die mit Feder-, Stellringen oder Schraubverschlüssen an der Stange befestigt werden.

Metabolismus s. *Stoffwechsel*

Milchsäure Ein Abfallprodukt der anaeroben Atmung. Es sammelt sich bei intensivem Training in den Muskeln und verursacht Muskelkater.

Mineralstoffe Anorganische Substanzen, die für die Aufrechterhaltung der Körperfunktionen wichtig sind und mit der Nahrung aufgenommen werden müssen.

Muskelkopf Ursprung und Ansatz eines Muskels.

Olympisches Gewichtheben Sport, bei dem man eine möglichst schwere Langhantel dynamisch heben muss. Dafür gibt es zwei verschiedene Bewegungen – das *Umsetzen und Stoßen* und das *Reißen*.

Proteine Neben *Fetten* und *Kohlenhydraten* einer der drei wichtigsten Nährstoffe, die den Körper mit Energie versorgen. Proteine werden für das Wachstum und für die Reparatur der Muskeln benötigt.

Quadrizeps Jeder vierköpfige Muskel, aber in der Regel ist der große Muskel in den Oberschenkeln gemeint.

Reißen Eine Form des Gewichthebens. Das Reißen und das

Umsetzen und Stoßen bilden die beiden Disziplinen des *Olympischen Gewichthebens*. Beim Reißen wird eine Langhantel in einer einzigen Bewegung vom Boden (oder von einer Plattform) gehoben und über den Kopf gestreckt.

Rotatorenmanschette Die vier Muskeln Obergrätenmuskel, Untergrätenmuskel, kleiner runder Muskel und Unterschulterblattmuskel sowie die mit ihnen verbundenen *Sehnen*, die den Oberarmknochen im Schultergelenk halten und es dem Arm ermöglichen zu rotieren. Verletzungen der Rotatorenmanschette sind bei vielen Wurfsportarten weitverbreitet.

Satz Eine bestimmte Anzahl von *Wiederholungen*.

Satzpause Die Pause zwischen zwei *Sätzen* einer Übung, die den Muskeln erlaubt, sich zu erholen.

Schnellkraft Die Kraft, die zu einem bestimmten Moment produziert wird – eine Kombination aus Kraft und Geschwindigkeit.

Sehne Bindegewebe, das Muskeln mit Knochen verbindet und somit die Kraft der sich zusammenziehenden Muskeln auf die Knochen überträgt.

Skelettmuskulatur Quergestreifte Muskulatur, die mit dem Skelett verbunden ist und sich willentlich beeinflussen lässt. Das Zusammenziehen der Skelettmuskulatur erlaubt es, den Körper kontrolliert zu bewegen.

Statische Übung Eine Übung, bei der man in eine Belastungssituation geht und die Position bis zum Übungsende unverändert beibehält.

Stoffwechsel (Metabolismus) Die Summe aller chemischen Prozesse im Körper. Dazu

gehört der Anabolismus (der Aufbau von körpereigenen Bestandteilen) und der Katabolismus (der Abbau von Stoffwechselprodukten).

Trizeps Jeder Muskel mit drei *Muskelköpfen*, normalerweise aber der dreiköpfige Muskel auf der Rückseite des Oberarms, der den Ellenbogen streckt.

Umsetzen und Stoßen Eine Gewichthebeübung in zwei Teilen. Sie und das *Reißen* bilden die *olympische Disziplin* Gewichtheben. Dabei muss eine Langhantel auf Schulterhöhe gehoben und dann mit gestreckten Armen über den Kopf gedrückt werden.

Vitamine Alle chemischen Verbindungen, die der Körper in kleinen Mengen für ein gesundes Wachstum und eine gesunde Entwicklung benötigt. Die meisten Vitamine kann der Körper nicht selbst herstellen, sie müssen also über die Nahrung zugeführt werden.

Wechselgriff Bei diesem Griff wird die Hantel von einer Hand im Ober- und von der anderen im Untergriff gehalten. Das verhindert, dass die Hantel hin und her rollt, und ist beim Training mit sehr schweren Gewichten zu empfehlen, vor allem beim Kreuzheben.

Widerstandtraining Jedes Training, bei dem die Muskeln gegen einen Widerstand arbeiten. Dieser Widerstand kann ein Gewicht, ein Gummiband oder das eigene Körpergewicht sein.

Wiederholungen (Wh.) Der komplette Bewegungsablauf einer Übung von Anfang bis Ende, einschließlich der Rückkehr in die Ausgangsposition.

Workout Trainingseinheit

Register

Dank

Über die Autoren

Len Williams ist internationaler Schiedsrichter für Gewichtheben und ein erfahrener Trainer des britischen Gewichtheberverbands *British Weight Lifters' Association*. Er lehrt an Colleges und Universitäten und gehört unter anderem dem Stab an, der die Olympischen Sommerspiele 2012 in London vorbereitet.

Derek Groves ist professioneller Sporttrainer und Coach des britischen Gewichtheberverbands *British Weight Lifters' Association*. Darüber hinaus ist er als Gewichthebetrainer für den saudi-arabischen Behindertensportverband tätig. Er verfügt über mehr als 30 Jahre Erfahrung im Krafttraining und als Trainer von Ausnahmesportlern. Er ist Mitglied des Internationalen Paralympischen Komitees (IPC).

Glen Thurgood ist Profitrainer der *British Weight Lifters' Association* und leitet das Kraft- und Konditionstraining beim Northampton Town Football Club. Er hat über zehn Jahre Erfahrung als Profisportler und Coach und hat Rugby-, Fußball- und Baseballmannschaften an Universitäten, in der Profiliga und in der Nationalliga trainiert.

Dank des Verlags

Dorling Kindersley möchte Mike Garland, Mark Walker, Darren R. Awuah, Debajyoti Dutta, Richard Tibbitts, Jon Rogers und Phil Gamble für die Illustrationen danken und Adam Brackenbury für technische Unterstützung.

Sicherheitshinweis

Bei allen sportlichen und körperlichen Aktivitäten besteht ein gewisses Verletzungsrisiko. Bitte erkundigen Sie sich bereits im Vorfeld, ob Sie an Beschwerden oder Erkrankungen leiden, die gegen Krafttraining, Widerstandstraining oder Gewichtheben sprechen.

Der Verlag und die Autoren dieses Buchs sind fest davon überzeugt, dass Krafttraining und Gewichtheben sichere Sportarten sind – vorausgesetzt, sie werden korrekt ausgeführt. Auch die hier im Buch beschriebenen Übungen stellen keinerlei Gesundheitsrisiko dar, wenn sie unter Aufsicht korrekt ausgeführt werden und der Trainingswiderstand schrittweise erhöht wird. Trotzdem sollte man sich sorgfältig davon überzeugen, dass das gewählte Fitnessstudio vertrauenswürdig ist – sowohl was sein Personal als auch was Ausstattung und Hygiene anbelangt. Die Trainer sollten alle über eine angemessene Berufshaftpflichtversicherung verfügen und aktuelle Qualifikationen vorweisen können. Achten Sie auch darauf, dass sie Mitglied in anerkannten Sportverbänden sind.

Obwohl sich Sportwissenschaftler stets um eine Optimierung der Trainingsprogramme bemühen, muss man hinsichtlich der verwendeten Gewichte und anderer Variablen nur einige wenige Grundsätze

beherzigen: Verschiedene Übungen in unterschiedlicher Kombination und Reihenfolge, mit unterschiedlichem Trainingsvolumen und unterschiedlicher Trainingsintensität bringen sicherlich Erfolg. Wie effektiv ein Programm wirklich ist, ist individuell verschieden und hängt nicht zuletzt auch davon ab, in welchen Zeiträumen es variiert wird: Ein guter Trainer begleitet seinen Schützling kontinuierlich und variiert das Programm, sobald die Leistung nachlässt. Wird für andere Sportarten als für das Olympische Gewichtheben trainiert, sollte der Krafttrainer eng mit dem Coach der jeweiligen Sportart zusammenarbeiten.

Neueste Forschungsergebnisse belegen, dass Gewichtheben und Gewichttraining auch für Kinder gut geeignet ist – selbstverständlich setzt dies voraus, dass sie dabei sorgfältig beaufsichtigt werden.

Der Verlag und die Autoren übernehmen keinerlei Haftung für Personenverletzungen oder Sachschäden, die durch das Ausführen der in diesem Buch gezeigten Übungen entstanden sind.